早期教育专业系列教材

0~3岁
婴幼儿
卫生与保育

刘娟　杨静　主编

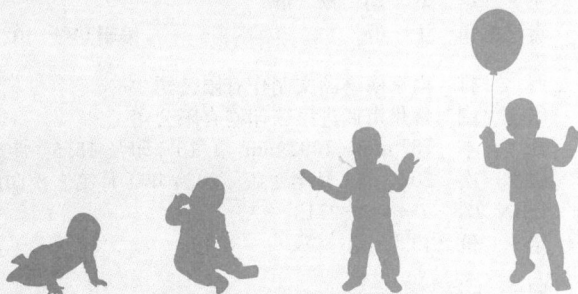

南京大学出版社

图书在版编目(CIP)数据

0～3岁婴幼儿卫生与保育 / 刘娟,杨静主编. -- 南京 : 南京大学出版社,2024.1
ISBN 978 - 7 - 305 - 27137 - 3

Ⅰ. ①0… Ⅱ. ①刘… ②杨… Ⅲ. ①婴幼儿－卫生保健 Ⅳ. ①R174

中国国家版本馆 CIP 数据核字(2023)第 122691 号

出版发行　南京大学出版社
社　　址　南京市汉口路 22 号　　　　邮　编　210093
书　　名　0～3岁婴幼儿卫生与保育
　　　　　0～3 SUI YINGYOUER WEISHENG YU BAOYU
主　　编　刘娟　杨静
责任编辑　丁群　　　　　　　编辑热线　025 - 83686756
照　　排　南京南琳图文制作有限公司
印　　刷　常州市武进第三印刷有限公司
开　　本　787 mm×1092 mm　1/16　印张 15.5　字数 330 千
版　　次　2024 年 1 月第 1 版　2024 年 1 月第 1 次印刷
ISBN 978 - 7 - 305 - 27137 - 3
定　　价　49.00 元

网址:http://www.njupco.com
官方微博:http://weibo.com/njupco
微信服务号:NJUyuexue
销售咨询热线:(025) 83594756

教学资源

　　0～3岁为婴幼儿期,是个体生长发育的关键时期,也是一生中生长最快的时期。婴幼儿在这个时期生理、心理和社会能力等方面得到全面发展,尤其是大脑和身体快速发育,对婴幼儿的成长具有重要意义,为他们的未来发展奠定了良好基础。

　　婴幼儿期是生命全周期中人力资本投入产出比最高的时期,对婴幼儿进行良好的卫生与保育照护是促进婴幼儿健康发展的重要举措。国家先后出台了《国务院办公厅关于促进3岁以下婴幼儿照护服务发展的指导意见》(国办发〔2019〕15号)、《中共中央国务院关于优化生育政策促进人口长期均衡发展的决定》、《健康儿童行动提升计划(2021—2025年)》(国卫妇幼发〔2021〕33号)、《3岁以下婴幼儿健康养育照护指南(试行)》等文件,指导并规范落实婴幼儿的卫生与保育工作。理念是行动的先导,科学的卫生与保育是促进婴幼儿健康成长的重要保障。"0～3岁婴幼儿卫生与保育"作为早期教育专业的核心课程,旨在帮助学生系统掌握0～3岁婴幼儿卫生与保育的基本理论、基本概念,比较全面地了解0～3岁婴幼儿生理及心理发展特点,掌握不同月龄婴幼儿的卫生与保育方式,做好婴幼儿疾病及意外伤害的预防与处理,明晰托幼机构卫生保健工作等。

　　本教材主要供早期教育专业的学生使用,也可作为学前教育专业、托育机构保教人员、家长等自主研修的参考资料。在使用本教材时,教师可以根据本校学生特点及教学需要在内容上做适当调整。

本教材由刘娟、杨静担任主编，编写人员分工如下：第一章由刘梦林撰写，第二章由刘亚玲撰写，第三章由赵丹丹撰写，第四章由杨瑞撰写，第五章由封娇娇撰写，第六章由杨静撰写，第七章由张瑞瑞撰写，第八章由佘莉莉撰写。全书由刘娟负责审稿，杨静负责统稿与修改工作。

教材中选用了连云港市春辉教育水木华园幼儿园、洛伽恩国际托育、儿童之家、红黄蓝亲子园提供的大量鲜活案例、环境创设图片、婴幼儿短视频及活动照片。这些直观、形象的教学资源为教师教育教学提供了便利，实现了教学资源的共享共创，满足了学生学习的实用性及适宜性，提升了保教质量。为了更好地贯彻"岗课赛证""课证融通"的理念，编者为本教材建立了章节题库，帮助学生有针对性地掌握相关知识点，为获取职业资格证书奠定基础，满足于未来从业就业需求。在此，向为教材编写提供帮助的幼儿园、托育机构、早教中心表示衷心的感谢！同时要感谢南京大学出版社编辑提茗及其团队为本教材的出版付出的辛勤劳动！由于编者的水平有限，教材中难免会有疏漏及不妥之处，真诚希望得到各位同行及教材使用者的批评指正。我们将持续改进，不断提高教材编写水平。

编者

2023 年 11 月

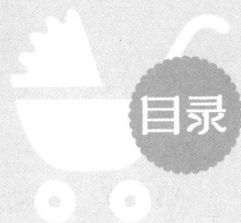

第一章

婴幼儿卫生与
保育概述

① 知道婴幼儿卫生与保育的学习目标。
② 熟悉婴幼儿卫生与保育的内容。
③ 了解婴幼儿卫生与保育的发展现状。

① 掌握婴幼儿卫生与保育的方法。
② 能够运用卫生学的研究方法,探究婴幼儿生长发育过程中的规律。

① 认识到婴幼儿卫生与保育的重要性。
② 树立保教结合的教育观念,建立科学的育儿观。

案例:欣欣是托育机构的小朋友,早晨入托时,将在室外捡的小种子放在口袋里带进活动室。午休时,她将种子放入鼻孔中,后来欣欣想用手指把种子挖出来,结果越挖越深,老师因值班时间未及时巡视,起床时见欣欣鼻孔流血才发现异常,马上送往医院。由于处理及时,医生取出异物,但因鼻黏膜出血,需住院治疗。事故的发生是因晨检与午睡环节中教师存在疏忽和失误造成的。

思考:老师造成这样的失误的原因是什么? 应该怎样避免此类事件的再次发生?

婴幼儿卫生与保育概述

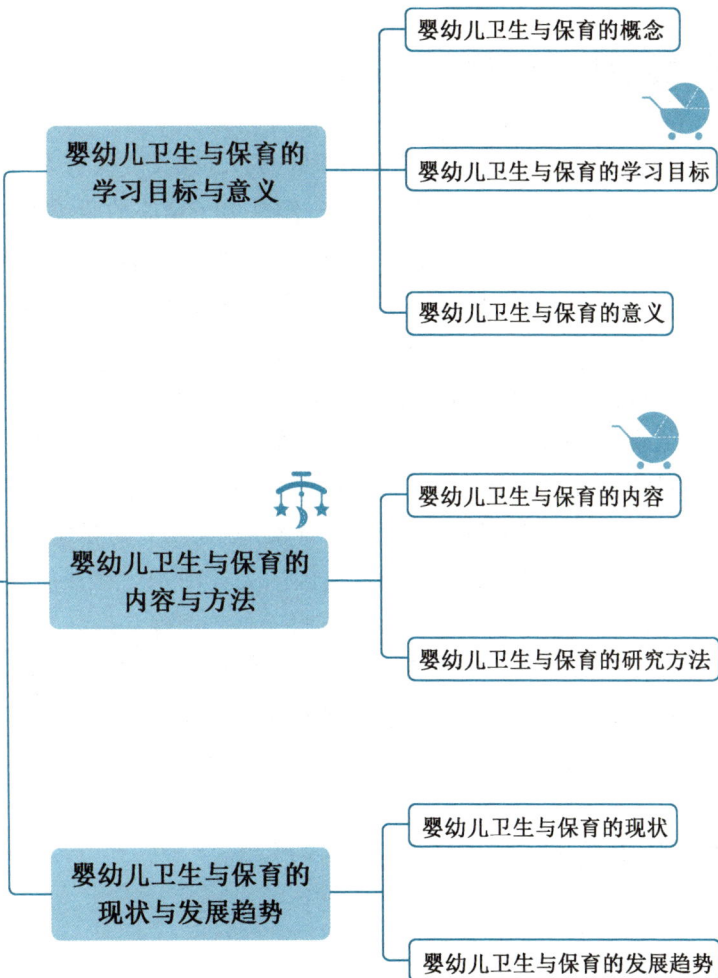

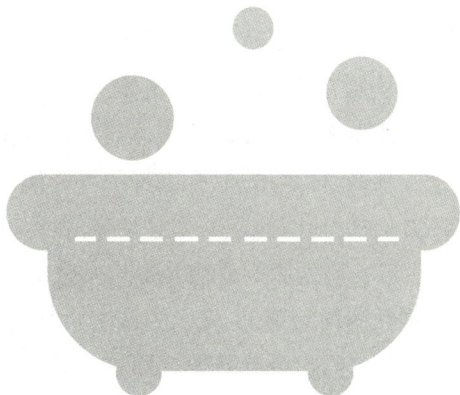

婴幼儿卫生与保育的学习目标与意义
- 婴幼儿卫生与保育的概念
- 婴幼儿卫生与保育的学习目标
- 婴幼儿卫生与保育的意义

婴幼儿卫生与保育的内容与方法
- 婴幼儿卫生与保育的内容
- 婴幼儿卫生与保育的研究方法

婴幼儿卫生与保育的现状与发展趋势
- 婴幼儿卫生与保育的现状
- 婴幼儿卫生与保育的发展趋势

第一节　婴幼儿卫生与保育的学习目标与意义

一　婴幼儿卫生与保育的概念

《幼儿教育辞典》中对"保育"的解释是:成人(家长或保育人员)向0～6岁的儿童提供生存与发展必要的环境与物质条件,并给予精心的照顾和培养,以帮助儿童获得良好发育,逐渐提高独立生活能力。一般来讲,保育的概念有广义和狭义之分,广义的保育是指对儿童身体的照顾和心理发展过程的培养,狭义的保育则是指对儿童身体的保护和养育。婴幼儿卫生与保育是以婴幼儿为研究对象,主要运用卫生学的研究方法,探究婴幼儿生长发育过程中的规律,从而得出科学保健方法的一门综合性课程,也是早教相关专业核心课程。按照生理解剖特点来划分,可以把学前儿童的生长发育划分为以下几个阶段:0～1岁婴儿期,1～3岁幼儿早期,3～6岁幼儿期。婴幼儿卫生与保育的研究对象是0～3岁的婴幼儿。0～3岁的婴幼儿是"最柔软的人群",需要最为细致周到的关怀呵护。早在唐代孙思邈的《千金要方》中就阐述了婴幼儿卫生保育的知识,这是我国现存最早的专门论述婴幼儿卫生保育知识的医学著作。现如今,随着"三孩"政策的落地,更多家庭关注婴幼儿的身心健康成长。系统地学习和了解婴幼儿卫生与保育知识是实现"幼有所育,学有所教"的坚实基础。

二　婴幼儿卫生与保育的学习目标

(一)掌握婴幼儿生长发育规律及其保育方法

(1)理解婴幼儿生长发育的规律。人的生长发育是指从受精卵到成人的成熟过程。从胎儿期到幼儿期,机体的生长发育表现为质和量的动态变化过程。所谓量的变化主要表现在婴幼儿机体器官以及全身的长度、重量、大小等方面的增长变化,如个子长高、体重增加、头围增加等。所谓质的变化主要表现在机体的细胞、组织、器官等方面的分化与成熟,如肺活量的增加、肾功能的显著变化等。

(2)清楚影响婴幼儿生长发育的因素。婴幼儿的生长发育是先天因素和后天因素相互制约的结果,先天因素主要是指遗传素质,后天因素主要指环境。例如,个体的身高、体型、性成熟等方面主要是受到遗传的影响。有研究表明营养物质对于婴幼儿大脑的发育有重要作用,如果出生之后营养严重缺乏将会导致婴幼儿智力下降,这就是环境因素对于婴幼儿生长发育的影响。

(二) 掌握婴幼儿心理发展规律及其保育要点

理解婴幼儿心理卫生的重要性及其心理发展规律。世界卫生组织(WHO)对健康的定义是指不仅躯体没有疾病,还要具备心理健康及社会适应性良好等特征。婴幼儿时期是语言、思维、社会性、个性、蓬勃发展的时期,表现为自我意识逐渐觉醒,个性逐渐形成,社会性逐步发展。婴幼儿时期个性和社会性的发展是成年时期人格发展的基础。因此,要充分了解婴幼儿心理发展的规律,了解常见的婴幼儿心理问题,掌握矫正方法及相应的预防措施。0~3岁婴幼儿心理健康的指导目标应是培养婴幼儿成长所需要的安全感和信任感,为婴幼儿提高运动能力和探索能力提供有准备的环境。

(三) 掌握婴幼儿营养卫生与保健要点

营养素是机体发育的物质基础,人体靠营养素维持生命、生长发育、进行活动。营养素的缺乏对婴幼儿机体产生的不利影响也是一个渐进的过程,并不是某种营养素一经缺乏就会产生不利的生物学变化,而是长时间的营养素缺乏会导致婴幼儿身体产生疾病。比如肥胖症就是从婴幼儿时期开始产生的营养性疾病,需要在婴幼儿时期就注意调整饮食健康。婴幼儿卫生与保育以卫生学中的营养素知识为基础,全面了解婴幼儿时期对于营养素的需求,满足婴幼儿卫生保育要求,为合理搭配婴幼儿膳食提供科学指导。

(四) 掌握婴幼儿常见疾病及其预防方法

了解婴幼儿常见疾病的症状和预防知识,可早期、有效地诊断和治疗疾病,将疾病对婴幼儿的危害降至最低。在我们所生活的自然环境中有许许多多的致病微生物,这些能侵入机体引起疾病的微生物就叫病原体。而传染病就是由病原体感染引起的,能在人与人、人与动物或者动物与动物之间相互传染的疾病。由于婴幼儿免疫系统发育尚不完善,免疫功能差,易受病原体感染而发生传染病。加之婴幼儿在托幼园所集体生活,朝夕相处,接触频繁,故传染病发生后极易流行。因此,传染病的预防和管理也是托育机构的一项重要工作。

三 婴幼儿卫生与保育的意义

(一)契合现实需要,顺应时代发展趋势

1980 年,我国卫生部颁布了《城市托儿所工作条例(试行草案)》,其中对婴幼儿卫生保健工作提出了相应的要求,1986 年《托儿所、幼儿园卫生保健制度》从生活制度、婴幼儿饮食、预防疾病制度等方面为托育机构卫生保健工作开展提供了明确的制度参考。1994 年我国正式出台了《中华人民共和国母婴保健法》,该法为婚前保健和孕产期保健提供必要的条件和物质支持,以保障母亲和婴儿健康,提高出生人口素质。21 世纪我国托育机构蓬勃发展,对于保育工作更是空前重视。2001 年颁布的《幼儿园教育指导纲要(试行)》(以下简称《纲要》)指出"幼儿园必须把保护幼儿生命和促进幼儿身心健康放在工作首位",促进婴幼儿健康成长是婴幼儿保育工作的重中之重。随着时代的进步和医学技术的不断攀升,国家对于婴幼儿卫生保育工作的重视更上一层楼,加之解读近些年来国家发布的相关政策可以看出,婴幼儿卫生与保育工作是契合政策,顺应当今世界发展趋势的。

(二)满足婴幼儿当前需求,为完满生活做准备

婴幼儿时期由于年龄较小,身体各个系统、器官并未发育完善,极易受到外界病毒的侵犯,托育机构卫生保健工作与婴幼儿生命健康密切相关,托育机构通过科学安排与规划婴幼儿一日生活,提供营养膳食,加强疾病防治和开展心理健康教育等,促进婴幼儿身心健康成长。梁启超先生也曾说过"人生百年立于幼学",婴幼儿时期为人的一生的发展奠定了基础,在幼年时期受到的影响很可能延续一生。婴幼儿卫生与保健工作可以提高婴幼儿对于健康的认识,改善其健康态度,培养其健康行为,促进婴幼儿健康地生活。正如著名的教育家斯宾塞所言教育的目的就是为未来生活做准备,婴幼儿时期在托育机构中所接受的卫生保育是对其未来步入社会生活做准备和铺垫。

(三)适应婴幼儿健康发展的内在诉求,提升教育工作者素养

随着全球经济的飞跃发展和人类科技的不断进步,人类更加注重自身素质的提高,当今世界健康教育发展的新趋势是"养成教育,从小抓起"。儿童健康水平是一个国家或地区政治、经济、文化和卫生水平的重要标志之一。"儿童健康的投资,对于推动社会发展、提高生产力,改善生活品质是一个直接突破口。"世界卫生组织也早在20 世纪 80 年代就提出了"儿童的健康,明天的财富"。婴幼儿卫生与保育这门课是适应婴幼儿身心发展的内在诉求的,有助于婴幼儿的身心健康成长。现如今互联网

的高速发展使全球成为一个地球村，在信息化、全球化的新时代，教师需要不断学习新的婴幼儿卫生保育知识，提升卫生保育技能，增强综合素质。这要求教师应具有历史使命感和责任感，勇攀高峰，终身学习。

第二节　婴幼儿卫生与保育的内容与方法

一　婴幼儿卫生与保育的内容

婴幼儿卫生与保育主要研究婴幼儿的生理解剖特点及保健要点，如各年龄期婴幼儿运动、呼吸、循环、消化等各大系统的特点和保健要点；研究婴幼儿身体的形态、机能、生理等方面的发育规律和评价方法，如婴幼儿的生长发育规律及其影响因素；研究婴幼儿的心理发展特点、保健要点及其健康评价的方法，如婴幼儿心理发展的特点和影响因素及其常见心理问题、心理疾患的类型和预防方法；研究婴幼儿的营养卫生与保健要点，如营养学的基础知识、科学喂养和合理搭配婴幼儿膳食的方法；研究托育机构的膳食计划与保健制度、环境卫生问题，如托育机构的选址、室内外采光和照明及其玩教具和桌椅的卫生状况等是否符合国家规定标准；研究婴幼儿常见的疾病（包含传染病）及其预防方法，如遗传病的基础知识和预防、婴幼儿传染病和遗传病的发生和消长规律，从而降低疾病发生的概率；研究婴幼儿常见的护理与急救技术，如测量体温、测量脉搏、观察呼吸等常用的护理术，婴幼儿发生意外事故后用到的急救术，等等。

随着现代文明的演进，人类对于健康概念的认识发生了质的变化，因此，婴幼儿卫生与保育的内容也发生了根本性变化。婴幼儿卫生学不仅仅只局限于生物学和医学上的内容，还把眼光转移到以人为主体的人文科学和社会科学等学科的范畴，这一根本性的变革使得婴幼儿卫生与保育这一学科研究的领域综合性更强。除了关注婴幼儿的身体健康，还更加关注婴幼儿的心理健康，逐步践行"健康的身体寓于健康的心灵之中"这一观念。婴幼儿卫生与保育研究婴幼儿的问题行为和心理疾病及其预防措施；研究托育机构、家长和社区之间的关系，及如何合理利用卫生资源；研究健康教育的基础理论、科学方法、问题解决途径，改善婴幼儿的卫生知识、态度、技能，在婴幼儿心中树立起卫生保健的观念。

二 婴幼儿卫生与保育的研究方法

(一)调查法

调查法具有悠久的历史,也是在卫生学中使用最为广泛的一种研究方法。卫生学的调查法主要包括三种不同的类型,分别是临床病例观察、动物实验和流行病学调查方法。在选用具体的调查方法时,应该根据不同的研究主题和研究目的来选择。婴幼儿卫生与保育的调查方法是一种有目的、有计划的系统的研究活动,是通过对事实的考察、现状的了解、材料的收集来探讨婴幼儿卫生与保育中出现的问题或各现象之间的关系,其理论基础是实证主义哲学。实证主义认为事物是不以人的意志为转移的,是客观存在的。因此,调查法也具有客观性强、省时省力、结果便于量化处理和分析的优点。调查法主要是通过体检、访问、谈话、问卷、考察等手段来实施,在婴幼儿卫生与保育研究的实际运用中,包括对婴幼儿的身高、体重、头围胸围、坐高、肺活量、尿液、粪便等形态指标和生理机能指标进行测量,通过韦克斯勒智力量表、绘人测试等专业化测验对婴幼儿的心理发育进行评估,对婴幼儿的患病情况进行检查和登记,对托育机构的建筑卫生和设备卫生及教玩具卫生情况等进行调查和测定,对托育机构的卫生保健制度及意外伤害事故发生的常见原因和安全管理制度进行考察和记录,通过发放问卷或者是访谈的形式对婴幼儿卫生保健人员或家长进行调查。

(二)实验法

实验法是由英国哲学家培根提出的,之后天文学家、物理学家伽利略将它运用于研究自然现象。伽利略认为实验法是研究知识、证实知识的最科学的方法。实验法是指人们根据研究的目的,借助科学的仪器、设备来研究自现象,总结自然规律的实证方法。实验法被广泛应用到卫生学中,是一种经典的卫生学研究方法。卫生学常采用生理学、生物化学和临床医学的各项指标作为衡量和评价的依据。例如,通过血生化、彩超、X光、体检仪器等来考察婴幼儿身体生长发育状况是否在正常的指标范围。除了经典的卫生学研究采用的实验法外,婴幼儿卫生与保育研究还常运用教育实验法。教育实验是指控制无关变量观察因变量,使教育行为朝着有利于因变量发生预期变化的方向运动的过程。教育实验法因为对变量的严格控制,导致了实验结果可能存在一定的"失真",研究过程中可能会受到实验人员和实验过程中的负效应影响。教育心理学中一些有名的学者利用实验法总结出许多规律。例如,皮亚杰通过三山实验证明了婴幼儿的思维发展具有自我中心性,通过对偶故事法总结出儿童的道德发展是从他律到自律的过程;华生的小艾伯特实验证明了经典条件反射原理。诸如此类的实验还有很多,大都揭示了人类心理发展过程的特点。

（三）观察法

观察法是指研究者有目的、有计划地在自然条件下，通过感官或借助一定的科学仪器，对自然发生的现象或行为进行考察、记录和分析的一种研究方法。观察法可以分为不同的类型，按照观察的形式可以分为正式观察和非正式观察。正式观察是指在观察之前做充分的准备工作，比如确定观察时间、观察次数、观察地点、观察对象、观察对象的行为是如何发生的，等等，同时还要考虑在观察中如何记录。记录法可以分为多种类型，比如图表法（追踪、社交图形）、取样记录（时间取样法、事件取样）、等级评定量表法等。另外一种就是非正式观察法，结构性较差，观察者常常没有明确的目的，看到什么观察什么，但可以在自然环境中进行，操作方便，并且可提供更真实的数据和更多的信息，因此在教育实践和研究中也很常用。非正式观察采用的记录方法也有多种类型，如描述记录（日记记录法、轶事记录法、连续记录法等）、行为核检表等。其中，行为核检表在婴幼儿卫生与保育中常被用到。例如，在婴幼儿的行为观察与分析中会经常用到儿童发展核检表（如表1-1所示），来检验婴幼儿的小肌肉发展、语言表达、一日生活等情况。核检表一般是由项目和行为两个部分构成，即观察者列出婴幼儿需要观察的项目，随后根据项目来检验婴幼儿是否出现这种行为，并在表中勾选出相应选项。通过核检表可以对婴幼儿的行为做出量化，并且根据量化的结果来进行判断和评价。

表1-1　儿童发展核查表

填表人姓名：　　　　　　检查单：　　　　　　电话：

填表人身份：医疗人员　　老师社政人员　　　家长

检核日期：　　年　　月　　日，实足年龄：　　岁个月　　天（请务必填）

儿童基本资料

儿童姓名：　　　性别：男　女　　　出生日期：　　年　　月　　日

联系住址：

电　　话：（日）　　　　　（夜）

发展里程检核（每个小朋友仅须根据实足年龄选择一个适当的年龄层项目组检核即可）：儿童符合该项目描述的现象圈选"是"，若不符合或没有该项目描述的现象圈选"否"。

1. 能不需扶东西轻易地蹲下，然后站的姿势（动）	是	否
2. 能跑（姿势怪异或常跌倒均不算通过）（动）	是	否
3. 能双脚离地跳跃（双脚必须能同时离地然后同时着地，若明显的力量不对称而造成两脚高低不一，则不算通过）（动）	是	否
4. 能不扶墙壁或栏杆走上楼梯，而且一脚一阶（不动）	是	否
5. 能使用剪刀将纸（约15厘米×约15厘米）剪成一半（不一定要直线）（动）	是	否

（续表）

6. 能看图模仿画"○"形（线条稳定，非锯齿状或螺旋状才算通过）（动认）	是	否
7. 日常生活的简单对答没有明显困难，不会显得听不懂而常常答非所问（社认语）	是	否
8. 已能用句子表达，但说话明显不流畅，10句话里有2句出现结巴现象，且持续半年以上（语言）	是	否
9. 会玩娃娃家或"假装"的游戏（例如假装自己是公主、超人等）（认）	是	否
若通过发展里程检核的所有题目，仍请随着小孩的发展，按核减表的年龄层持续追踪核检。		

（四）行动研究法

行动研究法是指将科学研究者和实践工作者之智慧结合起来解决某一事情的方法。行动研究期望教师成为"研究者"，因而行动研究最大的特点就在于参与性。所谓参与性，就是指在研究过程中，研究者亲自参与实践活动中来寻找解决问题的方法。行动研究的四个经典步骤是计划—行动—观察—反思，值得一提的是，这四个步骤并不是直线式进行的，而是螺旋循环的。一般的研究多为基于一个主题的一轮研究，但是行动研究往往需要两轮或者两轮以上的研究，那是因为在研究的过程中会出现细小的分支问题，而分支问题一旦出现必须得到解决，于是这些分支问题牵引着研究者进行多轮研究。婴幼儿卫生与保育中较多使用行动研究法，例如，研究婴幼儿的心理问题，包括入园焦虑、攻击性行为等，都可以采用行动研究法。如解决幼儿入园焦虑问题时，可以以绘本为载体，对婴幼儿进行周期性的干预，即提前制定好每一轮的计划，并且根据计划的实施情况不断调整策略，每一轮结束后进行反思。行动研究报告的撰写也有规范的格式，一般包括三个部分：研究问题与假设、研究过程与方法、研究结果与讨论。

（五）个案研究法

个案是对真实情况的描述，是以文字形式来记载的。个案研究是以个体或更大的系统及组织为研究对象，对其进行详尽、系统的描述和研究，以期帮助人们发现和解决问题，或者促进现存理论的进一步发展的一种社会科学研究方法体系。在婴幼儿卫生与保育的研究中常常采用此法，通过寻找具有代表性、典型性的个案来揭示事物或者现象的普遍规律。关于个案研究的分类有很多，其中最具有代表性的是史戴科的分类，分别是内在个案、工具个案、多重个案，这种分类之间蕴含着层层递进的关系。内在个案是以研究者的兴趣为起点，比如研究者对多动症儿童感兴趣，可以选择患有多动症的婴幼儿为个案进行研究。工具个案是所选择个案是否能够代表一组现象的特质，所选个案是为了建构一个可以推广的理论。例如，选择多动症儿童时需要考虑这个案例是否可以代表这一类幼儿的典型特质。多重个案也被称为集合式个案,多重个案很少研究特定个案,而是通过比较重点突出一组现象的普遍性,将内在个案和工具个案进一步归纳,实现由个案研究到案例分析的转变。个案研究很适合婴幼儿的心理问题研究,便于实施,操作简单,使用范围限制小因而常被使用。但是个案研究是典型的质性研究方法,因此难免具有一些质性研究常有的缺陷。例如,个案研究具有解释主义取向,因此个案研究的主观偏见较强。

由于篇幅有限,以上介绍的研究方法仅是婴幼儿卫生与保育的常用方法,而并未全部罗列。婴幼儿卫生与保育的方法与卫生学、教育学、心理学的研究方法有相通之处,研究婴幼儿卫生与保育的内容时可以借鉴。随着科学研究的发展,各门学科的交叉性与融合性将会更为凸显,我们在选取研究方法时要学会取各家之长处。

🚜 拓展链接

社会医学研究方法——调查研究的基本步骤

社会医学的研究内容广泛,而研究的因素又很复杂,其主要的研究对象是人群,大多数研究都是在现场人群中开展的。社会医学的研究方法多种多样,包括调查研究、社区干预试验、评价研究、德尔菲法和文献研究。调查研究是在某一特定现场的人群中,采用一定的工具和手段收集研究所需资料的过程,其实施有一套相对固定的程序。调查研究主要分为调查设计、实地抽样、资料收集、资料处理和撰写报告几个步骤。

一、调查设计

调查设计主要包括工作的总体规划、抽样设计以及资料的收集和处理等内容。

（一）总体规划

制定的规划书中应包括调查目的、调查内容和范围、调查经费预算以及进度安排的说明。为有效实施调查工作,在调查设计阶段就应形成一份比较详细的调查工作流程表,将各类工作分类并确定各自的完成期限。工作流程表在调查实施过程中同时起到工作检查表的作用。

（二）抽样设计

抽样涉及许多统计知识,相对比较复杂,难度也较大。在设计抽样方案时,首先要界定总体的范围,明确调查对象是什么。其次要确定样本的规模以及是否需要分阶段或者分层次。此外,还需要考虑在每一阶段或每一层使用何种概率抽样方法进行抽样,确定参数与误差的估计方法。

（三）资料的收集和处理

首先,要考虑选择资料收集的方式,是采用自填式还是访谈式。采用何种方式,主要考虑的因素有调查成本、抽样、调查总体、调查内容以及调查周期等。其次,要按照调要求设计问卷。问卷设计质量的好坏直接影响调查结果。从设计问卷初稿开始,就要邀请专业人员进行认真细致的研讨。完成初稿后,要进行相应的测试和预调查,以保障问卷的效度和信度。最后,要根据调查内容设计资料处理方案,主要确定资料的编码格式、数据录入的软件类型和相应的计算机设备等。

二、实地抽样

实地抽样是指根据调查方案,实地抽取调查对象的过程。无论是自填问卷还是面对面访谈,实际抽取调查对象的工作量都很大,而且具有一定的技术难度。因此,要对抽样人员进行训练。抽样训练的目的是要求抽样人员完整、正确地记录抽样资料,并进行实地试抽样。在进行正式抽样时,抽样人员应携带由调查单位出具的身份证明材料到各抽样单位进行抽样,应使用统一印制的样本记录表,详细记录抽样中的各种相关信息。抽样完成后,督导人员应对样本的正确性、样本资料的完整性、抽样方法的正确性等进行检查。

三、资料收集

根据资料收集方式的不同,具体做法有所差异。如采用访谈式,则具体步骤包括招募并培训访谈员,找到并联络受访者,询问问题并记录答案。如采用自填式,则先邮寄或送发问卷,然后监控问卷的回收以及补寄问卷等。

四、资料处理

利用计算机处理问卷资料,需首先给每个变量的每个相关类别一个独一无二的编码,然后借助计算机软件录入数据。对录完的数据进行清理,处理缺失数据,形成最终供分析的数据文件。资料处理中最重要的原则是确保每个环节的正确性,某个环节的错误将影响整个数据资料的质量。

五、撰写报告

报告可分为技术报告和分析报告两部分。技术报告中应对调查抽样问卷资料收集过程和数据编码进行说明,并对数据的信度和效度以及调查的局限性进行分析。分析报告主要包括研究问题的界定、相关文献的综述讨论、有关概念和变量的说明,以及对数据分析结果的讨论等内容。

第三节　婴幼儿卫生与保育的现状与发展趋势

一　婴幼儿卫生与保育的现状

（一）婴幼儿卫生与保育行业发展潜力无限

得益于我国全面放开"二孩政策"，2016 年开始我国人口出生率有小幅回升。综合 2016—2018 年的新生人口，至 2018 年我国 0～3 岁婴幼儿群体超过 5000 万名，婴幼儿托育市场需求进一步打开。直至 2021 年 7 月，我国实施"三孩生育政策"，我国对婴幼儿卫生与保育行业的需求不断增加。此外，随着居民收入的提高和育儿观念的转变，母婴家庭逐渐倾向于寻求高质量、专业科学的婴幼儿照护产品和服务。《关于促进 3 岁以下婴幼儿照护服务发展的指导意见》的颁布，婴幼儿卫生与保育行业迎来有序发展时期。2001 年国家颁布《纲要》和 2016 年发布的《幼儿园工作规程》（以下简称《规程》）等纲领性文件中都提出幼儿园一定要把保障婴幼儿的生命安全和促进婴幼儿的健康成长放在幼儿园工作中的首要位置，政策和教育理念的转变为托育行业提供了有利的宏观环境和发展空间。加之资本进入婴幼儿卫生与保育服务市场，机构间的激烈竞争有利于婴幼儿卫生与保育行业的发展。未来通过人才培养、政策支持、标准制定、监管落实，婴幼儿卫生与保育行业规模将进一步扩大。

（二）婴幼儿卫生与保育认知度有待增强

目前我国对于 3 岁以下婴幼儿仍以家庭照料为主，家庭对专业化的托育机构整体认知度不足，并且当前我国婴儿卫生与保育方面整体面临着师资不足、幼儿园和托育机构资质良莠不齐的问题。《托育从业人员职业行为准则（试行）》《托育机构设置标准》等相关文件指出托育机构卫生保健人员的任职要求：保健员应具有高中以上学历且经过卫生保健专业知识培训，并应当定期接受当地妇幼保健机构组织的卫生保健专业知识培训。但是目前，随着婴幼儿教育事业的发展，保育员工作日益引起人们的重视。我国幼儿园保育员工作存在岗位职责不明确、队伍整体素质偏低、队伍不稳定的问题。有关调查发现，在保育员中，拥有初中学历的人数居多，占 53.4%；初中以上学历的占 32.2%；仅具有小学文化的占 14.4%。可见，仍有部分保育员未能达到国家规定的最低学历要求。调查还发现，保育员普遍缺乏系统的专业知识和专业技能，技术等级水平较低。加之高等教育阶段有很多学前教育专业学生毕业之后并未进入托育机构工作,直接导致了幼儿园卫生保健队伍缺乏专业人员。以小见大,从师资的一隅可以窥见我国对于婴幼儿卫生与保育的重视程度还需要增强,需要进一步加快现代化的步伐,从基础设施、课程实施、从业人员等方面布局,提高社会认知。

(三)婴幼儿卫生与保育内容重身体轻心理

英国政府在 2003 年发布的绿皮书《每个儿童都很重要》中指出建立一个涵盖教育、健康和社会服务一体化的框架,以缩小幼儿发展差距。其中指出幼儿良好的 5 项指标中一项为"健康",这里的健康是指婴幼儿身体、心理状况良好并享有一种健康的生活方式。国际上还有很多文件相继出台,指出婴幼儿的身心健康应是身体和心理的双重健康。从相关研究来看,在托育机构和幼儿园中教师还是更注重婴幼儿的身体健康,很少关注婴幼儿心理上的变化,也没有在婴幼儿出现不良情绪时及时排解,大多数教师对于婴幼儿的哭闹都是采取冷处理的方式。这反映出在教育实践中,教师更重视婴幼儿的外显的身体健康,而常常忽略了婴幼儿内隐的心理健康。在未来的教育工作中,教师应当提升认知,更多关注婴幼儿的心理健康教育。

二 婴幼儿卫生与保育的发展趋势

(一)婴幼儿卫生与保育和领域的融合化

婴幼儿卫生与保育和五大领域之间的关系密不可分,逐渐呈现出相互融合的趋势。《纲要》中指出语言领域的目标:"创造一个自由、宽松的语言交往环境,支持、鼓励、吸引幼儿与教师、同伴或与其他人交谈,体验语言交流的乐趣,学习使用适当的、礼貌的语言交往。"从表述中不难看出,幼儿语言领域目标的实现有利于为婴幼儿建立良好的心理氛围,良好的心理氛围又有利于婴幼儿的健康成长,这表明婴幼儿卫生与保育和语言领域内容的交叉融合。此外,这种融合的趋势也体现在一日生活中,一日生活包含在托育机构进行的教育活动和生活活动。幼儿的一日生活从入园晨检开始,包括盥洗、进餐、如厕、喝水等内容,一日生活的内容是培养婴幼儿健康的行为习惯的重要过程。

(二)婴幼儿卫生与保育内容的综合化

18 世纪捷克大教育家夸美纽斯在其著作《大教学论》中曾提出人的身体和心理健康之间的关系,英国教育家洛克在其著作《教育漫画》中也提到过"健康之精神寓于健康之身体",自然主义教育家卢梭在其著作《爱弥儿》中也主张反对束缚婴幼儿的个性,提出自然主义教育的方法。随着对健康概念认识的转换,婴幼儿卫生与保育不仅仅只是指婴幼儿的身体的健康,也涵盖婴幼儿的心理健康,且更加关注社会科学和管理科学的范畴。卫生保健由生物学模式转变为生物－心理－社会模式,心理健康更加关注婴幼儿的心理问题和心理疾患及其预防和干预措施,社会科学和管理科学的范畴则是更加关注人际关系、机体、社会、国家等内容。婴幼儿卫生保育模式的转换使得研究内容综合化,从身体、心理、社会适应三个方面解释影响婴幼儿健康成长的因素,查明各种因素之间的关系,从而科学地制定卫生标准。在这种综合化的趋势影响下制定婴幼儿卫生与保育不单单是教育机构的事,而应该是教育部门、医疗部门乃至全社会关心的事情。

(三) 婴幼儿卫生与保育研究方法的多元化

婴幼儿卫生与保育的研究方法和研究范式将会更加多元化。婴幼儿卫生与保育的研究方法按照研究范围的不同可以分为量化研究和质性研究,量化研究属于自然科学的研究范畴,质性研究属于社会科学研究。婴幼儿卫生与保育的研究不仅涉及量化研究,还涉及质性研究,其研究方法与教育学、卫生学、心理学领域交叉。随着社会的发展,婴幼儿卫生与保育必然会受到管理学、经济学、传播学发展的影响,从而拓展研究的范式、方法。

(四) 婴幼儿卫生与保育保教人员的专业化

婴幼儿卫生与保育发展的方向需要由教师来引领,教师队伍的专业化水平是实现婴幼儿健康发展目标的保障。在我国学前教育发展之初并未受到重视,幼儿教育工作者的社会地位和经济地位不高,各个幼儿园也没有经费来招专门的保育人员,保育员工作呈现出了待遇低、队伍流动性强等特征,不利于幼儿保育专业人才培养质量提升,导致各个幼儿园保育工作质量良莠不齐。随着《规程》和《纲要》的颁布与实施,保育员的工作职责与聘任资格越来越明确,保教人员的工作逐步走上专业化的道路。

拓展链接

我国学前儿童健康教育发展概述

现代人对于学前健康教育的重视始于 19 世纪,法国率先在学校教育中提出要关心学校卫生和儿童健康,以后各国相继仿效,美国儿童健康组织于 1919 年第一次使用"健康教育"一词。

在西方教育观念的影响下,我国学期儿童的健康教育也日益受到重视。19世纪 20 年代初,陈鹤琴等教育家就提出学前教育的重点在于"建立儿童健康身体的基础,同时使优良习惯的形成有一个初始的基础"。但受当时政治、经济等因素的制约,与学前教育自身的发展一样,学前儿童健康教育并没有受到太多的关注。新中国成立以后,我国政府出台了一系列有关学前儿童健康及健康教育的法律法规,从立法层面上确立了保证儿童健康的重要地位。例如,1952年颁布的我国首部关于学前教育的最高法规——《幼儿园暂行规程草案》中,将"培养幼儿基本的卫生习惯,注意其营养,锻炼其体格,保证幼儿身体的正常发育和健康"作为幼儿园的首要目标,明确了健康教育在学前教育中的重要性。在此后多次修订或新颁布的学前教育法律法规中,也都将健康作为首要目标;卫生部、教育部、国务院于1980年、1985年、1994年先后三次发布了关于"托儿所、幼儿卫生保健制度"及其管理的专门法规,从生活制度、婴幼儿饮食、体格锻炼、健康检查制度、卫生消毒及隔离制度、防病工作安全制度和家长联系制度上做了详细的规定,逐步确立了一套系统、完整的卫生保健制度。

1986年以后,我国学前健康教育事业进入了一个新的发展阶段。1990年第四届中国幼儿教育研讨会在为国家教委修改《幼儿园教育纲要(试行)》提供科学依据的研讨活动中,首次建议其中可设立综合性的幼儿健康教育内容,1992年中国学前教育研究会成立了各类学术专业委员会,在其组织领导下确立了包括学前健康教育在内的8个研究课题。1995年中国学前教育研究会第五届学术研讨会论文集正式将"学前儿童健康教育"论文作为独立部分。2001年颁布的《幼儿园教育指导纲要(试行)》将健康教育确定为学前教育五大领域之一。

近年来,我国学前儿童健康教育的发展引人注目,在重视城市学前健康教育的同时,加大了对农村学前健康教育的扶持力度,并在深入研究3~6岁儿童健康教育的同时,开始将目光转向对婴幼儿健康教育的研究;与此同时,我国学前教育工作者开始走出简单模仿和实践国外健康教育模型的阶段,进入理性思考时期,即结合各地的具体情况加强研究,大胆创新,出现了学前健康教育百花齐放的局面。随着对儿童健康关注的加强和强调和学前教育研究的科学化发展,学前健康教育的理论和实践研究将进一步深入和发展。

知识实践

一、判断题

1. 婴幼儿卫生与保育的内容要更加重视婴幼儿的身体健康,心理健康并不重要。   (   )

2. 观察法是指研究者有目的、有计划地在自然条件下,通过感官或借助于一定的科学仪器,对自然发生的现象或行为进行考察、记录和分析的一种研究方法。(   )

3. 按照生理解剖特点来划分,可以把学前儿童的生长发育划分为以下几个阶段:0～1岁婴儿期婴,1～3岁幼儿早期,3～6、7岁幼儿期。　　　　　（　　　）

二、填空题

1. 0～3岁的婴幼儿心理健康的指导目标应是培养婴幼儿成长所需要的_____,为婴幼儿提高运动能力和探索能力提供有准备的环境。

2. _____年颁布的《幼儿园教育指导纲要(试行)》将健康教育确定为学前教育五大领域之一。

3. 《幼儿教育辞典》中对"保育"的解释是:_____向0～6岁的儿童提供生存与发展必要的环境与物质条件,并给予精心的照顾和培养,以帮助儿童获得良好发育,逐渐提高独立生活能力。

4. 调查研究主要分为_____、_____、资料收集、资料处理和撰写报告五个步骤。

5. 由于婴幼儿_____系统发育尚不完善,免疫功能差,易受病原体感染而发生传染病。

三、简答题

1. 结合实际案例,简述研究婴幼儿卫生与保育常用到的方法。
2. 结合时代发展趋势,谈谈婴幼儿卫生与保育未来发展趋势。
3. 简述婴幼儿卫生与保育的内涵。

四、案例分析题

1. 某市一所托育机构中的多名幼儿集体到医院就医,家长怀疑是托育机构中的午饭导致了幼儿的食物中毒,医生建议两名情况比较严重的幼儿转往省级医院做进一步检查。据调查显示,出现呕吐症状的幼儿午饭均吃了土豆丝、红豆大米稀饭和小馒头。卫生监督部门第一时间赶往现场进行调查,对托育机构食堂卫生情况进行了全面检查,发现该托育机构食堂卫生及膳食管理存在很大问题,托育机构为幼儿提供的土豆有长芽现象。经检验科化验,长芽土豆是造成孩子集体食物中毒的主要原因。出现此次事故后,相关部门责令该托育机构进行整顿。

(1) 结合上述案例请思考怎样确保婴幼儿"舌尖上的安全"?

(2) 请你结合上述案例和实际情况谈一谈学习婴幼儿卫生与保育的作用和意义。

2. 小李老师是一名刚从医科大学毕业不久的年轻老师,因为特别喜欢孩子,毕业后应聘到一家托育机构做保健老师,负责托班幼儿的晨检和药品管理工作。托育机构对保健老师的职责有明确要求:遵循"一摸二看三问四查"的原则,针对幼儿情况为家长提供相应的指导建议。为此,每天小李老师都早早地等待幼儿入托晨检。晨检时,小李老师认真地为每位幼儿检查,并总是会热心地与家长聊一些关于婴幼儿保健方面的知识,因此,小李老师所负责的保健室总是出现很多家长排队的情况。有天,因为人多和工作繁忙,小李老师把家长带来的药品错装到托班的药箱里,险些造成吃错药的情况。小李老师因此受到了园长的批评,园长认为其工作方法不得当,希望其改进。小李老师听了以后非常不服气,觉得自己与家长没有聊无关内容,为什么就错了呢?

（1）你认为小李老师错了吗？为什么？

（2）请你集合案例谈一谈保健老师在晨检时应注意的主要事项。

第二章

婴幼儿生理卫生

PART

2

❶ 了解生长发育和成熟的含义。

❷ 知道婴幼儿生长发育的基本规律和影响因素。

❶ 熟悉婴幼儿生长发育的评价指标。

❷ 理解婴幼儿生长发育的基本评价方法,并能指导实际工作。

❶ 能够对婴幼儿生理问题给出教育建议。

❷ 正确看待婴幼儿的生理问题。

案例:妈妈带敏敏去洗澡的时候,发现敏敏的乳房隆起,这可吓坏了妈妈,明明女儿今年才 4 岁,怎么可能就会有这种现象,连忙带着孩子去了医院,最后敏敏被确诊为性早熟,主要是因为过多进食补品,导致内分泌紊乱,所以提前发育了。

思考:婴幼儿为什么不能大量服用补品和激素? 婴幼儿的生理发育会因此受到什么影响?

婴幼儿运动系统的特点与保健

婴幼儿呼吸系统的特点与保健

婴幼儿循环系统的特点与保健

婴幼儿消化系统的特点与保健

婴幼儿泌尿系统的特点与保健

婴幼儿内分泌系统的特点与保健

婴幼儿神经系统的特点与保健

婴幼儿感觉器官的特点与保健

婴幼儿生理特点与保健

婴幼儿生理卫生

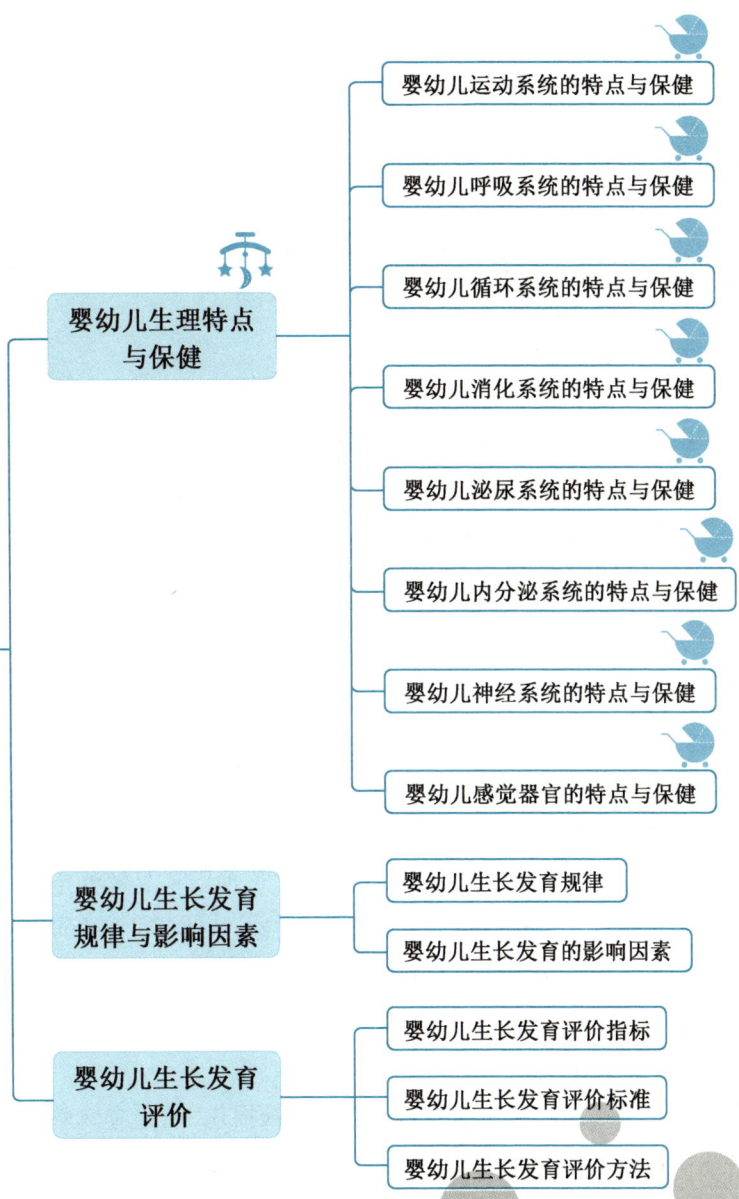

婴幼儿生长发育规律与影响因素

婴幼儿生长发育规律

婴幼儿生长发育的影响因素

婴幼儿生长发育评价

婴幼儿生长发育评价指标

婴幼儿生长发育评价标准

婴幼儿生长发育评价方法

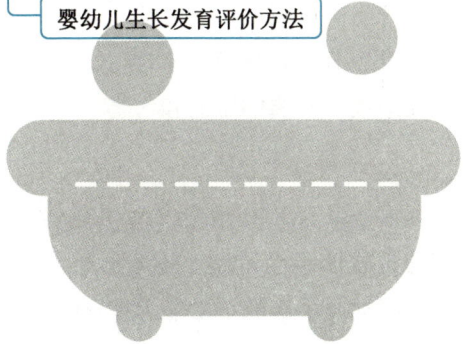

第一节　婴幼儿生理特点与保健

一 婴幼儿运动系统的特点与保健

运动系统由骨、骨连接和骨骼肌三部分组成,在神经系统的调节下,对身体起着运动、支持和保护的作用(如图 2-1 所示)。骨与不同形式(不活动、半活动或活动)的骨连接联结在一起,构成骨骼,形成了人体体形的基础,并为骨骼肌提供了广阔的附着点。骨骼肌是运动系统的主动动力装置,在神经支配下,骨骼肌收缩,牵拉其所附着的骨,以可动的骨连接为枢纽,产生杠杆运动。

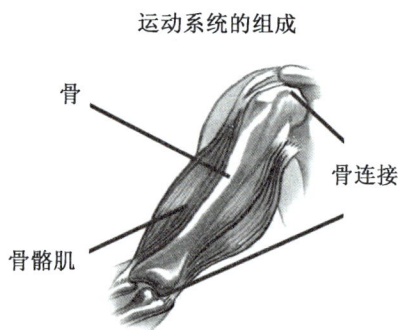

运动系统的组成

骨
骨连接
骨骼肌

图 2-1　人体骨骼示意图

(一)婴幼儿骨骼的特点与保健要点

1. 颅骨:生长迅速

新生儿的颅骨骨化尚未完成,为头颅的增长预留了足够的空间。有些颅骨的边缘彼此尚未连接起来,有的仅以结缔组织膜相连,这些膜的部分叫作囟门。前囟一般在 12~18 个月闭合,个别儿童可推迟至 2 岁左右。后囟门最晚在 2~4 个月闭合。囟门的闭合,反映了颅骨的骨化过程。囟门早闭多见于头小畸形;晚闭多见于佝偻病、脑积水或克汀病。

婴幼儿头部受伤可能会导致颅骨骨折或脑损伤,因此应该避免对婴幼儿头部的强力冲击和压迫。在抱婴幼儿时应该采取正确的姿势,避免头部受伤。婴幼儿颅骨的发育也有其自身的规律,家长应该遵循生长发育规律,不过度追求头型美观而给婴幼儿造成不必要的压迫和伤害。

2. 腕骨:逐渐转化

人一共有 8 块腕骨,婴幼儿腕骨的发育是逐渐进行的。出生时,新生儿的腕部骨骼均是软骨,6 个月后才逐渐出现骨化中心,10 岁左右,腕骨才全部钙化完成。

婴幼儿手腕的负重能力差,所以不要让婴幼儿提拎较重的物品。此外,婴幼儿运用手的精细动作,如串珠子、画画,时间也不宜过长。

3. 骨骼柔软

骨由骨膜、骨质和骨髓构成。婴幼儿的骨骼比较柔软,软骨多。骨膜内的成骨细胞在幼年时期直接参与骨的成长,使骨不断地伸长、增粗。到20~25岁,骨化过程完成。骨组织内含有机物和无机物,有机物主要是胶原纤维,使骨具有弹性;无机物主要是钙盐,使骨具有坚固性;正是有机物和无机物结合起来,才使骨既坚硬又富有弹性,能很好地承受支持、保护和运动的功能。成人骨中有机物与无机物的比例为1∶2,而儿童为1∶1,因此,婴幼儿骨的弹性大而硬度小,表现为柔韧性好,发生骨折时往往表现为折而不断,即青枝骨折。随着年龄的增长,幼儿骨内的无机物(主要是钙盐)不断增加,硬度也逐渐加大。

骨的生长虽由遗传决定,但也易受到体内、体外环境的影响,如生长激素、维生素、运动和阳光均能改变骨组织的生长。婴幼儿骨骼受压后容易出现变形、弯曲,因此不宜过早进行高强度动作训练,如让不足4个月的婴儿久坐易造成肋骨外翻。

> **🛒 岗位提示**
>
> 　　婴幼儿在坐立行走时应该有正确的姿势,即"坐有坐相、站有站相",这不仅是为了美观,更是为了保证婴幼儿身心健康发育。不良体态如驼背、严重脊柱侧弯等,会使婴幼儿胸廓畸形、脊柱变形,影响婴幼儿心、肺发育,身体上的问题也容易使婴幼儿产生自卑感,影响健全人格的形成。
>
> 　　正确的坐姿是:整个身体的姿势保持自然状态,上身正直,两肩一样高,不驼背、不耸肩,胸部不要靠在桌子上,胸部脊柱不要向前弯,脚自然地放在地面上,小腿与大腿成直角。
>
> 　　正确的站姿是:头端正,两肩平,挺胸收腹,肌肉放松,双手自然下垂,两腿站直,两足并行,前面略分开。
>
> 　　正确的行姿是:走路时,挺胸抬头,双眼平视前方,不弯腰驼背,不乱晃身子。
>
> 　　为防止骨骼变形,形成良好体态,需注意以下几点:婴儿不宜过早坐、站,不宜睡软床和久坐沙发。托育机构应配备与婴幼儿身材合适的桌椅。教师要随时纠正幼儿坐、立行中的不正确姿势,并为幼儿做出榜样。总之,幼儿应注意做到十个字:头正、身直、胸舒、臂开、足安。

(二)婴幼儿肌肉的特点与保健要点

1. 肌肉容易疲劳

每一块肌肉都可分为肌腹、肌腱两部分。肌腹柔软而富有弹性,肌腱则由致密结缔组织构成,没有收缩性。肌肉借助于肌腱附着在骨骼上,收缩时产生关节运动。婴幼儿肌肉较成人柔软,肌肉所含水分也相对较多,肌肉中蛋白质、脂肪、糖类及无机盐含量较成人少,能量储备较差。故婴幼儿肌肉收缩力差,易疲劳,但因新陈代谢旺盛,又易恢复。婴幼儿年龄越小,这些特点越明显。

婴幼儿肌肉的力量和能力的储备都不如成人,在组织幼儿户外活动时要适时让婴幼儿休息,避免过度疲劳。在组织活动时应选择适宜的运动项目和运动量。在活动中应让婴幼儿的双臂交替使用,上、下肢均参与活动,避免让婴幼儿经常做单一的动作,不要让婴幼儿长时间站立、静坐。托育机构不宜开展拔河、长跑、长时间踢球等剧烈运动。

2. 大肌肉发育早,小肌肉发育较晚

由于肌肉群发育的不平衡,婴幼儿先发育颈部肌肉,然后是躯干,最后是四肢;先发展大肌肉群,如腿、胳膊,再发展小肌肉群,如手指的肌肉。因此,婴幼儿先学会抬头、坐、立、行、跑、跳等大动作,3~4岁时上、下肢的活动已比较协调;但手部的细小肌肉群发育较迟,3~4岁还不能运用自如,往往不会很好地拿笔和筷子;5岁以后这些小肌肉群才开始发育,能初步做些精细的动作,但时间过长容易导致疲劳;8~9岁以后肌肉发育速度加快,力量增强。

托育机构应依据不同年龄阶段儿童肌肉发育的特点安排教学活动。避免在5岁以前让婴幼儿过度使用小肌肉,如写字、画画等。

(三)婴幼儿骨连接的特点及保健要点

骨与骨之间的连接称骨连接,骨连接有直接连接和间接连接之分。间接连接称为关节,是骨的主要连接方式。

1. 关节牢固性较差,易脱臼

婴幼儿的关节窝较浅,关节附近的韧带较松,肌肉纤维比较细长,所以关节和韧带的伸展性和活动范围比成人大,尤其是肩关节、脊柱和髋关节的灵活性与柔韧性明显地超过成人,若婴幼儿的肘关节较松,当肘部处于伸直位置时,在外力作用下容易发生脱臼,并常伴有关节囊撕裂、韧带损伤,出现肿胀、疼痛,失去运动功能。

婴幼儿关节易发生脱臼,这常常是大人在领着婴幼儿上楼梯、过马路或给婴幼儿穿脱衣服时,用力提拎、牵拉了他们的手臂所造成的。婴幼儿肘部受伤后,手臂不能活动,经医生复位后,更要注意保护,以免再次受伤。

2. 足弓不结实,易成扁平足

足弓具有弹性,能缓冲行走与跳跃时对身体和脑所产生的震荡。婴儿出生时没有足弓,到了能站立和行走时,才开始出现足弓,但因其肌肉软而无力,足部脂肪丰富,故从外表看不出足弓。由于婴儿足部肌肉力度小、韧带发育不完善,长时间站立、行走或负重,经常不活动,过胖,或成人牵幼儿一只手过长时间走路等,可导致足底肌

肉疲劳,韧带松弛,就容易使足弓塌陷,形成"扁平足",影响行走和运动。

因此,婴儿不宜站立时间过长或过早下地行走;学前期儿童不宜经常长时间走路、运动时不宜负重过大,身体也不宜过于肥胖。另外,给幼儿穿的鞋要合脚,这样不仅穿着舒服,还有利于足弓的发育。

婴幼儿呼吸系统的特点与保健

呼吸系统由呼吸道(鼻、咽、喉、气管、支气管)和肺组成(如图2-2所示)。通常将鼻、咽、喉称上呼吸道,气管、支气管及以下分支称下呼吸道。呼吸系统的主要功能是进行气体交换、即吸入氧气,呼出二氧化碳(如图2-3所示)。

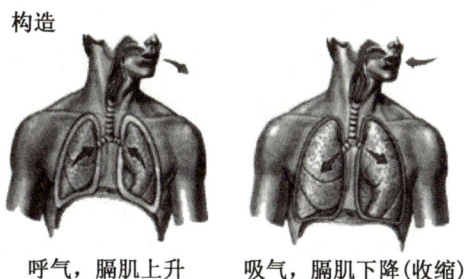

图2-2 呼吸系统结构图

图2-3 人体呼吸图

(一)婴幼儿呼吸道的特点与保健要点

1. 婴幼儿鼻腔的特点与保健要点

婴幼儿鼻腔相对短小狭窄,鼻黏膜柔嫩并富于血管,感染时鼻黏膜充血肿胀,致使鼻腔狭窄,甚至闭塞,由于婴幼儿不会用口呼吸,鼻塞会导致其烦躁不安、呼吸困难和拒奶。

首先,要让婴幼儿养成用鼻呼吸的习惯,充分发挥鼻腔的保护作用;其次,要教育婴幼儿不要用手挖鼻孔,以防鼻腔感染或鼻出血;最后,要教会婴幼儿擤鼻涕的正确方法,方法是:轻轻捂住一侧鼻孔,擤完,再擤另一侧。擤时不要太用力,不要把鼻孔全捂上使劲地擤。擤鼻涕时用力过大,就可能把鼻腔里的细菌挤到中耳、眼、鼻窦里,引起中耳炎、鼻泪管炎、鼻窦炎等疾病。还要教育婴幼儿养成打喷嚏时用手帕捂住口、鼻,不随地吐痰,不蒙头睡觉等好习惯。

2. 婴幼儿咽腔的特点与保健要点

咽是呼吸道与消化道的共同通道,与鼻腔、口腔、喉腔相通。鼻咽部后壁两侧上方,有一对咽鼓管开口,通过咽鼓管与中耳鼓室相通。婴幼儿的咽鼓管较宽,且直而短,呈水平位,鼻咽腔开口处较低,故咽部炎症易侵入中耳,引起中耳炎。

日常需注意婴幼儿咽腔保健,引导婴幼儿多喝水,避免让婴幼儿吃辣的食物,尽量不要到空气污染的地方去。

3. 婴幼儿喉腔的特点与保健要点

喉是呼吸道最狭窄的部位,空气经咽、喉进入气管。喉也是发音器官。婴幼儿幼儿喉腔狭窄,软骨柔软,黏膜柔嫩,血管和淋巴组织丰富,有炎症时易发生梗阻而致吸气性呼吸困难。婴幼儿的声带短而薄,不够坚韧,所以婴幼儿声调比成人高。男孩子在十二三岁以后,颈部会出现喉结,喉腔内的声带增宽、变厚,说话的声音变得粗而低沉。

婴幼儿的声门肌肉容易疲劳,如果发音时间过长、发音不得法,或经常哭闹,均可使声带增厚,声音变得嘶哑。故发音时间不宜过长,并且要注意发音方法,避免让婴幼儿经常哭闹。

4. 婴幼儿气管和支气管的特点与保健要点

气管上接喉的下方,下端在胸腔内分为左、右支气管。婴幼儿的右侧支气管较垂直,因此,一旦异物吸入,较易进入右侧支气管。气管及支气管管壁较薄,管腔相对成人狭窄,黏膜血管丰富,黏膜纤毛运动差,不能很好地清除微生物及黏液,易引起感染。感染可使管腔变得更窄,易引起呼吸困难。

婴幼儿进餐时要小心,不要高声谈笑,或让婴幼儿哭泣,防止食物侵入气管。年龄小的孩子吃东西不能整吞,否则食物容易滑入气管,引起气管阻塞,造成生命危险。婴幼儿不宜吃果冻、汤圆等滑溜食物,否则易导致气管堵塞。

（二）婴幼儿肺的特点与保健要点

肺是呼吸系统的主要器官,位于胸腔内,左右各一,由胸膜包裹着。婴幼儿肺富有结缔组织,弹力组织发育差,血管丰富,含血较多,含气较少,肺间质发育旺盛,肺泡数量较少,故肺炎时容易发生缺氧。日常生活中要教育婴幼儿用鼻子呼吸,防止灰尘和细菌侵入肺部引起感染。

三　婴幼儿循环系统的特点与保健

循环系统由血液循环系统和淋巴系统两部分组成。血液循环系统的主要任务是运送各类物质出入器官、组织,保证机体新陈代谢的进行。淋巴系统是血液循环的一个辅助装置,负责运送淋巴液进入静脉(如图2-4所示)。

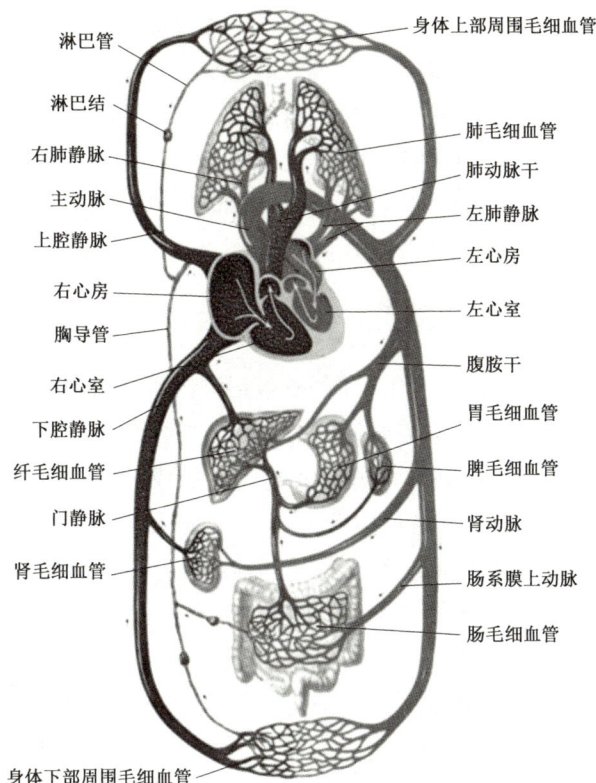

淋巴管

淋巴结

右肺静脉

主动脉

上腔静脉

右心房

胸导管

右心室

下腔静脉

纤毛细血管

门静脉

肾毛细血管

身体上部周围毛细血管

肺毛细血管

肺动脉干

左肺静脉

左心房

左心室

腹胺干

胃毛细血管

脾毛细血管

肾动脉

肠系膜上动脉

肠毛细血管

身体下部周围毛细血管

图 2-4 人体循环系统示意图

（一）婴幼儿血液循环系统的特点与保健要点

1. 婴幼儿心血管系统的特点与保健要点

心血管系统是一个封闭的管道系统，由心脏和血管组成。心脏是血液系统的动力器官，它通过有节律地收缩和舒张，使血液在全身循环流动。心脏有节律地跳动称心率，年龄越小，心率越快。婴幼儿心脏发育不完全，心肌收缩力较差，每次收缩搏出的血量相对较少，为满足婴幼儿新陈代谢的旺盛需求，只有依靠增加收缩次数来弥补搏出血量少的不足。

运动对循环系统有较大影响。锻炼可强心，但运动前要热身，运动要适量，不要过累。经常运动可使心肌收缩力增强，心脏每搏输出量增加，心率减慢，心脏供血能力增强，但过量运动则对人体健康有害，因此婴幼儿不宜做剧烈运动。婴幼儿应劳逸结合，保证日常睡眠和休息，以利于保护心脏和机体循环机能正常。

2. 婴幼儿血液的特点与保健要点

婴幼儿年龄越小，血液量相对越多，这对他们的生长发育是有利的。婴儿血液中含水分较多,含凝血物质和盐类相对较少,身体一旦出血,凝血速度较慢。婴儿血液中的中性粒细胞较少,对侵入体内的微生物吞噬能力较差。饮食中缺少蛋白质和铁,容易发生缺铁性贫血;缺少维生素 B12 和叶酸可引起营养性巨幼细胞性贫血。婴儿期处于血液快速增长的时期,需要补充铁和蛋白质防止贫血。

婴幼儿生长发育迅速,血液总量增加较快,防治贫血,应纠正婴幼儿挑食、偏食的毛病,多吃含铁和蛋白质的食物(瘦肉、黄豆、芝麻酱、动物肝脏、海带等)。为保证血液循环顺畅,服装、领口、鞋袜不要过紧,椅子前缘不要压迫胸部。

(二)婴幼儿淋巴系统的特点与保健要点

淋巴系统是循环系统的一个组成部分,包括淋巴管、淋巴结、脾、扁桃体等,主要功能是运输淋巴液进入静脉,是静脉回流的辅助装置。婴幼儿淋巴结尚未发育成熟,结缔组织较少,淋巴小叶分隔不清,淋巴滤泡尚未形成,被膜较薄,因此屏障作用较差,感染易于扩散,局部轻度感染可使淋巴结发炎、肿大,甚至化脓。

婴幼儿淋巴结轻微肿大属正常,特别是颈前部位。浅层淋巴结转为中度肿大,常见原因是轻微感染所致,感染部位不同,淋巴结肿大的部位也相应不同。例如,颌下淋巴结肿大,感染的部位常发生在咽和口腔部;颈部淋巴结肿大,感染常发生在鼻咽、口腔、腮腺、颈及面部皮肤;枕部淋巴结肿大,感染部位常在头皮和后颈部;腋窝淋巴结和腹股沟淋巴结肿大,感染所在部位分别在上肢和下肢。婴幼儿多吃维生素含量高的食物,多吃新鲜蔬菜和水果,多喝水,可以帮助身体排出废物,保持淋巴通畅。保证充足的睡眠,适当进行体育锻炼,从而增强自身的免疫力,也有利于淋巴系统的发育。婴幼儿在洗澡时,用手轻轻按摩身体各个部位,特别是颈部、胸部和腋下,能够刺激淋巴液的流动,帮助疏通淋巴。

四 婴幼儿消化系统的特点与保健

消化系统由消化道和消化腺两部分组成。消化系统的主要功能是对摄入的各种食物进行消化、吸收,同时将没有利用价值的食物残渣排出体外(如图 2-5 所示)。

(一)婴幼儿消化道的特点与保健要点

1. 婴幼儿口腔的特点与保健要点

口腔是消化道的起始部分,包括舌头和牙齿。口腔的主要作用是将食物切碎,并与唾液腺混合以便于胃肠道消化。舌头有搅拌、辅助食物吞咽和辨别食物味道的作用。婴儿口腔容量小,口腔浅。黏膜非常细嫩,血管丰富,易受损伤。婴幼儿颊部有较厚的脂肪垫,为吸吮动作提供了良好的条件。婴幼儿时期牙齿发育变化大,婴儿出

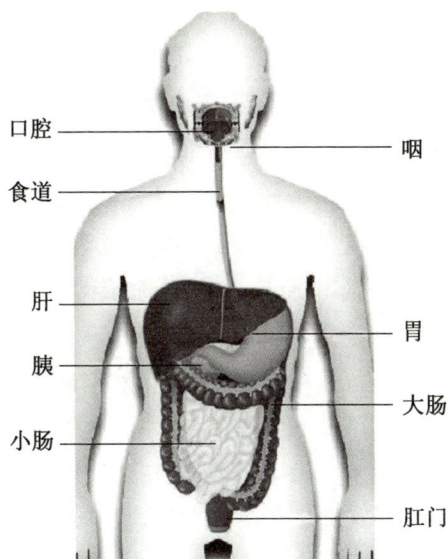

图 2-5　人体消化系统示意图

生时乳牙尚未萌出,不能咀嚼食物,通常 6～7 月时出牙,最早 4 个月出牙,但不晚于 1 岁,个体差异较大。2～2.5 岁出齐,共 20 颗。6 岁左右,最先萌出的恒牙是"第一恒磨牙",又称"六龄齿"(如图 2-6 所示)。

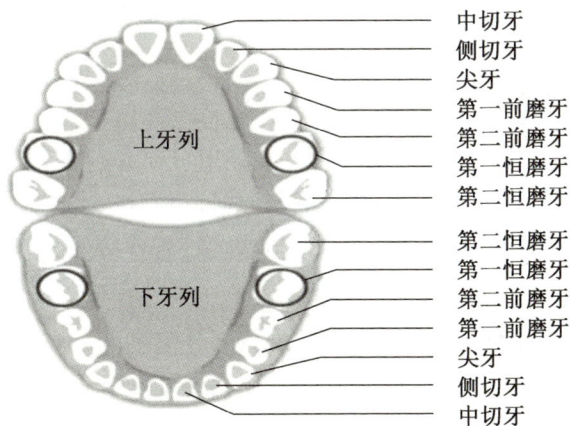

图 2-6　人体牙齿示意图

　　婴幼儿应养成每天早、晚刷牙、饭后漱口的好习惯;学会正确的刷牙方法,不吃过冷、过热、过硬的食物,多吃含钙丰富的食物;每年要定期检查口腔,发现龋齿要及时治疗。

🍼 岗位提示

口腔是人体消化系统的第一关,牙齿是咀嚼的工具。乳牙要使用6～10年,因此,必须贯彻预防为主的方针,具体做到以下几点:

1. 预防龋齿,定期检查。并非只有恒牙才会发生龋齿,婴幼儿的乳牙更容易受损。原因是乳牙钙化程度低,耐酸性能差,而所吃食物软、黏稠、糖分高,易产酸,加之婴幼儿睡眠时间长,口腔较多处于静止状态,唾液分泌少,自洁能力差,容易滋生细菌,龋齿发病率高,所以婴幼儿要注意少吃甜食,吃甜食后及时漱口或刷牙,并定期检查牙齿,应每半年检查一次,发现龋齿,及时进行适当处理。

2. 培养婴幼儿早晚刷牙、饭后漱口的习惯。这是做好口腔卫生的首要任务。要教会婴幼儿刷牙的正确方法,顺着牙上下刷。应为婴幼儿选择头小和刷毛较软较稀的儿童牙刷。婴幼儿从1岁半开始,应养成早晚刷牙的习惯。

3. 让婴幼儿勤于咀嚼,不吃过冷过热的食物。要让婴幼儿常吃含纤维素较多的食物,如蔬菜、水果、粗粮等食物可以清洁牙齿。高度的咀嚼功能是预防牙列畸形的最有效、最自然的方法之一。

4. 纠正婴幼儿不良习惯。为保证幼儿牙齿的正常发育,防止牙列不齐,应注意不要让婴幼儿吸吮手指、托腮、咬下嘴唇、咬手指甲、咬其他硬物(如铅笔和尺子)等。

2. 婴幼儿食管的特点与保健要点

食管主要有两个功能:一是推进食物和液体由口腔进入胃;二是防止吞咽时胃里的食物反流。婴幼儿的食管呈漏斗状,黏膜纤弱,腺体缺乏,弹力组织及基层尚不发达,容易溢乳(又称漾奶)。幼儿食管比成人短而窄,管壁较薄,黏膜柔嫩,易受损伤。喂奶前先换尿布,喂奶后尽量少搬动婴儿。

采用合适的喂奶姿势:尽量抱起婴幼儿喂奶,让婴幼儿的身体处于45度左右的倾斜状态,胃里的奶液自然流入小肠,这样会比躺着喂奶发生吐奶的概率小。

(二)婴幼儿消化腺的特点与保健要点

1. 婴幼儿胃的特点与保健要点

胃是消化道中最膨大的部分,上连食管,下接十二指肠,主要功能是暂时贮存和初步消化食物。幼儿胃容量较小,随年龄的增长,胃容量逐渐扩大。婴儿的胃呈水平位,当婴儿开始会走时,胃的位置逐渐为垂直。胃容量小,新生儿胃容量约为30～35 mL,3个月时为130 mL,1岁时为250 mL,因此每天进食次数较多。胃平滑肌发育尚未完善,畏呈水平位,胃贲门部肌肉较松弛,在充满液体食物后易使胃扩张,使婴儿发生呕吐或溢乳,食物反流,可导致食管炎或反复呼吸道感染。

婴幼儿因胃容量小、消化能力弱,应少吃多餐,避免一次进食量过多而出现消化不良。婴幼儿的零食要适当控制,特别是少吃含糖、含脂肪和高盐的零食,餐前1小时不吃零食。

2. 婴幼儿肠的特点与保健要点

小肠是消化道中最长的一段,是消化食物、吸收养料的重要部分。小肠内的消化液有胆汁、胰液、肠液,消化液含有各种消化酶。大肠是消化管道的末端,主要功能是贮存经消化吸收后剩余的食物残渣,此外还能吸收水分、无机盐和部分维生素。婴儿小肠的长度为身长的5～7倍,而成人的小肠长度仅为身长的4倍。婴幼儿肠黏膜富含血管及淋巴管,小肠的绒毛发育良好,因而已分解的营养物质容易被血管和淋巴管吸收。肠肌层发育差,肠系膜柔软而长,黏膜下组织松弛,易发生肠套叠和肠绞痛。

应让婴幼儿养成定时排便的习惯,婴幼儿过了半岁,便可以培养定时排便的习惯,最好早饭后排便,不要让婴幼儿憋着大便,以防形成习惯性便秘。组织婴幼儿经常参加运动,多吃蔬菜、水果,搭配着吃一些粗粮,多喝开水,预防便秘。婴儿小肠的吸收能力强,应提供符合婴儿胃、肠特点的膳食,做到碎、细、软、烂、嫩。

五 婴幼儿泌尿系统的特点与保健

泌尿系统由肾、输尿管、膀胱和尿道组成(如图2-7所示)。泌尿系统的主要功能是排出机体代谢废物,保持机体内环境的稳定。肾是机体生成尿液的器官,输尿管、膀胱和尿道是排尿管道。同时,膀胱兼有暂时储存尿液的作用。

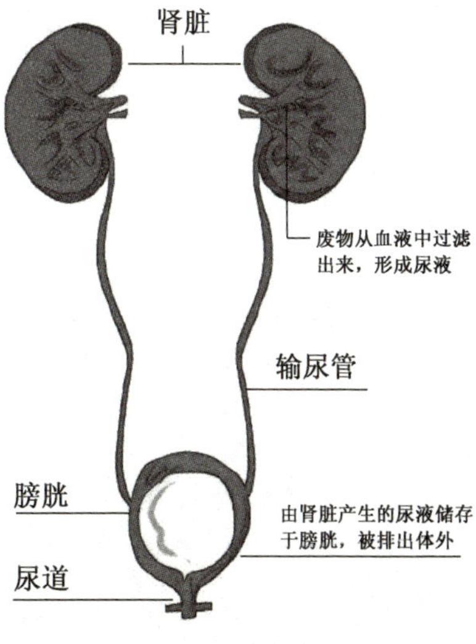

图 2-7 泌尿系统结构图

(一)婴幼儿肾脏的特点与保健要点

肾脏是主要的泌尿器官,形状似蚕豆,左、右各一,与输尿管相通。机体内环境的调节主要依靠肾脏。婴幼儿肾相对较大,肾小管短,肾功能差,表现为重吸收、尿浓缩能力均较差。故年龄越小,尿量越多。

婴幼儿肾脏调节机制不够成熟,在喂养不当、疾病或应激状态下,易出现功能紊乱。随着年龄的增长,肾功能迅速提高,到1岁后,婴幼儿的肾功能与成人相似。因此,婴幼儿应规律饮食,托育机构要建立合理的饮食制度。

（二）婴幼儿输尿管的特点与保健要点

输尿管是一个细长的管道,起于肾盂,终于膀胱,左、右各一。婴幼儿输尿管长而弯曲,管壁肌肉弹性差,容易发生尿梗阻,诱发感染。

不要让婴幼儿长时间憋尿,这样不仅难以及时清除废物,还容易发生泌尿道感染。

（三）婴幼儿膀胱的特点与保健要点

膀胱位于盆腔内,是一个肌性囊袋。婴幼儿排尿控制能力随着神经系统的发育逐渐形成,通常 2 岁左右白天能控制排尿,3 岁左右夜间能控制排尿。婴幼儿膀胱肌肉层薄,弹性组织发育尚未健全,储尿机能差,故排尿次数较多。出生 1 周以内的新生儿每天排尿 20～25 次,1 岁时每天排尿 15～16 次,3 岁时每天排尿 6～7 次。

婴儿膀胱位置较高,尿充盈时易升入腹腔,易被误认为是腹部包块。当婴幼儿产生尿意时,要及时排尿。长时间憋尿,会使膀胱肌的弹性下降,导致排尿能力下降。

（四）婴幼儿尿道的特点与保健要点

尿道是膀胱通向体外的排尿管道。婴幼儿尿道较成人短,女婴尿道较短,外口暴露且接近肛门,易受粪便污染。男婴尿道较长,但常有包茎,积垢时易引起细菌上行性感染。

每天保证婴幼儿饮用一定量的水,增加尿液排出。一方面,婴幼儿可通过尿液将代谢废物排出体外;另一方面,大量排尿也可起到清洁尿道、膀胱、输尿管和预防感染的作用。

🛒 岗位提示

预防泌尿道感染

1. 每晚睡前应给婴幼儿清洗会阴部,要有专用的毛巾、脸盆,毛巾用后消毒,不要让婴幼儿穿开裆裤,教育婴幼儿不要坐地上;厕所、便盆要每天洗刷,定期消毒。

2. 教会婴幼儿擦屁股的正确方法,即由前往后擦,以保持会阴部的清洁。

3. 注意防止个别婴幼儿玩弄生殖器。

六　婴幼儿内分泌系统的特点与保健

内分泌系统由一系列内分泌腺和内分泌组织组成。内分泌腺分泌的物质是激素,它直接渗入血液,对人体起着调节的作用(如图 2-8 所示)。

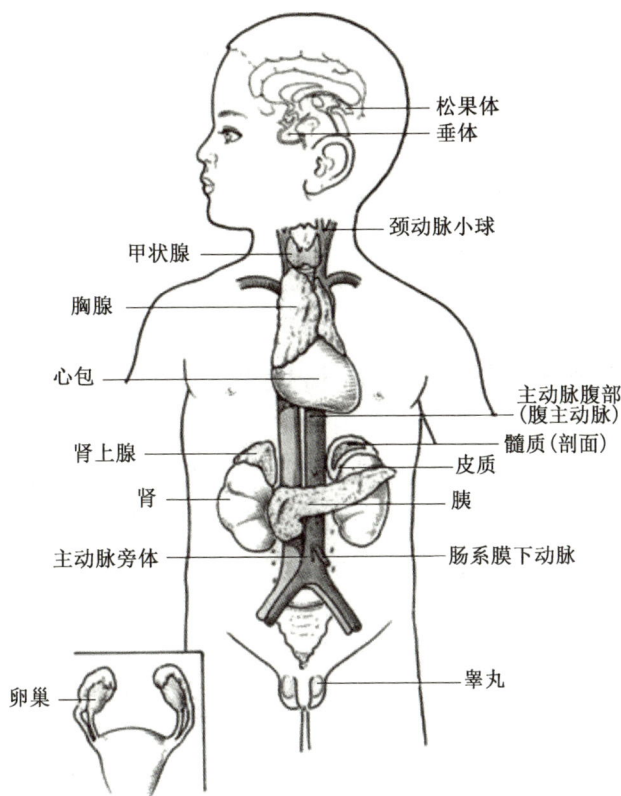

松果体
垂体
颈动脉小球
甲状腺
胸腺
心包
主动脉腹部
(腹主动脉)
髓质(剖面)
皮质
肾上腺
肾
胰
主动脉旁体
肠系膜下动脉
卵巢
睾丸

图 2-8　人体内分泌系统示意图

(一)婴幼儿脑垂体的特点与保健要点

脑垂体位于颅腔底部,是人体最重要的内分泌器官。婴幼儿出生时脑垂体已充分发育,4 岁前与青春期是脑垂体生长最迅速的阶段。脑垂体分泌的生长激素对婴幼儿的生长发育有着十分重要的影响,可直接影响婴幼儿的生长发育速度。如果生长激素分泌不足,婴幼儿将出现身材矮小、生长缓慢等问题;如分泌过量,会导致生长发育过快,患巨人症。生长激素主要在夜间分泌,且与睡眠深度有关。脑垂体分泌的抗利尿激素有促进肾小管对水重吸收的作用,从而使尿液浓缩,夜间尿量减少。婴幼儿因抗利尿激素分泌量较少,夜间排尿次数多。

因此,托育机构要组织好婴幼儿的睡眠,使婴幼儿睡眠时间充足,睡得踏实。婴幼儿要养成良好的睡眠习惯，按时睡觉，按时起床，独立入睡，以保证夜间生长激素的正常分泌，促进生长发育。也要注意避免婴幼儿乱服用营养品，防止早熟。

（二）婴幼儿甲状腺的特点及保健要点

甲状腺是人体中最大的内分泌腺，位于喉下部和气管两侧，分左右两叶。甲状腺能分泌甲状腺素，碘是合成甲状腺素的主要成分。甲状腺合成并释放甲状腺激素，主要作用是促进人体的新陈代谢，促进婴幼儿的生长发育和提高神经系统的兴奋性等功能。甲状腺在出生时已经形成，随年龄逐渐生长，14～15 岁时腺体发育最快，其功能达到最高峰。

碘是合成甲状腺激素不可缺少的原料，婴儿应适当摄取含碘的食物，食用加碘食盐，常食用海带、紫菜、虾皮等海产品。但也要防止碘摄入过量，造成甲亢和甲状腺癌。

七　婴幼儿神经系统的特点与保健

神经系统分为中枢神经系统和周围神经系统两部分，中枢神经系统包括脑和脊髓，周围神经系统包括 12 对脑神经、31 对脊神经及自主神经，它们分布于全身各处（如图 2-9 所示）。中枢神经系统通过周围神经系统与身体各部分联系，调节全身各部分的活动。神经系统的基本活动方式是反射。

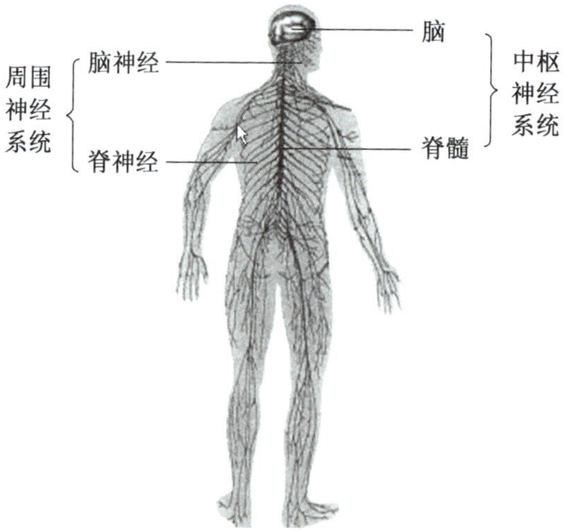

图 2-9　人体神经系统示意图

（一）婴幼儿中枢神经系统的特点及保健要点

婴儿出生时,脊髓和延髓已基本发育成熟,这就确保了婴幼儿的呼吸、消化、血液循环和排泄等系统的正常活动,也保证了人体对新陈代谢的自主调节。而小脑的发育则相对较晚,这是幼儿早期肌肉活动不协调的主要原因。1～3 岁婴幼儿平衡能力差,容易摔跤,3 岁时小脑的功能逐渐加强,从而使肌肉活动的协调性也随着增强起来,5～6 岁时能准确协调地进行各种动作。婴儿大脑发育非常迅速,脑重量增长很快。新生儿脑重量约为 350 g,相当于成人脑重的 25%,1 岁时可达 950 g,6 岁时脑重已相当于成人脑重的 90%。但是,婴幼儿的大脑尚未完全建立各种神经反射,所以在运动、语言、思维等方面的能力都远不及成人。

婴幼儿大脑细胞代谢活跃。婴幼儿的脑细胞不断地生长发育和夜以继日地工作,对各种营养素、能量和氧的需求量相对比成人多。婴幼儿每天的饮食应保证热量供给充足,有一定量的优质蛋白质摄入。室内空气新鲜,对促进婴幼儿大脑发育,提高大脑功能也非常重要。

（二）婴幼儿周围神经系统的特点及保健要点

1. 优势原则——兴奋、兴趣

人体大脑皮质各有分工,不同皮质分管相对应的活动。每个皮质区工作效率的高低取决于皮质区是否具有良好的兴奋状态。若该区域兴奋占优势,将形成优势兴奋灶。优势兴奋灶不但兴奋性高于其他区域,而且还能吸收和抑制其他区域的兴奋以突出其兴奋优势,提高该皮质区大脑工作效率,这就是大脑优势原则。大脑优势兴奋灶的形成主要与刺激性大小、兴趣、愿望、目的等因素有关。每天感觉器官将大量信息传到大脑,但大脑通常有选择性地接受最强或最重要的,符合本身目的、愿望和兴趣的少数信息。因此,培养婴幼儿的学习兴趣,强化教学刺激物,有助于产生优势兴奋灶,提高学习效果。

2. 镶嵌式原则——劳逸交替

人体进行某项活动时,大脑主管该活动的皮质功能区神经细胞处于兴奋状态,其他功能区则处于抑制和休息状态。随着活动性质的改变,大脑皮质的兴奋区和抑制区、工作区和休息区在空间结构、功能定位、时间分配上发生相应的轮换,称为镶嵌式活动。镶嵌式活动使各皮质区轮流处于兴奋和休息状态,大脑皮质可保持较长时间的工作。故在安排婴幼儿一日生活和教学活动时,应考虑将不同内容、不同性质、不同形式的活动交叉安排。

3. 动力定型原则——规律练习

当条件刺激按一定顺序重复多次后,大脑皮质将形成与此刺激相关的神经环路,称动力定型。一旦动力定型建立起来,神经通路就会变得顺畅,前一种活动均可成为后一种活动的条件刺激,使神经细胞以最小的损耗准确地调节和协调身体各项功能,从而获得最大的工作效率。动作技能均可通过反复强化训练使之形成动力定型。通常年龄越小,神经系统的可塑性越大,越易建立动力定型;同时,年龄越小,已建立的动力定型越容易弱化和消失,需要不断地强化巩固。

八 婴幼儿感觉器官的特点与保健

人体感觉器官包括眼、耳、鼻、舌、皮肤。它们的主要功能是感知外界各种信息,并将其转化为神经冲动传到脑。

(一)婴幼儿眼的特点与保健要点

眼睛是人体接受外界信息的重要感觉通道。眼由眼球及辅助装置组成(如图2-10所示)。

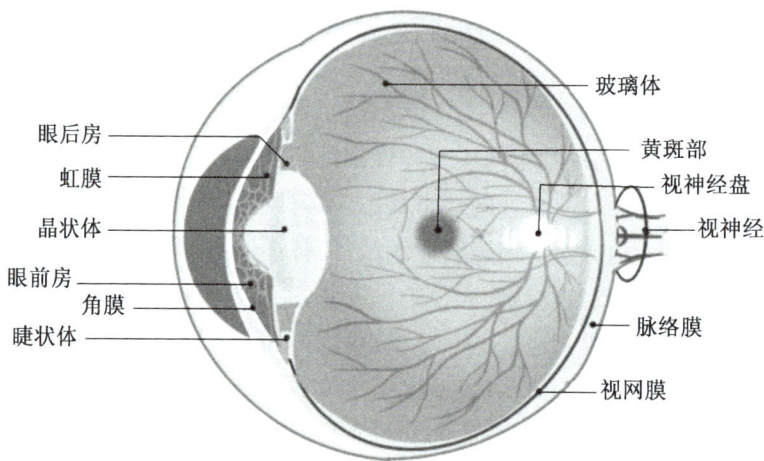

图2-10　眼睛示意图

1.5岁前可有生理性远视

婴幼儿眼睛发育不成熟,眼球前后径较短,物象不能聚焦在视网膜上,多为生理性远视。但婴幼儿眼晶状体弹性大,调节能力强,故通过晶状体的收缩仍能看清近物。通常6岁左右,儿童随眼球的发育,视力从远视逐渐变为正视。

2.3岁前眼睛生长快

胎儿眼睛的主要成形时间是妊娠期的3~7周。在此期间,如母亲患病、营养不良、接触有害射线和有毒物等,均可能影响胎儿眼的正常生长发育,造成先天性眼疾。0~3岁是视觉发育最快的时期,正常的视觉功能主要在出生后最初几年形成。2岁前为视觉发育的关键期,6岁前为视觉发育的敏感期。若出现弱视,越早治疗效果越好。

3. 晶状体弹性好,调节范围广

婴幼儿的晶状体弹性好,调节能力强。尽管是生理性远视,但仍能看得清楚较近的物体。然而,长此以往,会使睫状肌疲劳,形成近视眼,因此应引导婴幼儿科学用眼。

岗位提示

婴幼儿眼发育还不够完善,可因各种因素而影响视力。所以,托育机构必须积极创造条件,保护好婴幼儿的视力。

1. 教育婴幼儿养成良好的用眼习惯。婴幼儿看书时坐姿要端正,眼睛与书本应保持0.33 m(1尺)距离;不躺着看书,以免眼与书距离过近;不在走路或乘车时看书,因身体活动可导致书与眼的距离经常变化,极易造成视觉疲劳;用眼时间不宜过长,看电视和其他电子产品要有节制,每周1~2次,每次不超过半小时,之后应远望或去户外活动,以消除眼的疲劳。

2. 注意科学采光。婴幼儿活动室窗户应大小适中,使自然光充足;室内墙壁、桌椅家具等宜用浅色,反光要好;自然光不足时,宜用白炽灯照明;不在光线过强或过暗的地方看书、画画,且柔和的光线应来自幼儿的左上方,以免造成暗影而影响视力。

3. 加强安全教育,防止眼外伤。对婴幼儿要加强安全教育,不玩竹签、弹弓、鞭炮、等危险物品,不做撒沙土等危险活动。

4. 定期为婴幼儿调换座位,以防斜视。家庭及托育机构要提供良好的采光条件及适合身材的桌椅。

5. 培养良好的卫生习惯。教育婴幼儿不用手揉眼睛,毛巾、手绢要专用。

6. 由家长或医生给婴幼儿定期测查视力,发现异常(弱视、斜视、散光等)及时矫治。婴幼儿期是视觉发育的关键期,也是矫治视觉缺陷效果最明显的时期。应定期为婴幼儿测查视力,及时发现和处理眼部异常。在日常生活中,如果发现婴幼儿有以下表现,应及时带婴幼儿到医院检查治疗:① 眼位不匀称,有内斜或外斜;② 看东西时喜欢歪头偏着脸;③ 眼睛怕光;④ 看书过近;⑤ 手眼协调差,两眼"黑眼珠"不对称;⑥ 经常眨眼、皱眉、眯眼,眼睛发红或常流泪;⑦ 经常混淆形状相近的图片;⑧ 看图片只喜欢大的等。此外,婴幼儿读物字体要大,字迹图案清晰,教具大小适中,颜色鲜艳,画面清楚。

（二）婴幼儿耳的特点与保健要点

耳主要可以分为三部分，外耳、中耳和内耳（如图 2 - 11 所示）。

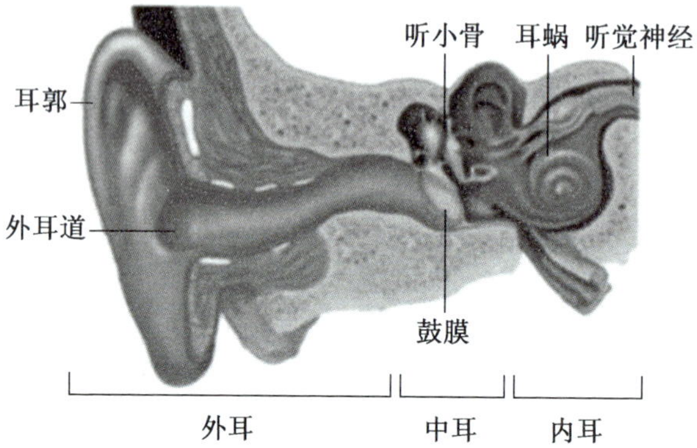

图 2 - 11　耳示意图

1. 外廓易生冻疮

婴幼儿的耳正处在发育过程中，外耳道比较狭窄，外耳道壁尚未完全骨化，耳郭血液循环差，易生冻疮。

冬天注意头部保暖，预防生冻疮。

2. 易患中耳炎

人体中耳内有一管道与咽部相同，称为耳咽管。婴幼儿的耳咽管短、管径宽，呈水平位置，上呼吸道的细菌、病毒等病原体十分容易从耳咽管进入中耳，引发中耳炎。又由于硬脑膜血管和鼓膜血管相通，所以中耳炎又可引起脑膜炎。中耳炎治疗不及时，还会导致耳聋。

不要用火柴和发卡等给婴幼儿掏耳朵，以防挫伤外耳道甚至鼓膜。若耵聍较多，发生栓塞，可请医生取出。要教会婴幼儿正确擤鼻涕的方法，同时擤鼻涕时不要太用力，以免将鼻咽部的分泌物挤入中耳，导致感染。不要让婴幼儿躺着进食、喝水。如果污水进入外耳道，可将头偏向进水一侧，单脚跳几下，将水排出，或用干软毛巾将水吸出。链霉素、卡那霉素、庆大霉素等抗生素会损害内耳的耳蜗，造成耳聋，婴幼儿应慎用此类药物。

3. 对噪声敏感

婴幼儿对噪声比较敏感，当声音达到 60 分贝时，就会影响婴幼儿的睡眠和休息；如果婴幼儿经常处于 80 分贝以上的噪声环境中，就会引起睡眠不足、烦躁不安、消化不良、记忆力减退以及听觉迟钝。

成人与婴幼儿说话不要大声喊叫，婴幼儿的听觉是随听觉器官的不断完善和各种训练而发展的，托育机构可组织各种游戏活动，如唱歌、欣赏音乐等，以培养婴幼儿的节奏感,丰富婴幼儿的想象力;并教育婴幼儿辨别各种细微而复杂的声音,如刮风、鸟叫等,这些都能促进婴幼儿的听力发展。此外,教师还应注意观察婴幼儿的活动,发现其听觉异常应及早到医院检查、治疗,以免进一步恶化。

(三) 婴幼儿皮肤的特点与保健要点

1. 皮肤保护功能差

婴幼儿皮肤细嫩,角质层薄;真皮层的胶原纤维和弹性纤维较少,皮肤一旦被擦伤、抠烂,细菌容易入侵,易感染。给婴幼儿修剪指甲时,手指甲应剪成弧形,脚趾指甲应剪平,边缘稍修剪即可。婴幼儿不宜烫发和戴首饰。

2. 皮肤调节体温功能差

婴幼儿皮肤的皮下脂肪较少,散热和保温能力都不及成人,容易受凉或中暑。在托育机构,教师应根据婴幼儿的年龄特点,培养良好的盥洗习惯,尤其在夏天更要注意皮肤的清洁卫生。

3. 皮肤渗透作用强

婴幼儿皮肤薄嫩,渗透作用强。一些农药、苯等有害物质都可经皮肤吸收到体内,引起中毒。婴幼儿洗手洗脸后应使用儿童护肤品,不宜用成人用的护肤品或化妆品。

4. 皮肤代谢活跃

婴幼儿皮肤新陈代谢快,分泌物多,需要经常清洗。不及时清洁容易长疖。应教育婴幼儿养成良好的卫生习惯,每天擦洗身体裸露的部分,如脸、颈、手、耳等,保持皮肤清洁。

第二节　婴幼儿生长发育规律与影响因素

生长发育是一个连续的过程,在这一过程中有量的变化,也有质的变化,因而形成了不同的发展阶段。如第一章所述,婴幼儿的生长发育过程可相对划分为婴儿期、幼儿早期、幼儿期。各时期均有一定的阶段特点,但任何年龄期的划分都是人为的,实际上相邻年龄期之间并没有明显的界限。

一 婴幼儿生长发育规律

（一）生长发育是由量变到质变的过程

婴幼儿的生长发育是由细小的量变的积累到质变再到根本的质变的复杂过程，不仅表现为身高、体重的增加，还表现为器官的逐渐分化、功能的逐渐成熟。婴幼儿生长发育的量变与质变通常是同时进行的，如大脑在逐渐增大和增重的过程中，皮质的记忆、思维和分析的功能也在不断地发展。

婴幼儿与成人相比，不仅身体较小，而且是没有成熟、缺少经验的机体，对环境的适应性和对自身的保护能力都比较弱。因此，在进行卫生保健和教育时必须结合幼儿生长发育这一特点来考虑具体措施，绝不能脱离婴幼儿的实际，以成人的标准来要求他们。

（二）生长发育具有阶段性和连续性

婴幼儿的生长发育具有连续性，其生长发育过程是一个整体，呈现出由简单到复杂、由低级到高级的螺旋状上升发展，前一阶段为后一阶段的发展打下必要的基础，各阶段按顺序衔接，不能跳跃。例如，个体从出生到18岁前都处在不断生长发育的过程，体重、身高不断地增长，这是一个延续的过程。

婴幼儿生长发育同时具有阶段性。通常将生长发育过程划分为胎内期、新生儿期、婴儿期、幼儿期、学龄前期、学龄期、青春期。显而易见，新生儿期与学龄前期两者在发展速度、发展水平、发展任务、发展重点等方面均不相同。每个发展阶段都有别于其他发展阶段，有其自身的发展特点。

婴幼儿身体各部的生长发育有一定的程序。例如，在胎儿期的形态发育是头部领先，其次为躯干，最后为四肢。再如，婴儿期的动作发育也遵循"头尾发展"的规律，即首先会抬头、转头，然后能翻身、直坐，最后才会站立行走。

（三）生长发育具有不均衡

婴幼儿生长发育过程中不同阶段的速度存在快慢之分。人的生长发育过程中，有两次生长突增高峰，第一次是在婴儿时期，第二次是在青春发育的初期。婴儿期是人一生中生长发育速度最快的时期。

在生长发育的过程中，身体各部分的生长速度也不完全相同。例如，在出生后的整个生长发育过程中，头颅增加1倍，躯干增加2倍，上肢增加3倍，下肢增加4倍。身体的形态从出生时的头颅特大、躯干较长和四肢短小，发育到成人时的头颅较小、躯干较短和四肢较长（如图2-12所示）。

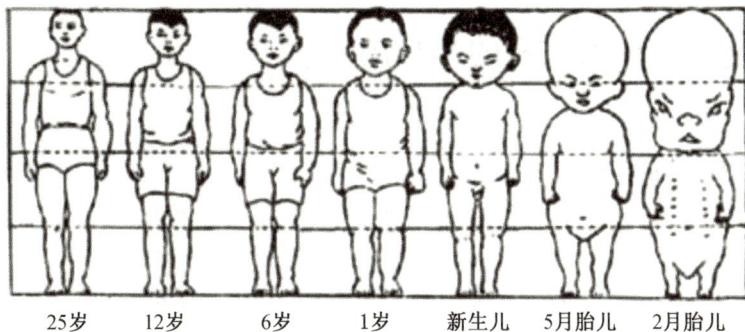

25岁　12岁　6岁　1岁　新生儿　5月胎儿　2月胎儿

图 2-12　各年龄段头颅躯干比例图

婴幼儿神经系统发育得最早,淋巴系统发育得最快。一般来说,除身高、体重外,全身的肌肉、骨骼,以及肾、脾、肺、肠等器官的生长与身高、体重呈同样的模式,即出生后第一年最快,以后逐渐减慢,到青春期出现第二次生长高峰,之后又逐渐减慢,直到成熟。但也有例外,由于胎儿期头部发育领先,婴儿出生时的脑重已达成人脑重的25%,而同时期的体重仅为成人的 5% 左右,但以后脑细胞的结构和功能却不断地进行着复杂化的过程。

(四) 生理的发育与心理的发展密切相关

生理发育是心理发展的基础,心理发展也会影响生理功能。生理的缺陷会引起婴幼儿心理活动的不正常,如身材矮小或斜视、耳聋、口吃的婴幼儿常会产生自卑感。所以,对婴幼儿的生理缺陷,除应进行必要的治疗外,还应鼓励他们克服困难,树立信心。

心理的状态也会影响生理的发育,如婴幼儿情绪不好时,消化液分泌会减少,使食欲减退,影响婴幼儿的消化和吸收。情绪正常的婴幼儿应该是抬头、挺胸、活泼积极地参与托育机构的各项活动,而长期情绪受压抑的婴幼儿,会表现出种种病态,如站立不直、弯腰驼背、行动迟缓、精神不振、注意力不集中等。

(五) 生长发育具有个体差异性

个体的发展是遗传因素、环境因素和自身的心理因素相互影响、相互制约,共同作用的结果。因此,对于每一个婴幼儿来讲,其生长发育过程都是特殊的,有差异的。每个婴幼儿有其独特的发展轨迹、发育速度,以及最终达到的发育水平。在日常生活中,个体生长发育的差异随处可见,如高矮、胖瘦等。

在婴幼儿的保健和教育活动中,应关注和重视个体间的差异。幼教工作者应尽可能创造良好的后天环境条件,顺应每个个体的独特性,使他们的生长发育达到应有的水平。

婴幼儿生长发育的影响因素

（一）内在因素

1. 遗传

父母双方的遗传因素决定了婴儿生长发育的"轨迹"或"特征"以及潜力趋向。种族、家庭的遗传信息影响深远，如皮肤、头发的颜色、面部特征、身材、性发育的迟早、对传染病的易感性等。

2. 性别

一般同龄男孩比女孩重而高，但女孩青春发育期比男孩早2年左右。女孩成骨中心出现得早，骨盆较宽、肩距较窄，而男孩则肩宽、肌肉发达，这是性别对体格外形的影响。

3. 内分泌

甲状腺、脑垂体性腺等内分泌器官所分泌的激素与婴幼儿的生长发育密切相关。缺乏生长激素导致身材矮小；甲状腺素缺乏不仅会造成身材矮小，还可能导致脑发育障碍；性激素可促使骨骺闭合，影响长骨生长，故青春期开始较早，可使最终身高相对矮小。

（二）外在因素

1. 母亲的健康状况

母亲在受孕早期如受到精神创伤、患感染性或病毒性疾病以及X线照射、服药、中毒等均可影响幼儿的发育，如导致畸形或先天性疾病。母亲如果在孕期营养不良，可导致早产或婴儿出生时低体重，并伴有脑细胞减少及智力发育迟缓等现象。哺乳期母亲的营养、社会、工作条件及情绪状况也会影响婴儿的生长发育。

2. 营养

婴儿生长发育，必须从外界摄取各种营养素，获取足够的热量、优质的蛋白质、各种维生素和矿物质等。营养丰富且平衡的膳食能促进生长发育；反之，营养缺乏的膳食不仅会影响发育，而且会导致疾病。长期营养不良会影响骨骼的增长，致使身材矮小。

3. 生活制度

合理的生活制度可以促进婴幼儿的生长发育，可以保证足够的户外活动时间，保证充足的睡眠，保证生活有规律。有些幼儿在家里生活没有规律，身高体重增加都比较慢,还容易得病。进入托育机构,生活有了规律,不仅身高体重增加显著,而且动作的发展也加快了。

4. 体育锻炼

合理的体格锻炼是促进婴幼儿身体发育和增强体质的重要因素。体格锻炼可以加快机体的新陈代谢,提高呼吸系统、运动系统和心血管的功能,尤其能使婴幼儿的骨骼和肌肉都得到锻炼。

5. 疾病

疾病对生长发育的阻碍作用十分明显。急性感染常使体重减轻;长期慢性疾病会影响体重和身高的发育;内分泌疾病常引起骨骼生长和神经系统发育迟缓;先天性疾病(如先天性心脏病)则会引起生长迟缓。

6. 季节与气候

季节对幼儿的生长发育有明显的影响。一般说来,春季身高增长最快,秋季体重增长最快。在炎热的夏季有些幼儿还有体重减轻的可能。从地区看,热带地区儿童发育较早,寒带地区儿童生长迅速。

7. 环境污染

环境污染不仅影响幼儿健康,引发各种疾病,而且明显阻抑其正常发育进程。如铅、汞等污染物可影响幼儿智力的发育,二氧化硫、氮氧化物、尘粒等可引起上呼吸道疾病。

8. 家庭因素

家庭的社会经济状况、父母素质、早期智力开发、非智力因素的培养、正确的教育方式及家庭结构的完整性等,都会影响幼儿的生长发育。

9. 社会因素

地区社会经济状况的差异城乡差异、战争、工业化等社会因素都会对幼儿生长发育产生深远的影响。

10. 精神因素

精神因素对幼儿生长发育也有较大影响。例如,耶鲁儿童研究中心的一项调查研究发现,假如父母、教师经常训斥、辱骂,甚至歧视、恐吓、体罚儿童,可能会不同程度地影响儿童身高发育。

第三节　婴幼儿生长发育评价

婴幼儿处于不断生长发育的变化之中,选择正确的评价指标和评价标准并进行测量是实施评价工作的第一步。婴幼儿生长发育评价应选用客观、可靠、易于测量并能反映机体发育水平和功能状况的方法进行测量。

婴幼儿身长体重测量视频

一　婴幼儿生长发育评价指标

（一）形态指标

生长发育的形态指标是指身体及其各部分在形态上可测出的各种量度,如身高、体重、坐高、肩宽、头围等,其中身高和体重是最重要和常用的形态指标。

1. 身高（长）

身高表示立位时头、颈、躯干及下肢的总高度,即从婴儿从头顶到足底的长度。未满2周岁的婴儿需卧位测量,故测量结果也被称为"身长"。身高能够综合反映儿童生长发育的速度和水平。通常人体一日之内身高有一定的波动变化,清晨起床时身高最高,晚上睡觉前最矮。

身长测量方法:2岁以下婴幼儿取卧位测量。婴幼儿去鞋、帽、袜,仅穿单衣、单裤,仰卧于量床底板中线上,助手固定婴幼儿头,使头部接触头板。测量者位于婴幼儿右侧,左手握住两膝,使两下肢互相接触并贴紧底板,右手移足板,使其接触两侧足跟,读数。3岁以上儿童量身高取立位。

2. 体重

体重是指人体(包括组织、器官、体液等)的总重量。它与身高之间的相互比例,是衡量幼儿营养状况的重要标志。

体重测量方法:0～3岁婴幼儿用磅秤,对于不到1岁的婴儿取卧位;1～3岁婴幼儿可取坐位。测量前,婴幼儿应排空大小便,脱鞋袜、外衣及帽子,仅穿背心、短裤,如多穿衣服,应在计算时扣除衣服的重量。

（二）生理指标

1. 肺活量

肺活量是指一次尽力吸气后,再尽力呼出的气体总量。它是机体一次呼吸的最大通气量,在一定程度上可反映呼吸机能的潜在能力。体育锻炼可改善肺活量,该指标常用于体育锻炼前后的对比研究。

2. 脉搏

脉搏是指浅表动脉的搏动,可反映心血管功能状况。脉搏的频率受年龄和性别的影响,婴儿每分钟平均 120～140 次,幼儿每分钟 90～120 次,学龄期儿童每分钟 80～110 次,成年人每分钟 70～80 次。正常人的脉搏和心搏的速率是一致的,如果脉搏跳动太慢、太快或不规则,多可能是心脏功能不正常的表现。

测量脉搏应在婴幼儿安静状态下进行。测量者将食指、中指和无名指并拢放在手腕桡侧动脉上方,测 10 秒钟的脉搏数,以 1 分钟的脉搏数记录。

3. 血压

血压是指血液在血管流动时作用于血管壁的侧压力,是反映心血管功能的重要指标。血压容易受活动、情绪、体位等外因的影响。血压采用血压计测量。

(三) 心理指标

关于婴幼儿心理指标的测量,一般是对感觉、知觉、语言、记忆、思维、情感、意志、行为、性格及社会适应力等方面进行行为观察。

二 婴幼儿生长发育评价标准

生长发育的标准是相对的,而不是绝对的。生长发育的评价标准可以按选择样本的不同而分为现状标准和理想标准。目前常见的参照标准有"中国九市儿童体格发育衡量数字"和世界卫生组织推荐的"儿童生长标准"(如表 2-1 所示),一般常用后者。

表 2-1 儿童生长评价标准表

等级	标准	理论百分数/%
上等	P_{90} 以上	10
中上等	P_{75} 至 P_{90}	15
中等	P_{75} 至 P_{25}	50
中下等	P_{25} 至 P_{10}	15
下等	P_{10} 以下	10

三 婴幼儿生长发育评价方法

(一)百分位数法

百分位数法是以发育指标的第 50 百分位数为基准值,以其他百分位数为离散距所制成的评价生长发育的标准。如用百分位数法评价幼儿的身高、体重,可将某年龄组的男孩或女孩,随机取出 100 名,将身高体重的数值由小到大排列起来,小的百分位数值低,大的百分位数值高,求出某个百分位(用 P 作代号)的数值,常以 3、10、25、50、75、90、97 等的百分位数值划分发育等级。在表 2 - 1 中,P_3 即代表第 3 百分位数值,P_{97} 则代表第 97 百分位数值。医学上根据百分位数法把人体生长发育情况分为五个等级。

一般认为,身高体重在 3～97 百分位数(也有学者认为是 10～90 百分位数)范围内的婴幼儿都应视为正常。对低于 P_3 和高于 P_{97} 的个体幼儿应定期跟踪观察,并结合体检来确定是否发育异常。

(二)等级评价法

等级评价法是借助正态分布原理,以均值为基准值,标准差为离散距来划分等级范围(如表 2 - 2 所示)。生长发育标准按性别、年龄、均值和标准差呈现。凡实测值在均值±2S 范围内均属正常(均值±2S 的范围大约包括了 95％的人群)。

表 2 - 2　五等级评价标准表　　　　　　　　　　S 标准差

等级	标准	理论百分数/％
上等	均值＋2S 以上	大于 P_{97}
中上等	均值＋2S 至均值＋1S	$P_{75}\sim P_{97}$
中等	均值＋1S 至均值－1S	$P_{25}\sim P_{75}$
中下等	均值－1S 至均值－2S	$P_3\sim P_{25}$
下等	均值－2S 以下	小于 P_3

(三)指数评价法

指数评价法是利用人体各部分的比例关系,借助数学公式推导成指数,用以评价体型、体质等的发展水平和营养状况的方法。指数种类繁多,一般分为人体形态、功能和素质三方面的指数。

如,常用的身高体重指数:

$$身高体重指数＝[体重(g)/身高(cm)]×100$$

身高体重指数表示了单位身高的体重，体现了人体的充实度，反映了营养状况，婴幼儿身高体重指数标准范围为15—18，该指数随年龄增长而逐渐增大。

(四) 三项指标综合评价法

三项指标综合评价法是世界卫生组织近年来推荐的幼儿营养状况的判断方法，也就是按身高的体重、按年龄的身高以及按年龄的体重三项指标全面评价幼儿的生长发育状况（如表2-3所示）。

表 2-3　三项指标综合评价意义表

按身高的体重	按年龄的身高	按年龄的体重	评价意义
高	高	高	高个子，近期营养过度
高	中	中	目前营养良好
高	低	高	肥胖++
高	中	高	近期营养过度
高	低	中	目前营养好，既往营养不良
中	高	高	高个子，体形匀称，营养正常
中	低	低	目前营养尚可，既往营养不良
中	中	中	营养正常
中	低	中	既往营养不良，现在正常
中	中	高	营养正常
中	中	低	营养尚可
中	高	中	高个子，营养正常
低	高	中	瘦高体型，目前轻度营养不良
低	中	低	目前营养不良+
低	高	低	目前营养不良++
低	中	中	近期营养不良
低	低	低	近期营养不良，过去营养不良

知识实践

一、选择题

1. 新生儿头顶前部有一处没有骨头的部分，是（　　）。

    A. 前囟门　　　　B. 侧囟门　　　　C. 后囟门　　　　D. 底囟门

2. 婴幼儿生理性远视一般发生在（　　）。

     A. 3 岁前　　　　　B. 5 岁前　　　　　C. 7 岁前　　　　　D. 10 岁前

3. 生长发育评价指标中最重要和常用的形态指标是(　　)。

     A. 体重和头围　　　　　　　　　　　B. 身高和体重

     C. 肺活量和身高　　　　　　　　　　D. 头围和身高

4. 下列属于人体内分泌腺的是(　　)

     A. 垂体　　　　　　B. 心脏　　　　　　C. 胃　　　　　　D. 肺

5. 关于婴幼儿骨骼特点及保育的说法,不正确的是(　　)

     A. 营养、阳光及适当运动是婴幼儿骨骼生长和发育的必需条件

     B. 婴幼儿的骨骼较软

     C. 不良姿势易导致婴幼儿脊柱变形

     D. 婴幼儿骨骼娇嫩,不宜做户外运动

二、填空题

1. 大脑皮质活动的特性:_____、镶嵌式原则和动力定型原则。

2. 婴幼儿青枝骨折的原因是_____多,_____少。

3. 婴幼儿的食管呈漏斗状,黏膜纤弱,腺体缺乏,弹力组织及基层尚不发达,容易溢乳(又称漾奶)。是因为_____。

4. _____是人体内的气体交换场所。

5. 身长测量方法:_____岁以下婴儿取卧位测量。

三、简答题

1. 简述婴幼儿皮肤的特点。

2. 简述婴幼儿的鼻腔保健措施。

3. 简述婴幼儿生长发育的评价方法。

第三章

婴幼儿心理卫生

知识目标

❶ 了解婴幼儿心理发展的内容。
❷ 熟悉婴幼儿心理健康的标准。

技能目标

❶ 掌握婴幼儿心理发展的影响因素。
❷ 能够针对婴幼儿心理问题给出教育建议。

素养目标

❶ 正确看待婴幼儿的心理问题。
❷ 建立重视婴幼儿心理发展的职业观。

情景与问题

案例：今天是玉儿上托班的第一天，早上妈妈把她送来的时候，她哭闹得特别厉害。王老师把玉儿抱起来，安慰她说："玉儿是最乖的，放学妈妈第一个接你回家"。慢慢地，玉儿停止了哭泣。上午活动时，其他小朋友都开心地玩游戏，玉儿伸着手哭着走过来说："妈妈呢？爸爸呢？我要抱抱。"王老师抱着安慰她，并鼓励玉儿和其他小朋友一起玩，玉儿不肯。中午吃饭时玉儿又开始哭，午睡时也要老师坐在她的床边才肯睡，嘴巴里还一直念着"我要王老师陪我睡。"

思考：玉儿的行为表现反映了什么问题？王老师应该如何帮助玉儿？

婴幼儿心理卫生

婴幼儿心理发展

- 婴幼儿心理发展的内容
- 婴幼儿心理发展的影响因素

婴幼儿心理卫生概述

- 婴幼儿心理卫生的概念和目标
- 婴幼儿心理健康的定义与标准

婴幼儿常见心理问题

- 行为问题
- 睡眠障碍
- 语言障碍

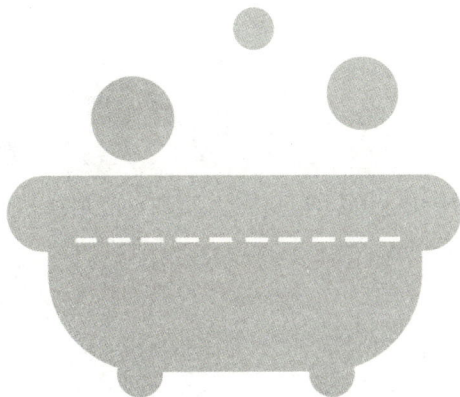

第一节　婴幼儿心理发展

一　婴幼儿心理发展的内容

（一）胎儿心理发展

1. 受精卵的形成

18世纪中叶,德国解剖学家卡斯帕尔·弗里德里希·沃尔夫提出新生命不是预先形成的,而是从一个来自男性和一个来自女性的单细胞发育起来的,父母双方对新生命的起源做出了相等的贡献。当一个精子和卵子结合形成受精卵,并在女性的子宫内发育,这就开始了人独特的生命道路。

2. 胚胎的发育

生命的发展在子宫内经历三个阶段:胚种期、胚胎期和胎儿期。

胚种期是指从受精到2周的阶段。受精卵形成后进入快速分裂的阶段,受精卵一边不断分裂,一边沿着输卵管继续向下移动,到达子宫。

胚胎期是指2周到8周的阶段。胚胎期的细胞群发育迅速,并形成外胚层、中胚层、内胚层的层次。在第18天时,胚胎已开始形成一个长轴形;在第21天时,一个心脏已经形成,并开始跳动;胚胎期的生命体神经系统发展极其迅速。

胎儿期是指第9周到出生的阶段,这时期的生命体各个系统发展迅速。胎儿的身体不同部分发育速度不同,体形也在不断变化,比原来要长大20倍(如图3-1所示)。

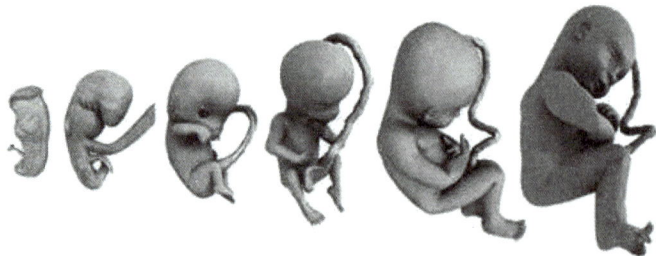

图 3-1　胎儿生长发育变化图

3. 胎儿期的发展

胎儿是具有生命力的个体，他们在不断地与外界接触的过程中，感觉器官得到迅猛发展。

胎儿期的感觉器官功能主要表现在触觉、嗅觉、味觉、听觉、视觉等方面。皮肤是第一个发展的感觉器官，也是最重要的信息获取来源，大约在孕期的 7～8 周内完成。母亲孕期抚摸肚子的触感是和胎儿建立情感联结的渠道，也被称为"产前情感依附"。嗅觉在孕期的第 2 个月发挥作用，来自母体的食物味道会给胎儿出生后的记忆留下痕迹。味觉在孕期的第 3 个月发挥作用，胎儿通过羊水的传递来识别不同的味道。听觉的发展完善于孕期 5 个月，胎儿期的听觉刺激对于个体发展是非常重要的。母体的声音、外界的声音信息等都是重要的听觉刺激。视觉的发展主要表现在孕期的第 4 个月，胎儿对子宫内的光源变化具有明显的动作反馈，而母体的生活方式、气候的变化都对子宫内的光源产生影响。

🛒 岗位提示

妊娠 3 个月期间是胎儿不稳定的时期，孕妇行动必须要轻缓，避免腹部受压迫，不能从事重劳力活动，也不能做剧烈运动。此外，孕妇要保持良好的心境，同时要戒烟、戒酒，尽量不服用药物。

（二）新生儿心理发展

1. 新生儿生理特征

新生儿是指胎儿娩出母体并脐带结扎至出生后满 28 天的婴儿。按照胎龄来看，新生儿可分为足月儿（胎龄 37～42 周）、早产儿（37 周以下）、过期产儿（多于 42 周）；按照出生体重来看，新生儿可分为正常体重儿（2 500 克以上）、低体重儿（少于 2 500 克）和超重儿（超过 4 000 克以上）。

新生儿体型特殊，主要表现在头大、身长、四肢短，这种体型决定了新生儿不便活动。随着年龄的增长，身体各个部分比例愈发协调。新生儿皮肤呈红色，并且带有明显的褶皱，但随着肌肉的丰满，皮肤逐渐变白，褶皱也会消失。新生儿骨骼非常软弱，无机盐含量少，水分多，因此弹性大而强度不足，不易骨折但易弯曲，很难支持身体动作。新生儿的内脏器官没有发育完善，呼吸微弱，消化功能与体温调节机能也不完善。

新生儿的神经系统发育不完善，脑细胞体积小、神经纤维短且分支也不发达。新生儿的神经系统忍受性较差，使其常处于睡眠状态。同时新生儿的神经系统调节功能较差，导致新生儿动作混乱，没有秩序，手眼动作不协调。

2. 新生儿的无条件反射

反射是指在中枢神经系统的参与下,有机体对内外环境刺激做出的适应性、规律性反应,是神经系统最基本的活动方式。通过反射,神经系统将物质刺激转化为心理活动。因此,反射是心理活动产生的基本方式。

根据产生的不同条件,反射分为无条件反射和条件反射。无条件反射具有先天性,是与生俱来的。觅食反射、吸吮反射、抓握反射、巴宾斯基反射、惊跳反射是常见的无条件反射。

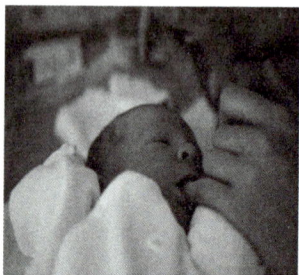

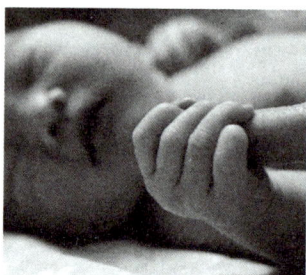

图3-2　吸吮反射　　　　图3-3　抓握反射　　　　图3-4　惊跳反射

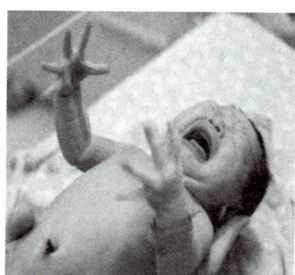

3. 条件反射的出现

首先,新生儿的条件反射都是在无条件反射的基础上建立起来的,它形成速度慢,要依靠条件刺激物和无条件刺激物的反复配合出现。其次,条件反射需要不断练习和巩固,如长期不练习,则会消退。最后,条件反射易泛化,容易对相似的刺激物做出相同的反应,"一朝被蛇咬,十年怕井绳"就是最贴切的表达。

4. 新生儿的心理活动

(1)新生儿的感知能力

新生儿的视觉、听觉、嗅觉、味觉、触觉等方面都具有明显的特征。新生儿探索世界的手段主要是视觉,对眼睛的控制明显好于其他器官。新生儿的听觉比较发达,不仅能够听见声音,并且能够对声音进行区分,包括声音的音高、音量和持续时间。新生儿嗅觉系统发达,对气味反应强烈,这是胎儿期嗅觉记忆的体现。味觉是新生儿最发达的感觉器官,新生儿能够区分甜、咸、酸、苦这四种基本味道,对于甜味和奶味,具有明显的味觉偏好。新生儿能够明显区分冷和热,并且表现出不同的反应。

(2)新生儿的气质差异

新生儿在不同意识形态下有不同的处理外界刺激的能力,这种较为明显而稳定的个人特征即气质。布雷泽尔顿从行为表现将气质类型分为活泼型、安静型、一般型。活泼型新生儿具有明显的行为表现,喜欢哭闹,次数多、时间长,属于抚养困难型。安静型新生儿较少哭闹,动作柔和、缓慢,不活跃,喜欢安静。一般型新生儿介于两者之间,既不过分哭闹,也不喜好安静。这种类型的新生儿与父母的教养方式相关,父母的教养态度和方式尤为重要。

(三)婴儿心理发展

婴儿期是指生命个体出生后一个月至一周岁的时期,是个体生长和发育最迅速的时期,也是心理发展最迅速的时期。

1. 婴儿生理的发展

婴儿期的个体身高和体重快速增长,具有明显的外在变化,年龄越小,增长越快。从体重来讲,1月龄的婴儿比出生时体重增长1~1.7千克,3~4月时的体重大约是出生时的2倍,12月龄的婴儿体重是出生时的3倍。从身高来讲,3个月龄的婴儿比出生时增长11~13厘米,12月龄时的婴儿身高为70~75厘米。婴儿的体重与喂养、营养和疾病等因素密切相关,婴儿的身高则与遗传因素有关,短期的营养与疾病等影响较小。

婴儿期的头围变化比较明显,骨骼也有明显的发展。满一周岁的婴儿,囟门部分头骨骨化基本完成,脊柱的四个生理弯曲基本形成,但此时的婴儿骨骼容易变形,肌肉容易疲劳。

2. 婴儿动作的发展

婴儿的动作发展与心理发展密切相关。心理的发展离不开活动,活动是由动作组成的,即是在神经系统的支配下,通过动作来完成的。动作的发展是衡量婴儿心理发展水平的重要指标。从发展规律来看,婴儿动作发展呈现出从整体到局部、从头到尾、从躯干到四肢、从大肌肉动作到小肌肉动作、从无意动作到有意动作的特点。从身体部位来看,手部动作的发展出现在语言之前,能够促进婴儿思维的萌芽,对于认识自己和认识世界具有直接的影响。当婴儿学会走路后,婴儿进一步认识世界、扩大视野,对思维发展具有直接的推动作用。

表3-1　1~3岁婴幼儿动作发展规律及其表现

特点	具体表现
由整体到局部	童最初的动作是全身性的、笼统的、不具体的,以后才逐步分化为局部的、准确的、专门化的动作。
首尾规律(从头到尾)	最早发展的动作是头部动作,其次是躯干动作,最后是脚的动作。如最先开始的是抬头和转头的动作,然后是俯撑、翻身、坐、爬、站立和行走等动作,即头部、颈部等上肢的动作远远先于下肢的动作。
大小规律(从大肌肉动作到小肌肉动作)	最先发展的是大肌肉动作,再发展小肌肉动作。
近远规律(从躯干到四肢)	婴儿动作发展先从身体中部开始,越接近躯干的部分,动作发展越早,如头、上肢等;越远离身体中心,动作发展较迟,如肢端动作等。
从无意到有意	婴幼儿的动作发展经历了从无意到有意的发展趋势。

3. 婴儿言语的发展

婴儿期是言语发展的重要时期,主要表现在言语的产生和理解两个方面,也被称为前言语期。

（1）言语产生的准备

5个月左右的婴儿进入牙牙学语阶段,这一阶段婴儿重复人语言中的某些音节。9个月的婴儿进入牙牙语的高峰期,不仅能够重复不同音节的发音,而且能发出不同的音调。牙牙学语的意义在于婴儿能够学会调节和控制发音器官的活动,这是个体语言产生和发展所必需的。

（2）言语理解的准备

语言刺激对于婴儿言语发展是非常重要的,生活中成人的语言,乐器声、物体敲击的声音等都是语言刺激。8～9个月的婴儿就能够对成人话语中的信息做出回应。这种回应主要是对语词情境的反应,而不是对语词的内容做出回应。10～11个月的婴儿开始对语词的意义做出回应,1岁左右的婴儿能听懂的词汇量为10～20。

4. 婴儿心理过程的发展

在感觉发展方面,婴儿的嗅觉和味觉具有明显的发展,能够对食物的味道做出不同的情绪表现,婴儿的视觉具有集中、转移和追踪的能力,8～9个月的婴儿能够分辨不同的声音,并做出不同的反应。在知觉发展方面,视崖实验的结论证明婴儿具备深度知觉,他们的视觉对于不同的图形具有偏好。在记忆发展方面,条件反射标志着记忆的出现。2～3个月的婴儿就具备了短时记忆,3～6个月的婴儿长时记忆得到进一步发展,6～12个月的婴儿长时记忆的持续时间得以延长。

从注意来看,1～3月龄的婴儿更偏好复杂的刺激物;3～6月龄的婴儿对更加复杂、更细致的物像保持更长的时间,6～12月龄的婴儿注意的选择性开始受经验的支配。

拓展阅读

视崖实验

吉布森和沃克对36名6.5～14个月会爬的婴儿进行了视崖测试。实验时,让婴儿的母亲先后站在装置的"深"（装有玻璃的一侧是"悬崖"）"浅"（装有红白格子图案的一侧是"浅滩"）两侧召唤婴儿,观察婴儿是否拒绝从有深度错觉的"悬崖"一边爬向母亲（如图3-5所示）。结果发现有足够

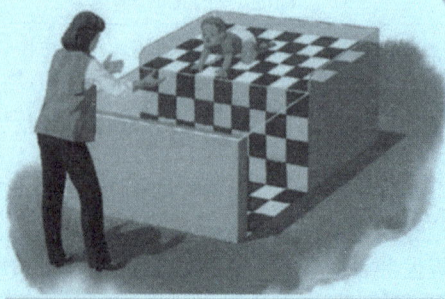

图3-5　视崖实验操作图

大的视崖深度时(大约 90 cm 或更多),只有 3 名婴儿越过"悬崖"爬向母亲,而有 27 名婴儿从中间爬向"浅滩"。实验证明,六个月左右的婴儿,尽管母亲向他 (她)招手呼唤,诱导其爬向母亲,但均被婴儿拒绝。

5. 婴儿社会性发展

社会化是指一个新生儿从自然人到社会人,逐渐适应社会生活的过程。新生儿 出生后就会微笑,这种最初的微笑,被称为自发性微笑。后期会出现社会性微笑,主 要是指婴儿对抚育者的出现表达出欢愉的行为反应。

婴儿期的社会性发展主要体现为依恋,依恋是指婴儿与抚育者之间亲密、持久的 情感联结,表现在婴儿和抚育者之间相互影响并渴望彼此亲近。"恒河猴实验"证明 母子之间的情感联结远比食物供给更重要。婴儿的需要是多面的,既需要甘甜的乳 汁,更需要抚养者的关怀和抚触。亲子间的接触,对婴儿的情感、智力和行为发展有 着重要的影响,这是婴儿心理发展的重要条件。

拓展阅读

恒河猴实验

1959 年,美国心理学家哈洛及其同事报告了一项研究成果:让新生的婴猴 从出生第一天起同母亲分离,以后的 165 天与两个"母亲"在一起——铁丝妈妈 和布料妈妈。铁丝妈妈的胸前挂着奶瓶,布料妈妈只有温暖的触感。婴猴只有 与铁丝妈妈在一起时才能喝到奶,但它们宁愿不喝奶,也愿与布料妈妈待在一 起。哈洛由此得出结论:身体接触对婴猴的发展甚至超过哺乳的作用。因为只 有饮食需要时,婴猴才去找铁丝妈妈,其余大部分时间则依偎在布料妈妈的身上 (如图 3-6 所示)。

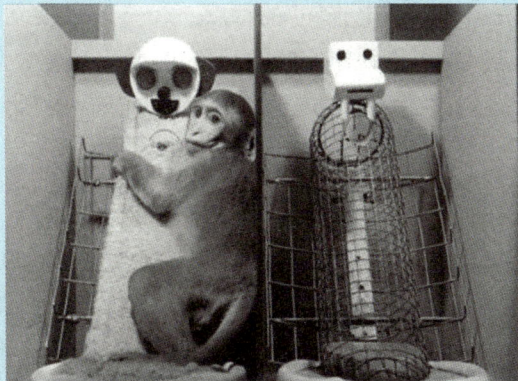

图 3-6　恒河猴实验对比图

(四) 婴幼儿期心理发展

婴幼儿期是指个体 1~3 岁的年龄阶段的婴幼儿在动作、言语等方面呈现出重要的变化,他们心理活动的调节性和概括性也在不断增强。

1. 婴幼儿生理发展

从生长发育来看,婴幼儿期身高平均每年增长 8~10 cm,1 岁时身高约在 70~75 cm 之间,2 岁时身高在 80~85 cm 之间,3 岁时身高在 90~93 cm 之间,比新生儿增加近一倍。婴幼儿期体重持续增长,到 3 岁时可达到 13 kg 左右,是新生儿的 4 倍。从运动系统来看,婴幼儿骨骼仍呈现出弹性大、易弯曲的特点,大肌肉发展耐力差、易疲劳,小肌肉难以进行精细化程度较高的动作。从神经系统来看,婴幼儿脑重持续增加,大脑皮层的抑制机能逐渐发展,兴奋和抑制越来越趋向平衡。

2. 婴幼儿动作的发展

1~3 岁的婴幼儿动作得到了进一步发展,动作种类增多,动作更加熟练,并且越来越复杂。大肌肉动作的发展经历了走、跑、跳、攀爬等,小肌肉动作不断发展,有目的的动作也在不断增多。从行走动作来看,1 岁左右的婴幼儿开始练习独立行走,1.5 岁左右的婴幼儿学会了随意、协调地独立行走,对于攀爬、向下跳等动作非常感兴趣;从手部动作来看,1.5 岁的婴幼儿逐渐学会使用工具,对外界物体保持极大的兴趣。从生活自理来看,婴幼儿能够自己吃饭、喝水、洗手、穿脱衣服、大小便等,随着不断地练习动作逐渐熟练。

3. 婴幼儿言语的发展

1 岁左右的婴幼儿进入正式学习语言的阶段,从单词句、双词句发展到完整句的表达。1~1.5 岁的婴幼儿属于单词句阶段,主要表现为能够理解成人的言语,开始说出有一定意义的词汇,单词句具有单音重复、一词多义、以词代句的特点。1.5~2 岁的婴幼儿进入双词句阶段,主要表现为说话积极性提高,词汇量大大增加,但语言简略,结构不完整,具有"电报句"的特点。2~3 岁的婴幼儿进入完整句阶段,主要表现为词汇量迅速增加,能说出完整的简单句,并出现复合句。3 岁时的词汇量可达到 1 000 个左右,但发音不清,词汇的外延不准确,概括性差,语法常常出现错误。

4. 婴幼儿心理过程的发展

1~3 岁的婴幼儿心理各方面都有重要的发展,心理过程发生了质的飞跃。在感知觉方面,婴幼儿的感知觉精细程度得到很大发展,视觉在同色配对、颜色偏好、颜色命名等方面尤为突出;数概念经历了辨数、认数、点数等阶段;空间知觉在物体大小、形状、方位、距离等方面得到发展。在注意方面,细小、突然消失的物体更容易引起婴幼儿的注意,2 岁以后的婴幼儿对语音注意增强,并开始有意识地模仿和纠正。在记忆方面,主要表现在回忆方面,延迟模仿是最突出的表现,2岁时的婴幼儿获得了稳定的延迟模仿能力。在思维方面,婴幼儿出现了直觉行动思维,主要表现为婴幼儿的思维与自身的感知和动作相伴随,只能在外界的感知活动中进行。从情绪来看,2岁时的婴幼儿已具备20多种情绪反应,此时的婴幼儿情绪冲动性较强,自我调节性较差。

5. 婴幼儿个性的萌芽

婴幼儿期意志发展最突出的表现是独立性的发展,主要表现为强烈的独立行动的愿望,渴望自我力量的呈现,具有明显的冲动性。此外,自我意识出现了萌芽,自我意识指人对自己以及自己与客观世界关系的一种意识,是个性形成和发展的前提,在个体社会性发展中处于中心地位。2~3岁掌握代名词"我"是自我意识萌芽的标志。

■ 婴幼儿心理发展的影响因素

婴幼儿心理发展是一个复杂的过程,在发展过程中受到很多因素的影响。关于影响婴幼儿心理发展的因素,不同学者有不同划分方式,这里我们划分为生物因素和环境因素来介绍。

(一) 生物因素

1. 遗传

遗传是指亲代的某些生物特征通过基因传递给子代的现象。遗传是一种生物现象,通过以下方面对婴幼儿的发展产生影响。

第一,遗传为发展提供最初的前提和可能性。遗传是儿童发展的自然物质基础,是婴幼儿心理发展的生物前提。比如唐氏综合征患者和苯丙酮尿酸患者由于染色体或基因异常而导致智力低下;无脑儿无法产生思维;全色盲的孩子无法辨别颜色。遗传对不同年龄个体的影响是不一样的,年龄越小,遗传影响越大。

第二,遗传为个体差异带来最初的物质基础。个体具有独特的遗传素质,遗传素质的差异导致婴幼儿身心机能发展的差异,遗传素质规定了婴幼儿可能的最优发展方向。

遗传为婴幼儿发展提供自然的物质前提和可能,奠定进一步发展的基础,但是遗传并不是影响婴幼儿发展的唯一因素,遗传与环境交织在一起共同影响着婴幼儿发展。

2. 生理成熟

生理成熟指的是身体生长发育的程度或水平。成熟与遗传关系密切,一方面成熟以遗传为基础,另一方面成熟的过程要服从于遗传的成长程序。遗传制约着婴幼儿心理发展的顺序、发展的速度与水平、发展的差异性。

　　首先,成熟为婴幼儿的心理发展提供物质前提。生理成熟的作用在于使婴幼儿心理活动的出现或发展处于准备状态。若在生理达到成熟时,适时地给予适当的刺激,就会使相应的心理活动有效地出现或发展;如果生理上尚未成熟,即使给予某种刺激也难以取得预期的效果。格赛尔的双生子实验验证了这个观点。

拓展阅读

双生子爬梯实验

　　1929年,格塞尔选择了一对机体发展水平相近的双胞胎作为实验被试,他将双胞胎一个命名为T,另一个命名为C,进行了著名的双生子爬梯实验。在两人出生第48周时,格塞尔首先对T进行了专门的爬梯练习、肌肉练习、积木堆积练习,而C不接受任何训练。就这样持续六周后,也就是第53周时,当C的身体机能足够成熟时,格塞尔对C进行了同样的爬梯训练,这个训练持续了两周,而与此同时T继续接受爬梯训练。第55周时,格塞尔发现C通过两周的训练达到了T训练八周的效果(如表3-7所示)。

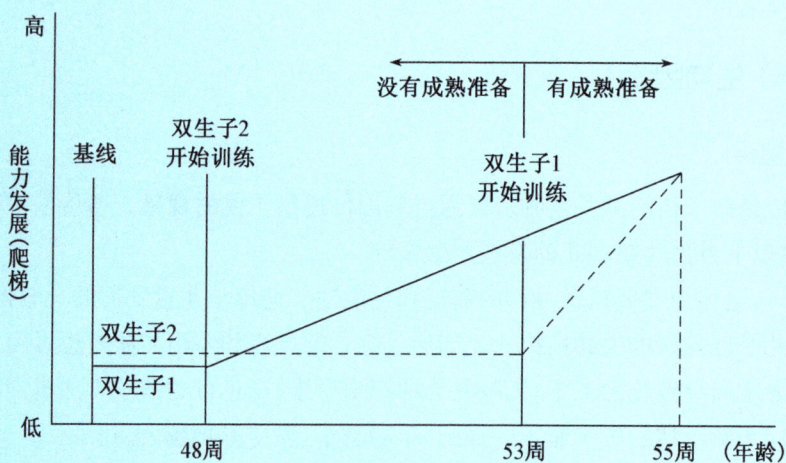

图3-7　格塞尔双生子爬梯实验分析图

　　其次,生理成熟的顺序制约着婴幼儿心理发展的顺序。婴幼儿的生长发育顺序是:从头到脚,从中轴到边缘,即首尾方向和近远方向。动作发展的顺序是:先会抬头,后会翻身,再会坐,会爬,最后才会走路。个体各大系统的发展顺序是:神经系统最早,运动系统次之,生殖系统最晚。所有这些生理发育和成熟的顺序都影响着婴幼儿心理发展的顺序。

（二）环境因素

环境分为自然环境和社会环境。自然环境为婴幼儿生存提供所需要的物质条件,如空气、阳光、水、营养等,但对婴幼儿发展起到更重要作用的是社会环境。社会环境是指婴幼儿所处的生活环境与教育。遗传和成熟等生物因素为婴幼儿发展提供物质前提和可能,但是可能性能否变成现实性,主要是社会环境因素决定的。在影响婴幼儿发展的社会环境因素中,首先是家庭因素,其次是教育因素,最后还有社会文化等其他因素,它们共同对婴幼儿发展产生影响。

1. 家庭

家庭是婴幼儿最早接触、持续时间最长的环境,它对婴幼儿心理发展有着广泛、深远的影响。家庭经济条件、家庭结构、家长的职业和文化水平、家庭关系等都会对婴幼儿发展产生影响。

2. 教育

对婴幼儿心理发展起最大影响作用的是家庭教育。教育在婴幼儿发展的过程中起主导作用,以早教中心为例,早教中心的办学条件和文化、早教教师的素质和教养方式,以及婴幼儿间的同伴关系等都会对婴幼儿发展产生影响,促进婴幼儿的社会性发展和个性化发展。

3. 社会文化等其他因素

婴幼儿生活的社区环境及大众传媒等文化传播因素也会对婴幼儿发展产生影响。社区环境包括文化环境建设、绿化环境、卫生保健设施和体育设施等,这些都会直接或间接地影响婴幼儿的身心发展。大众传媒是指面向广大受众以广播、电视、图书、报刊、音像制品等为载体的传播媒介,婴幼儿分辨力低,又喜欢模仿,因此家长要注意为孩子选择具有积极教育意义的电影、动画片、游戏等,帮助婴幼儿获得正能量。

婴幼儿作为独立的个体,他们不是被动接受外部因素的影响,他们对待外部事物也有自己的主观能动性。因此,婴幼儿发展不只需要遗传和成熟提供自然物质基础,还需要家庭、教育与环境提供社会条件,更需要婴幼儿自身的积极参与和努力。

问题思考

一般情况下,10～12 月之间的婴儿开始学习走路,当然也有少数的婴儿能在 8 个月左右学会走路。对于刚开始学走路的婴儿来讲,不同家长的做法不同。有家长认为学步车非常必要,既能够保证婴儿走路时的安全,也能够解放家长的时间。有的家长却认为学步车没有必要,学步车限制了婴儿的活动空间,减少了婴儿的活动机会，不利于婴儿的成长。

　　针对以上观点，你认为家长该不该使用学步车呢？说说你的理由。

第二节　婴幼儿心理卫生概述

一　婴幼儿心理卫生的概念和目标

(一) 心理卫生的概念

心理卫生的思想起源于古希腊时代，20世纪初由比尔斯倡导并提出现代心理卫生。1908年，世界上第一个心理卫生组织——"康涅狄格州心理卫生协会"成立。截至目前，关于心理卫生尚无一个完整的定义，不同的学者有不同的见解。有学者认为心理卫生即心理健康，是指一种心理上的健康状态，也指应对精神疾病的措施。也有学者认为心理卫生指个体与生活环境之间的协调和平衡。从整体来看，关于心理卫生的定义，学界内普遍认可心理卫生是指研究、维护和促进个体心理健康的科学。

(二) 婴幼儿心理卫生的目标

从心理发展角度来看，婴幼儿心理卫生的目标是促进婴幼儿心理健康，预防心理障碍和疾病。具体来看，婴幼儿心理卫生涉及教育学、心理学、医学以及社会学等学科知识，致力于培养婴幼儿健康的情绪、健全的人格，具备适应社会环境的能力，为之后的发展奠定良好的基础。对于婴幼儿心理发展来讲，一定要早发现、早治疗心理障碍和疾病，因此，早期的心理健康评估尤为重要。在婴幼儿成长过程中，抚养者和教育者要充分利用有利因素，为婴幼儿提供良好的身心发展环境，尽可能将影响婴幼儿心理健康发展的不良因素消灭在萌芽状态。

二　婴幼儿心理健康的定义与标准

(一) 心理健康的定义

关于心理健康的定义，1946年的第三届国际卫生大会认为："心理健康是在身体、智能及情感上，在于他人的心理健康不相矛盾的范围内，将个人心境发展成最佳状态。"《简明不列颠百科全书》解释："心理健康是指个人心理在本身及环境条件许可范围内所能达到的最佳功能状态,但并不是十全十美的绝对状态。"《心理学大辞典》解释："心理健康是个体的各种心理状态保持正常或良好水平,且自我内部及自我与环境之间保持和谐一致的良好状态。"心理学家麦灵格尔认为："心理健康是指个体对于环境及相互间具有最高效率及快乐的适应情况。心理健康的人应能保持平静的情绪、敏锐的智能、适应社会环境的行为和愉快的气质。"整体来看,学界共同认可的心理健康是指一种持续、积极的心理状态,在社会生活、外界环境交往中保持良好的情绪状态,能积极发挥自身的智慧和潜能。

(二) 婴幼儿心理健康的标准

世界卫生组织对个体心理健康制定以下 3 条标准:① 良好的个性:情绪稳定,胸怀坦荡,豁达乐观;② 良好的处事能力:观察问题客观现实,具有较好的自控能力,能适应复杂的社会环境;③ 良好的人际关系。

《关于促进 3 岁以下婴幼儿照护服务发展的指导意见》中指出:"按照儿童优先的原则,最大限度地保护婴幼儿,确保婴幼儿的安全和健康。遵循婴幼儿成长特点和规律,促进婴幼儿在身体发育、动作、语言、认知、情感与社会性等方面的全面发展。"《纲要》中指出:"幼儿园必须把保护幼儿的生命和促进幼儿的健康放在工作的首位。树立正确的健康观念,在重视幼儿身体健康的同时,要高度重视幼儿的心理健康。"我国的学者主要从智力、情绪、语言、行为、社会性发展等方面衡量婴幼儿的心理健康,结合婴幼儿心理发展的特殊性,将从以下方面讨论婴幼儿心理健康的标准:

1. 智力发展正常

正常的智力发展水平是婴幼儿进行日常生活和学习、游戏的基本条件,智力发展正常是衡量婴幼儿心理健康的重要标志。从婴幼儿心理发展角度来讲,年龄越小,婴幼儿智力发展水平的个体差异就越明显。0～3 岁是个体智力迅猛发展的时期,早期大脑损伤、环境剥夺等都会阻碍婴幼儿智力发展,进而影响婴幼儿的心理健康。

2. 动作发展正常

动作发展是在大脑、神经系统和骨骼肌肉控制下进行的,因此,婴幼儿的动作发展和神经系统的成熟程度密切相关。婴幼儿刚出生后的动作主要是一些先天性反射行为,如吮吸反射、行走反射、抓握发射等,这类动作都是个体与生俱来的。后期的动作发展中,具有一些典型的时间节点,如"三翻六坐九爬"等。

3. 情绪积极健康

情绪是个体对客观事物或情境是否符合人的需要而产生的主观体验。它以人的需要为中介,当客观事物或情境能够满足人的需求或符合愿望时,个体就会产生愉快、欢喜等积极的情绪体验。相较于成人,婴幼儿的情绪更具随意性、不稳定性。长时间的不良情绪影响婴幼儿与抚养者、同伴的交往,也会导致其他的行为问题。

4. 人际关系和谐

人际关系的状态体现了社会性适应,婴幼儿之间的相互交往可以促进和维持心理健康,也是个体获得心理健康的必要途径。婴幼儿的社会性交往人群主要是抚养者以及同伴,心理健康的婴幼儿乐意与他人交往,能与同伴共同游戏、分享快乐,并在人际交往中获得肯定、赞美,这样的人际关系有利于婴幼儿的健康成长。

5. 没有严重的心理卫生问题

婴幼儿心理的不健康往往是以各种行为方式表现出来的,如吸吮手指、遗尿、口吃等。心理健康的婴幼儿应没有严重的或复杂的心理卫生问题。

拓展阅读

美国心理学家马斯洛和米特尔曼心理健康的 10 条标准

1. 有足够的安全感,有自尊心,对自我的成就有价值感。
2. 能充分了解自己,有自知之明,并能对自己的能力做出适当的估计。
3. 生活的理想符合实际。
4. 理智、现实、客观,不脱离周围的生活环境。
5. 能保持人格的完整与和谐。
6. 善于从经验中学习,能适应环境的需要改变自己。
7. 能建立良好的人际关系。
8. 能适度地发泄和控制情绪。
9. 在符合集体要求的前提下,能够有限度地保持、发挥自己的个性。
10. 在不违背社会法律和道德的前提下,能恰当满足个人的基本需求。

个体心理健康是一个动态的发展状态,婴幼儿的生长环境、家庭教养方式等都会产生重要的影响。我们难以用一个统一的标准去衡量每一个婴幼儿的心理健康,因此掌握心理健康的内涵,有助于正确认识婴幼儿的心理发展。

第三节 婴幼儿常见心理问题

一 行为问题

(一) 攻击性行为

攻击性行为是指以伤害别人为目的的行为,主要发生在学龄前儿童,是一种常见的行为问题。从行为方式来看,分为身体动作攻击和言语攻击。身体动作攻击是指借助身体动作表现的攻击性行为,如打、推、抢、踢、掐、咬等;言语攻击是指借助言语表达表现的攻击性行为,如言语威胁、辱骂、嘲笑、诽谤、说闲话和坏话等。

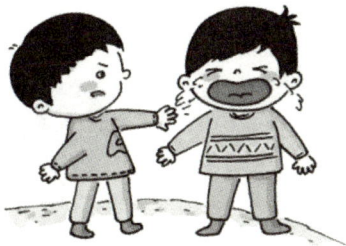

图 3 - 8 攻击性行为表现

1. 原因

从婴幼儿自身角度来看,首先,激素是影响攻击性行为的一个主要生理因素;其次,婴幼儿自控能力的发展也会影响攻击性行为,自控行为水平越低,攻击性行为水平越高;最后,婴幼儿对他人行为动机的理解影响其攻击性行为。

从社会环境因素来看,当婴幼儿表现出攻击性行为时,成人需加以制止,否则等同于暗示攻击性行为是被允许的。观察、学习、模仿是婴幼儿获得攻击性行为的重要途径,婴幼儿容易受到大众传播媒介中暴力情节的影响而习得攻击性行为。

2. 教育建议

首先,父母要为婴幼儿创设良好的家庭环境。父母的养育观念、教养行为以及家庭环境等都会对婴幼儿的行为产生影响。尊重婴幼儿,增加亲子互动,避免婴幼儿接触暴力。其次,引导婴幼儿调节消极情绪,愤怒、挫折等情绪对于自控力较弱的婴幼儿来说,容易引发攻击性行为。最后,帮助婴幼儿掌握社交技能,婴幼儿知识经验积累较少,社交技能水平较低,因此当同伴间发生冲突时,常常以攻击的方式解决冲突。成人在教育婴幼儿时要保持耐心,可以采用讲故事、角色扮演、换位思考等多种方法进行教育。

3岁前的婴幼儿更多采用身体动作攻击,3岁后的幼儿身体动作攻击减少,言语攻击增多。

(二) 多动症

多动症是智力正常或接近正常的婴幼儿,却活动过多、注意力难以集中、情绪容易冲动,并伴有认知障碍和学习困难的一种综合征。多动症的特征主要表现为以下三个方面:注意力涣散、活动过度和冲动、控制力差。

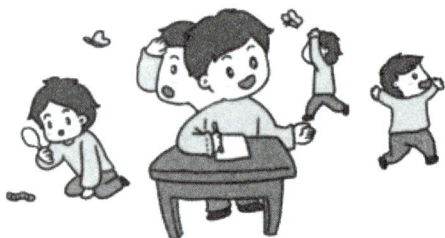

图 3-9 多动症行为表现

1. 原因

研究发现,从遗传因素来看,多动症儿童往往有家族史,同卵双生子发病的概率比异卵双生子高。从环境因素来看,如果家庭关系不和谐、不幸福,因经济或其他问题使家庭处于高度的紧张压力状态中,婴幼儿出现多动症的概率也比较大。

2. 教育建议

多动症的治疗方式主要有药物治疗和行为治疗。药物治疗主要有中枢兴奋剂和非中枢兴奋剂治疗,非中枢兴奋剂由于其良好的疗效和安全性,逐渐成为治疗多动症的理想药物。药物治疗是多动症治疗的基础,但必须在专业医师的指导下进行。行为治疗主要包括两方面,一是增加期望发生的行为,二是减少不期望发生的行为。抚养者可以通过示范、强化等方法进行行为干预训练,教师应引导家庭积极干预,促进家庭改善抚育方式。

儿童多动症须在7岁以后才能确诊。婴幼儿只有在不该活动的场合,仍约束不住,始终动个不停,才有诊断意义。如只有活动过度,而无注意力涣散,不能诊断为多动症。

对于婴幼儿出现的无意说谎,家长不必惊慌,不可过分批评、指责婴幼儿。在家庭的日常生活中,在适当情况下引导婴幼儿正确认识现实,也可以了解婴幼儿的愿望来进行调整。

(三) 分离焦虑

分离焦虑是指婴幼儿因与亲人分离而引起的焦虑、不安或不愉快的情绪反应,又称离别焦虑,一般分为反抗阶段、失望阶段、超脱阶段。2~3岁是婴幼儿依恋最强的时期,也是处于依恋关系的明确期。在此阶段中,婴幼儿对重要抚养者的依恋变得更强烈,不能够接受重要抚养者的离开,常常表现出哭、闹等行为。

1. 原因

婴幼儿自身的气质特征、抚养者的抚养质量等都会影响婴幼儿依恋的建立。抚养者过于溺爱、苛刻等行为更容易引发分离焦虑,此外婴幼儿胆小、脆弱,也容易引发分离焦虑。生活中的场景发生变化、抚育者的暂时离开都会使其产生强烈的哭闹情绪。

2. 教育建议

安全型依恋的建立有赖于父母的精心抚养。高质量的抚养不仅需要父母在物质上满足婴幼儿,还要在精神上满足。首先,父母应多与婴幼儿身体接触,进行情感交流,如多抚摸、拥抱婴幼儿。其次,父母和婴幼儿保持稳定的抚养关系,满足婴幼儿合理需要。最后,父母应对自己的教养方式有明确的认识,父母双方保持一致,同时要尊重婴幼儿的个性特点,不可强加于婴幼儿不适的行为习惯。

> **拓展阅读**
>
> **约翰·鲍尔比的婴儿分离焦虑三阶段**
>
> ① 反抗阶段:号啕大哭,又踢又闹。
>
> ② 失望阶段:仍然哭泣,断断续续,吵闹动作减少,不理睬他人,表情迟钝。
>
> ③ 超脱阶段:接受外人的照料,开始正常的活动,如吃东西、玩玩具,但是看见母亲时又会出现悲伤的表情。

(四) 退缩性行为

退缩性行为主要表现为婴幼儿胆小、害怕、羞怯、自卑、不合群,害怕到陌生的环境,不愿与陌生人相处,不愿参与集体活动,对新鲜事物不感兴趣,缺乏热情和好奇心。

1. 原因

首先,退缩性行为与婴幼儿个体先天适应能力差有关,尤其是气质属性影响明显。其次,与父母后天抚养教育不当有关,婴幼儿没有形成良好的依恋关系;父母控制过多,婴幼儿活动受限也会导致退缩行为。最后,生活环境发生重大变化时,婴幼儿也会产生胆小、害怕的心理,不愿参与集体活动。

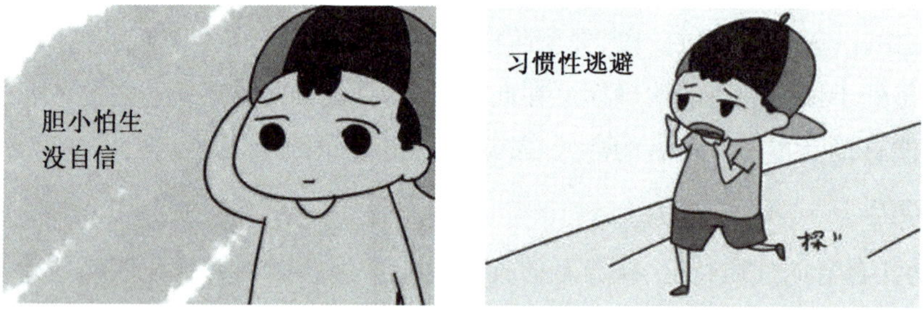

图 3-10　退缩性行为表现

2. 教育建议

首先,抚养者要改变不良的教养方式,不溺爱、不粗暴,给予婴幼儿适当的鼓励。其次,增加亲子陪伴时间,多参加社会活动,多给婴幼儿提供交往的机会,以缓解婴幼儿的恐惧、胆小的问题。最后,不能强迫婴幼儿适应新环境、接触陌生人等,要循序渐进,不要急于求成,给婴幼儿慢慢适应的时间。

(五)吸吮手指

吸吮手指常见于0～2岁的婴幼儿,3岁以后发生频率逐渐减少。但成人不加制止,也可能延续至6岁以后,甚至终身。婴幼儿吸吮手指容易引发肠道寄生虫疾病、肠炎等,也可能造成不良的行为习惯,紧张、害羞等情况下更容易出现吸吮手指。5～6岁的儿童处于更换乳牙时期,高频率的吸吮手指,可导致下颌发育不良,以及开唇、漏齿等面貌问题,还会影响牙齿的正常咀嚼功能。

1. 原因

首先,抚养者早期的喂养方式不当,没有满足婴幼儿早期的吸吮需要。其次,2～3岁的婴幼儿心理发展需要丰富的感官刺激和游戏材料,当外在环境无法满足婴幼儿的娱乐需求时便出现了吸吮手指的行为。最后,当婴幼儿处于紧张、焦虑以及恐惧等状态下,也容易引发吸吮手指的行为。

2. 教育建议

首先,抚养者应合理喂养,培养婴幼儿有规律的进食习惯,做到定时定量,饥饱有节。其次,要通过转移注意力的方式减少婴幼儿吸吮手指的行为,进而改变吸吮手指的不良习惯,不要使用偏激的行为干预,如在婴幼儿的手指上涂抹充满刺激性的辣、麻、苦等味道，更不可强行捆绑手指。最后，了解并满足婴幼儿的生理、心理需求，抚养者可采用婴幼儿喜欢的方式，通过亲子游戏、户外活动以及家庭陪伴等方式丰富婴幼儿的日常生活，减少婴幼儿的焦虑。

睡眠障碍

(一) 遗尿症

如果婴幼儿在 3 岁以后不能在白天控制排尿，5 岁以后不能从睡眠中完成自主排尿，我们则称之为遗尿症。一般情况下，2～3 岁的婴幼儿能开始自行控制排尿，夜间偶尔尿床属于正常。

1. 原因

从生理因素来看，3 岁以后，尤其是 5 岁以后的儿童经常（每周两次，持续半年以上）遗尿，有 10% 的儿童属于器质性遗尿，主要是由于器质性病变引发的症状；有 90% 的儿童属于功能性遗尿，主要是由于大脑皮质以及皮质下的中枢神经功能失调引发的症状。从心理因素来看，生活环境的变化、精神方面受到创伤等，容易引发遗尿症。从家庭教养方式来看，抚养者没有进行专门的排尿训练，或者训练方法不当，婴幼儿没有形成良好的排尿习惯，也会发生遗尿。

2. 教育建议

第一，培养婴幼儿养成良好的卫生生活习惯，避免白天过劳，睡前少饮水，排空膀胱，夜间按时排尿。第二，平时少食辛辣刺激性食物，宜食具有补肾缩尿的食物，如羊肉、莲子、山药等，这些食物可有效预防遗尿症。

(二) 夜惊

夜惊主要表现为婴幼儿入睡后不久，在没有外界明显刺激的前提下，突然间哭喊、表情恐惧，伴随着心率增快、呼吸急促，同时不容易被唤醒，对于抚养者的安抚不予理睬，持续 1～10 分钟后，趋于安静，而醒来后却完全遗忘。

图 3-11　夜惊行为表现

1. 原因

夜惊的发生与白天的情绪反应有关系，如果受惊吓或紧张不安、焦虑等，更容易引发夜惊。睡前的行为以及不正确的睡眠姿势也会引发夜惊，如睡前看有恐怖情节的影片、故事书等。鼻咽部炎症或肠道寄

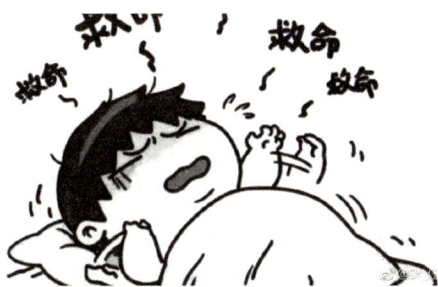

生虫也可引发夜惊。

2. 教育建议

首先,检查婴幼儿是否患有鼻炎、寄生虫病等,及时治疗相关疾病。其次,避免恐吓婴幼儿,避免听紧张恐怖的故事、观看恐怖的影视内容。最后,日常生活要有规律,消除紧张因素,培养婴幼儿的勇敢精神。

> **岗位提示**
>
> 对于出现夜惊反应的婴幼儿,一般不需要进行药物治疗,主要是缓解和消除婴幼儿的紧张心理,改变婴幼儿的生活环境,注意睡前的平缓行为。大多数婴幼儿随着年龄的增长,夜惊也会自行消退。但存在有少量婴幼儿出现夜惊是因为癫痫发作,夜惊频率较高,白天精神和行为也有异常的前提下,建议入院诊治。

三 语言障碍

(一) 口吃

口吃是一种常见的语言节律障碍,基本症状是言语系统肌肉的痉挛。口吃的发病率占儿童总数的 $1\%\sim2\%$,患儿中男孩大于女孩。口吃主要发生在 $2\sim5$ 岁,具体表现为说话时语音断断续续、重复反复、表达过程不顺畅等语言表达不流畅行为。

1. 原因

首先,$2\sim5$ 岁的婴幼儿思维能力明显提高,语言发展迅速,语言表达内容丰富,但言语功能并未完善,表达过程中常出现迟疑不决或反复,这属于正常现象,随着年龄的增长会自行消失。其次,当婴幼儿长期处于精神紧张、焦虑、恐惧等心理状态下,精神紧张,也会出现言语表达障碍。最后,部分婴幼儿由于百日咳、猩红热等疾病导致大脑功能减弱,因紧张常常发生口吃。正常婴幼儿通过模仿也可能出现口吃。

2. 教育建议

家长应正确示范语词表达,及早发现婴幼儿的口吃现象。正确对待婴幼儿说话不流畅现象,不要过分关注,更不要耻笑、批评,为婴幼儿创设一个良好的语言表达环境。言语表达时,家长应消除导致婴幼儿紧张的因素,不要强迫其说话。当口吃问题严重时,可进行专门的语言训练。

岗位提示

婴幼儿在学习语言时，常常因家长的指责而出现紧张、焦虑等，这种心理状态下容易引发口吃。由于口吃的出现，导致恐惧加深，越怕说话越口吃。

（二）缄默症

缄默症主要是指婴幼儿在无言语障碍情况下的缄默不语，患儿仅与家人有少量的言语表达，而与其他人不发生言语交流。

1. 原因

首先，这是患儿在受惊、恐惧、生气等精神诱因刺激下的保护性反应，属于自我保护的一种方式。其次，个性敏感的婴幼儿在环境突发变化时、处于陌生环境中由于紧张会出现缄默迹的症状。最后，婴幼儿缺少关注时，由于心理落差产生挫败感时也会出现缄默症症状。

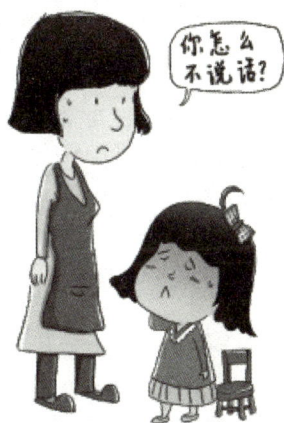

2. 教育建议

第一，家长不要过分注意婴幼儿的语言表现，不要勉强其说话，更不可大声呵斥或辱骂，避免增加其精神负担。第二，家长可采用忽视的方法，解除婴幼儿心理矛盾，鼓励参加集体活动，以逐渐消除对陌生人和新环境的紧张情绪。

图 3 - 12　缄默症行为表现

知识实践

一、选择题

1. 新生儿主要是指_____的孩子。
   A. 0～28 天　　　B. 1 个月～12 个月　C. 1～3 岁　　　D. 3～6 岁

2. "视觉悬崖"装置主要测查的是 _____。
   A. 婴儿的深度知觉　　　　　　　B. 婴儿的大小知觉
   C. 婴儿的形状知觉　　　　　　　D. 婴儿的方位知觉

3. 1～2 岁婴幼儿典型的思维方式是_____。
   A. 直观动作思维　　　　　　　　B. 抽象逻辑思维
   C. 直观感知思维　　　　　　　　D. 具体形象思维

4. 婴幼儿最早发展起来的动作是 _____。
   A. 翻身　　　　　B. 抬头　　　　　C. 爬行　　　　　D. 站立

5. 提出成熟学说，认为支配儿童心理发展的因素是成熟和学习的人是 _____。

　A. 弗洛伊德　　　B. 格赛尔　　　　　C. 皮亚杰　　　　D. 斯金纳

二、填空题

1. 处于句法结构发展_____阶段的儿童，常用"狗狗"一词表示"这是一只狗""我要和狗玩"等意思。

2. 处于单词句阶段的婴儿说出的词具有如下特点：_____、_____、_____。

3. 婴儿寻求并企图保持与另一个人亲密的身体和情感联系的倾向被称为_____。

4. 新生儿出生后就会微笑，这种最初的微笑，被称为_____。

5. 婴幼儿_____岁左右，囟门部分头骨骨化基本完成，脊柱的四个生理弯曲基本形成。

三、简答题

1. 简述婴幼儿动作发展的规律。

2. 婴幼儿心理发展的影响因素。

3. 简述婴幼儿心理健康的标准。

4. 简述婴幼儿口吃的教育建议。

第四章

婴幼儿营养与喂养

PART

4

知识目标

① 知道营养素的相关概念与分类。
② 明确婴幼儿所需各种营养素的功能、食物来源与供给量。
③ 了解婴幼儿喂养方式与相关注意事项。
④ 熟悉婴幼儿添加辅食的目的、顺序和原则。

技能目标

① 能够根据婴幼儿营养所需提供适宜的食物。
② 能够依据不同婴幼儿与抚育者的情况选择适宜的喂养方式。
③ 能结合具体情况为婴幼儿及时添加辅食，保障婴幼儿的身体健康。

素养目标

① 初步具备早期教育机构教师、育婴师等岗位需要的实际工作能力。
② 恪守职业道德，遵守操作规程，具有强烈的责任意识和安全意识。
③ 理解婴幼儿科学喂养的重要价值，巩固专业思想。

情景与问题

案例：从宝宝出生到 6 个月前，徐女士一直坚持纯母乳喂养。"6 个月后，我见宝宝可以吃菜泥、米粉等食物了，而我又要上班，索性就把奶断掉，让他完全改吃米粉、菜泥。"但是，让徐女士万万没想到的是，后来带宝宝去医院检查，竟然发现宝宝的体格发育情况比同龄小朋友差。

思考：为什么徐女士的宝宝会出现这样的状况呢？6 个月左右的宝宝又该如何喂养？在喂养过程中需要注意哪些问题？

婴幼儿营养与喂养

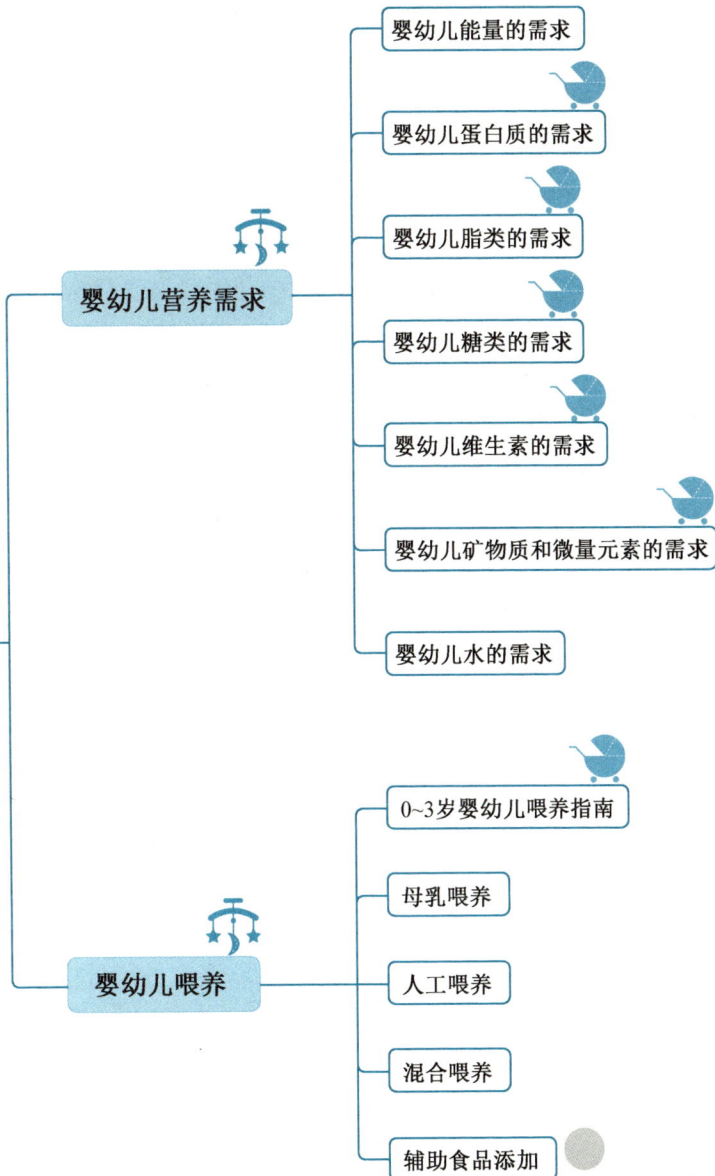

婴幼儿营养需求

- 婴幼儿能量的需求
- 婴幼儿蛋白质的需求
- 婴幼儿脂类的需求
- 婴幼儿糖类的需求
- 婴幼儿维生素的需求
- 婴幼儿矿物质和微量元素的需求
- 婴幼儿水的需求

婴幼儿喂养

- 0~3岁婴幼儿喂养指南
- 母乳喂养
- 人工喂养
- 混合喂养
- 辅助食品添加

第一节　婴幼儿营养需求

面包、牛奶、鸡蛋、青菜、萝卜、西兰花、橙子、葡萄等是我们日常生活中常见的食物,它们能为我们提供丰富的营养物质,进而促进我们身体各方面健康发展。对于婴幼儿来说更是如此,他们就像海绵,一刻不停地从外界吸取各种营养。

广义上,营养泛指人体摄取、消化、吸收、利用食物或营养物质的过程,也是人类从外界获取食物以满足自身生理需要的过程,包括摄取、消化、吸收和体内利用等。狭义的营养主要是指食物中营养素含量的多少和质量的差别。

营养素是指能够维持机体正常生命活动所必需摄入的化学物质。人类所需的营养素主要包括蛋白质、脂质、碳水化合物(糖类)、维生素和矿物质(无机盐)、水六大类。其中,蛋白质、脂质、碳水化合物在体内代谢过程中能够产生机体所需的热能,又被称为"三大产能营养素";而无机盐、维生素和水均不能产生热能。

本节主要从生理功能与组织结构、营养价值及食物来源、供给量等方面入手,向大家介绍婴幼儿所需的各种营养物质。

一 婴幼儿能量的需求

生活当中,我们每时每刻都在进行着能量的补充与消耗。能量是人体利用食物中的产能营养素经生物氧化过程释放的,其中,约一半的能量以一种化学物质——高能磷酸键的形态存储在体内,随时准备好被身体用来维持代谢、呼吸、神经传导、肌肉收缩等生命活动。当能量摄入量高于需求量时,多余的能量将以脂肪的形式储存在体内。

能量的单位是焦耳(J),在营养学领域一般用卡路里(cal)来表示,1卡路里是指在一个标准大气压下,1 kg水由15 ℃上升到16 ℃时所需要的能量。

拓展阅读

能量换算:1 kJ=0.239 kcal, 1 kcal=4.184 kJ

1 g 碳水化合物=4 kcal, 1 g 脂肪=9 kcal, 1 g 蛋白质=4 kcal

糖类、脂肪和蛋白质这三大产能营养素是我们每天能量的主要来源,在体内每克能够产生并供应机体消耗的能量分别是4 kcal、9 kcal和4 kcal。这三大产能营养素,在总能量的供给中必须保持合理的比例。《中国居民膳食营养素参考摄入量》建议:

膳食中糖类应占总热量的 55%～65%,脂肪占 20%～30%,蛋白质占 10%～15%。

　　除青春期外,婴幼儿时期是我们人体一生当中生长发育最快的时期,所需要的各种营养素和能量相对于成人多,如果食物供应能量不足,身体将会动用其自身的能量储备,从而影响其他营养素在体内的利用,导致生长发育迟缓、消瘦、活动力减弱、机体抵抗力下降等。

　　根据《中国居民膳食营养参考摄入量(2013 版)》,不同年龄段的婴幼儿膳食能量需要量如表 4-1 所示。

表 4-1　婴幼儿膳食能量需要量

年龄(岁)	男孩(kcal)	女孩(kcal)	年龄(岁)	男孩(kcal)	女孩(kcal)
0～	90/kg 体重		2～	1 100	1 000
0.5～	80/kg 体重		3～	1 250	1 200
1～	900	800	4～	1 300	1 250

　　一般新生儿生后第 1 周每日所需总能量约为 60 kcal/kg(每千克体重 60 kcal),第 2～3 周约为100 kcal/kg,0～12 月龄婴儿能量需要量平均为 95 kcal/(kg·d)(每日每千克体重 95 kcal)。

　　婴幼儿的能量消耗主要有以下几个方面。

(一) 维持基础代谢所需

　　基础代谢是指维持生命的最低能量消耗,即人体在安静和恒温(一般 18 ℃～25 ℃),禁食 12 小时后,静卧、放松而又清醒的状态下的能量消耗。基础代谢率(BMR)是指人体处于基础代谢状态下,每小时单位表面积的能量消耗。

　　基础代谢受到多种因素的影响,主要有年龄、性别、体型与体质、环境因素等。由于婴幼儿体表面积与体重的比值大于成人,热量的散失相对较多,故其基础代谢所占总热量的比例也远远大于成人。婴幼儿每天基础代谢所需要的能量占总能量的 1/2 以上,年龄越小的婴儿基础代谢率越高,需要的能量也就越高。

(二) 身体活动所需

　　由骨骼肌收缩即身体活动所引起的能量消耗是婴儿除基础代谢外最主要的能量消耗方式。通常婴幼儿的任何动作均需要能量,包括吃饭、排泄、思考。新生儿只能吮吸、啼哭,肌肉活动少,1 岁以内的婴儿多不能下地走动,故活动所需能量约为 15～20 kcal/(kg·d)。好动、易哭的婴幼儿此项能量消耗可高出 3～4 倍。随着年龄增长,活动所需能量逐渐增加,到 12 岁时约为 30 kcal/(kg·d)。

(三) 生长发育所需

　　生长发育所需热量消耗为婴幼儿所特有,主要包括机体形成新组织所需的能量及新生成组织进行新陈代谢所需的能量,这部分能量与生长速度成正比,生长速度越快,所需能量越多。通常婴儿在 1 岁以内生长速度最快,一般来说,满足生长所需的能量在出生后前几个月为 15～20 kcal/(kg·d),1 岁末为 5～15 kcal/(kg·d),之后逐渐减少,到青春期又有所增长。

(四)食物热效应所需

人体在进食过程中也会引起能量消耗,如在消化、吸收利用以及营养素相互转化过程中消耗的能量被称为"食物热效应"。其中,蛋白质的食物热效应最大,为本身产生能量的 20%～30%,脂肪为 0%～5%,碳水为 5%～10%。

拓展阅读

怎么测人体的能量需求量?

我们需要的能量,是指能长期保持良好的健康状态、维持良好的体型以及理想活动水平的人群达到能量平衡时的食物摄入量。计算人体能量需要量需要综合考虑性别、年龄、体重、身高、体力活动和生长发育,对孕妇和乳母来说,还应该包括胎儿组织沉积、泌乳过程的能量需要。

(一)计算基础能量消耗

18～30 岁男性:(15.257×体重+692.2)×0.95 kcal

30～60 岁男性:(11.472×体重+873.1)×0.95 kcal

18～30 岁女性:(14.818×体重+486.6)×0.95 kcal

30～60 岁女性:(8.126×体重+845.6)×0.95 kcal

(二)选择属于我们的人体活动水平

轻度活动水平,系数 1.5,工作形式为静态/坐着,很少或没有重体力的休闲活动,可能有时需要走动,比如办公室职员、司机、学生。

中等活动水平,系数 1.75,工作形式主要是站着或走着,比如家庭主妇、销售人员、服务生。

重度活动水平,系数 2～2.3,重体力职业或重体力休闲活动方式,体育运动量较大且持续时间长,比如建筑工人、农民、运动员。

如果属轻质活动水平,但日常有健身习惯的,应该在轻度到中等活动水平之间,系数可以用 1.6 来表示。

（三）计算最终的人体能量需求量

将基础能量消耗与活动水平系数相乘即为我们需要的能量。我们也可以通过记录自己一天中摄入食物的总热量来估算能量需求量，因为一般健康者若体重不发生明显变化时，其能量摄入量基本可以反映出能量需求量。

此外，人体能量需求量也受季节的影响，一般秋冬季，为维持人体体温恒定，基础代谢所需要的能量会增加，摄入食物的意愿也会更强烈，这也就是人们常说的"贴秋膘"，秋冬季体重适度增长属于正常现象，无须刻意过分减肥。

二 婴幼儿蛋白质的需求

（一）蛋白质的生理功能

1. 更新和修补机体组织

蛋白质是一切生命的物质基础，是人体细胞的重要组成部分，也是人体组织更新和修补的主要原料。在人体的化学组成中，蛋白质含量仅次于水，成人体内蛋白质约占体重的 18%，蛋白质是机体最重要的"建筑材料"。

人体各组织细胞的蛋白质不断地更新，例如人血浆蛋白质的半寿期约为 10 天，肝中大部分蛋白质的半寿期为 1~8 天，还有一些蛋白质的半寿期很短，只有数秒。人体必须每日摄入足够量的蛋白质，才能维持组织的更新。在组织受创伤时，则需供给更多的蛋白质作为修补的原料。

婴幼儿正处于生长发育过程中，机体内不断增生新细胞、新组织，因此，需要更多的蛋白质；在代谢过程中，体内旧的组织不断更新亦需要蛋白质，故蛋白质的摄入量要大于排出量。

2. 维持机体正常的新陈代谢和各类物质在体内的输送

人体内正常的新陈代谢和各类物质的输送也都离不开蛋白质。首先，蛋白质通过不断的合成与分解，帮助人体维持正常的新陈代谢。其次，蛋白质参与各类物质在体内的运输，血红蛋白可以用于输送氧气，载脂蛋白可以用于输送脂肪。最后，蛋白质还可以维持机体内渗透压的平衡，如果膳食中长期缺乏蛋白质，血浆中蛋白质含量就会降低，血液中的水分便会过多地渗入周围组织，出现营养性水肿。

3. 调节生理功能

蛋白质是体内各种酶、激素和许多有重要生理作用物质的原料。酶和激素是催化和调节代谢的重要物质。人的身体就像一座复杂的化工厂，一切生理代谢、化学反应都是由酶参与完成的。人体的生理功能靠激素调节,如生长激素、性激素、肾上腺素等,这些激素有的是蛋白质或多肽类物质,有的是氨基酸转变的产物。

4. 免疫机能

蛋白质是抗体的重要组成部分。抗体是活跃在血液中的一支"突击队",具有保卫机体免受细菌和病毒的侵害、提高机体抵抗力的作用。婴儿可以从母体内获得抗体,但是这种抗体水平较低,并且一般在婴儿3～6个月后力量逐渐减弱。

5. 提供热能

蛋白质作为三大产能营养素之一可为人体提供热能,但它不是供能的主要来源。一般成人每日约有18%的能量来自蛋白质。糖与脂肪是人体能量的主要来源,氧化供能是蛋白质的次要生理功能。当人体糖类与脂肪均消耗殆尽时,才开始消耗蛋白质供能。因此,对不能进食的消耗性疾病患者应注意及时补充葡萄糖,以减少组织蛋白的消耗。

(二) 蛋白质的组成

蛋白质由多种氨基酸组成,已经发现的氨基酸有20余种。人体自身可以合成的氨基酸,称为非必需氨基酸;自身不能合成,必须靠食物提供的氨基酸,被称为必需氨基酸。食物中必需氨基酸供应缺少或不足时,就会影响人体的生长发育,严重时还可危及生命。

婴幼儿在生长发育时期需9种必需氨基酸,即赖氨酸、色氨酸、蛋氨酸、苯丙氨酸、亮氨酸、异亮氨酸、苏氨酸、缬氨酸与组氨酸。其中,组氨酸只有在婴幼儿这一阶段才是必需氨基酸。婴幼儿对必需氨基酸的需要量远高于成人。

(三) 蛋白质的营养价值及食物来源

蛋白质的营养价值是指蛋白质被机体吸收的程度。通常,含有必需氨基酸种类多、数量足的蛋白质,其营养价值高,反之营养价值低。

蛋白质可分为植物蛋白和动物蛋白。

一般动物蛋白质的营养价值较高,日常生活中,奶、蛋、肉、鱼、鸡、鸭等动物蛋白质,营养价值较高,为优质蛋白质;大豆蛋白质所含氨基酸很丰富,亦属于优质蛋白质,大豆中蛋白质的含量约为40%～50%。

植物蛋白质(除大豆外)大多营养价值较低,系因所含必需氨基酸种类不全。如米、麦和黍类植物蛋白质色氨酸含量多,但缺少赖氨酸;豆类蛋白中赖氨酸含量多,而色氨酸含量少。将几种营养价值较低的植物蛋白质,混合后食用,使混合物所含氨基酸的种类和数量得以取长补短,称为蛋白质的互补作用,是一种可提高混合食物营养价值的经济方法,即利用蛋白质的互补作用可以在不增加膳食费用的条件下,提高蛋白质利用率。我国北方地区将数种粗粮如小米面、玉米面、黄豆面等混合后制成的"杂面"面食,就是对蛋白质互补作用的很好利用。

(四) 蛋白质的参考摄入量

脂肪和糖类的摄入不能替代蛋白质。根据《中国居民膳食营养素参考摄入量(2013 版)》,婴幼儿每日膳食中蛋白质的参考摄入量见表 4 - 2。

表 4 - 2 婴幼儿每日膳食中蛋白质的参考摄入量

年龄(岁)	蛋白质(g/d)	年龄(岁)	蛋白质(g/d)
0~	9	2~	25
0.5~	20	3~	30
1~	25		

婴幼儿所需蛋白质相对比成人多。若长期缺乏蛋白质,会导致消瘦、肌肉柔弱、贫血和易于感染疾病,严重者可有体格发育迟缓、营养不良性水肿、智力发育障碍等。但饮食中蛋白质过多,易致便秘及食欲减退,大量蛋白质代谢产物还会使肾脏的负担加重。因此,在安排膳食时,动物性蛋白质和豆类蛋白质的总量以占所需蛋白质总量的 50% 左右为宜。

三 婴幼儿脂类的需求

脂类是人体细胞组织的组成成分,供给机体所需的能量,提供机体所需的必需脂肪酸。脂类是脂肪和类脂的总称,其共同特点是难溶于水,易溶于有机溶剂。

(一) 脂类的生理功能

1. 供给热能,储存热能,维持体温恒定

脂肪是食物中产热能力最强的营养素,机体消耗热能的近 1/3 来源于脂肪。同时,脂类可以维持体温和储存热能,减少体热散失,是人体的"能源库"。如果膳食中热能摄入超过机体需要,多余的热能就会转变成脂肪在体内储存起来,如果膳食中热能摄入不足,储存的脂肪就会被分解产热。此外,脂肪不易传热,能防止散热,帮助人体维持体温的恒定,抵御寒冷。

拓展阅读

脂肪是重要的产热营养素,1 g 脂肪在体内完全氧化时可释放出 38 kJ(9.3 kcal)的能量,比 1 g 糖原或蛋白质所释放的能量多两倍以上。平常应合理饮食,防止过分节食,适当摄取含脂肪的食物,以保持体内的脂肪含量正常。

2. 构成机体组织

脂肪是人体细胞的主要成分,占人体体重的 10%～20%,也是构成脑神经的主要成分。脂肪中的磷脂、固醇是产生新组织和修补旧组织、调节新陈代谢、分解激素所不可缺少的物质。

3. 提供人体必需脂肪酸

必需脂肪酸不能靠人体自身合成,必须从食物中摄取获得,包括亚油酸和亚麻酸,它们是维持机体生长发育和皮肤正常代谢所必需的多不饱和脂肪酸。

4. 促进脂溶性维生素吸收

脂肪可以促进脂溶性维生素 A、D、E、K 的吸收。膳食中缺乏脂肪或脂肪消化吸收障碍时,会引起脂溶性维生素缺乏病。

5. 保护和支持机体组织

脂类也保护人体的脏器,如心脏、肝脏、肾脏、腹腔的脏器周围都有脂肪保护,起到固定和润滑脏器的作用;皮下和关节等处的脂肪,在机体受到外界碰撞时能起到缓冲作用,进而保护相应组织和器官。

6. 参与调节生理功能

脂肪为机体提供各种激素合成的原料,例如,维生素 D 是皮肤在阳光中紫外线的照射下,利用脂类作为原料合成的。脂肪还可以合成各种激素,固醇是体内合成固醇类激素(如肾上腺糖皮质激素、性激素等)的重要物质,这些活性物质对调节生理功能具有重要作用。

7. 增加饱腹感,改善食欲

脂肪有延迟胃的排空,增进饱腹感和改善食物滋味,促进食欲的作用。

(二)脂类的组成

脂类包括脂肪和类脂两部分。其中所指的脂肪是指狭义的脂肪,即中性脂肪。

1. 中性脂肪

中性脂肪由一分子甘油和三分子脂肪酸组成。脂肪酸从结构上可分为饱和脂肪酸和不饱和脂肪酸。不饱和脂肪酸又分为单不饱和脂肪酸和多不饱和脂肪酸。在不饱和脂肪酸中,有几种在人体内不能合成,必须从食物中摄取,故称其为"必需脂肪酸",如亚油酸和 α-亚麻酸是人体必需脂肪酸。

2. 类脂质

类脂质主要是指在结构或性质上与油脂相似的天然化合物,包括磷脂、胆固醇等,是构成细胞的基本成分。磷脂被誉为神奇的"血管清道夫",它可以清除血管里已有的"垃圾",保持血管健康。

(三)脂类的营养价值及食物来源

脂类的营养价值取决于脂肪酸的性质。含必需脂肪酸越多,越接近机体的需要,营养价值就越高。

其中,不饱和脂肪酸,特别是多不饱和脂肪酸,有利于动脉的健康,是防止动脉硬化的重要营养素。另外,多不饱和脂肪酸在体内可以演变成 DHA(二十二碳六烯酸),俗称"脑黄金",对视网膜以及大脑神经细胞的发育有促进作用。所以,含不饱和脂肪酸多的油脂,营养价值高。

膳食中的脂类来源主要是各种植物油和动物脂肪。一般情况下,植物油含不饱和脂肪酸较多,其中必需脂肪酸含量较高,如花生油、豆油、菜籽油、芝麻油等。动物脂肪含饱和脂肪酸较多,其中必需脂肪酸含量低,如猪油、肥肉、牛油、羊油、奶油等,但动物脂肪中也有含不饱和脂肪酸较多的情况,如鱼脂、鱼肝油等(如表 4-3 所示)。

表 4-3 常见食物中必需脂肪酸含量(占脂肪酸总量的百分比)

食物名称	亚油酸	亚麻酸	食物名称	亚油酸	亚麻酸
豆油	52.2	10.6	鸡肉	24.2	2.2
芝麻油	43.7	2.9	鸡蛋黄	11.6	0.6
花生油	37.6	—	猪肝	15.0	0.6
菜籽油	14.2	7.3	瘦猪肉	13.6	0.2
鸡油	24.7	1.3	羊肉	9.2	1.5
猪油	8.3	0.2	牛肉	5.8	0.7
牛油	3.9	1.3	牛奶	4.4	1.4
羊油	2.0	0.8	鲤鱼	16.4	2.0
奶油	3.6	1.3	鲫鱼	6.9	4.7

(四)脂类的推荐摄入量

在婴幼儿膳食中,脂肪提供的热能应占总热能的 35% 左右。根据《中国居民膳食营养素参考摄入量(2013 年版)》,婴幼儿每日膳食中脂肪、脂肪酸的推荐摄入量如表 4-4 所示。

表 4-4   婴幼儿每日膳食中脂肪、脂肪酸的推荐摄入量

能量百分比(%E)

年龄(岁)	脂肪	饱和脂肪酸	n-6 多不饱和脂肪酸		n-3 多不饱和脂肪酸	
	AMDR	U-AMDR	AI	AMDR	AI	AMDR
0~	48	—	7.3	—	0.87	—
0.5~	40	—	6.0	—	0.66	—
1~	35	—	4.0	—	0.60	—
4~	20~30	<8	4.0	—	0.60	—

正常情况下,一般脂类都是容易消化和吸收的。婴儿膳食中的乳脂,吸收最为迅速。食草动物的体脂,含硬脂酸多,较难消化。植物油的消化率相当高。

一般认为,必需脂肪酸的供应量应占每日总热能供应量的 2%,婴幼儿对必需脂肪酸的需求较成人更为迫切,对缺乏也更加敏感。脂肪供给过少,可使婴幼儿体重下降,皮肤干燥,易发生脂溶性维生素缺乏症。脂肪供给过多,热能的摄入超过消耗,可导致肥胖。

🚲 拓展阅读

类脂质肺炎

类脂质肺炎是一种在给婴儿喂服鱼肝油或其他油类时,油脂吸入肺内所致的吸入性肺炎。因为婴儿的吞咽功能尚未健全,咳嗽反射也不敏感,如果喂法不当或强行喂服,油类便会呛入气管进入肺部而发病。此外,也有个别婴儿在便秘时因喂服麻油或石蜡误入气管而发生类脂质肺炎。

因此,父母、医护人员等给孩子喂服油脂类药品或食品时,应千万小心谨慎。1 岁以内的婴儿、早产儿和腭畸形的婴儿,不宜服用油脂类药品,更不可把鱼肝油当作滋补药品长期服用,以免得不偿失损害健康。

(四) 婴幼儿糖类的需求

糖类由碳、氢、氧三元素构成,因所含氢、氧的比例与水相同,故又叫碳水化合物。糖类是婴幼儿生长发育所需的能量物质,是人体所消耗热量的主要来源。人们每日膳食中对糖类的摄入量远远超过了蛋白质和脂肪,糖在体内可以转化为脂肪,也可以转化为部分氨基酸,但不能转化为必需氨基酸和必需脂肪酸。

（一）糖类的生理功能

1. 供给能量

糖类是人体进行生命活动的最重要的能源物质，为一切器官、神经、肌肉等的发育及活动提供强大动力。我国居民膳食中总热量的 $60\%\sim70\%$ 都是由糖类供给的。

虽然大多数机体细胞可以利用脂肪和蛋白质代替糖类作为能源，但神经组织却完全依靠葡萄糖作为能源物质。若血液中葡萄糖水平过低（低血糖），就会影响大脑的热量供应，产生精力不集中、头晕，甚至昏迷。

2. 构成机体组织

糖类是构成机体组织的重要成分，并参与许多生命过程，所有神经组织，细胞和体液中都含有糖类。糖类是糖蛋白、黏蛋白和糖脂不可缺少的部分，而糖蛋白是细胞膜的成分之一；黏蛋白是结缔组织的主要成分；糖脂存在于神经细胞之中；核糖和脱氧核糖参与核酸的形成。

3. 帮助脂肪氧化和节省蛋白质

体内的脂肪代谢需要有足够的糖类来促进氧化。糖量不足时脂肪氧化不完全，会产生酮体堆积，从而发生酸中毒，所以糖类具有辅助脂肪氧化抵抗生酮的作用。此外，当机体供糖不足时，会动用蛋白质和脂肪代谢产生能量来弥补。如果膳食中提供了足够数量的糖类，就可以节省机体内蛋白质的消耗。而且摄入蛋白质的同时摄入糖类，有利于蛋白质的合成，营养学上称此为糖类对蛋白质的节约作用。

4. 护肝和解毒

糖类还和肝的解毒作用有关，当摄入足量的糖类时，肝糖原储存充足，有利于肝素的合成，从而增强了肝功能及合成肝素的能力。

（二）糖类的组成及食物来源

糖的种类很多，按分子结构可分为单糖、双糖和多糖三类。单糖是糖类的基本构成单位，双糖和多糖分别是由两个单糖和几百个单糖分子连接而成。糖类是自然界中较丰富的有机物质，如日常食用最多的淀粉类食品（大米、面粉、玉米、甘薯、马铃薯等）、食糖（蔗糖、葡萄糖、蜂蜜等）和膳食纤维（纤维素，半纤维素，果胶，藻胶等）。

1. 单糖

单糖分子结构最简单，并且是不能水解的最基本的糖分子。单糖为结晶物质，易溶于水，有甜味，不经消化就可为人体直接吸收利用。在营养上有重要作用的单糖是葡萄糖、果糖和半乳糖三种。

（1）葡萄糖

葡萄糖广泛分布在动植物中,尤其是植物性食物中葡萄糖含量最丰富。人体葡萄糖主要由淀粉水解而来,也可以来自蔗糖、乳糖水解。葡萄糖是大脑能量的唯一来源,婴幼儿大脑细胞的增殖和神经系统的发育都需要大量葡萄糖。

（2）果糖

果糖多存在于蜂蜜和水果之中,甜度高,代谢不受胰岛素控制。果糖转化的主要场所是肝脏,可分别转化成糖原、葡萄糖和脂肪。

（3）半乳糖

半乳糖主要来自奶类所含的乳糖,是在小肠内吸收最快的单糖。人体肝脏将半乳糖转化成葡萄糖的能力很强,摄入血中的半乳糖在半小时内即有50%被转化。婴儿出生后脑迅速生长,因此半乳糖转化速度更快。

2. 双糖

双糖也称二糖,是由两分子单糖构成,属于低聚糖。双糖味甜,易溶于水,不能直接被人体所吸收,在消化道中必须经过酶的水解作用生成单糖以后,才能被吸收利用,与生活关系密切的双糖有蔗糖、麦芽糖和乳糖。

（1）蔗糖

蔗糖是食糖的主要成分,蔗糖有甜味,无气味,易溶于水和甘油,微溶于醇,几乎普遍存在于植物的叶、花、茎、种子及果实中,在甘蔗、甜菜及槭树汁中含量尤为丰富。食糖中的白砂糖、赤砂糖、绵白糖、冰糖、粗糖(黄糖)等的主要成分均是蔗糖。食糖宜少量食用,因为食糖除了可提供热能以外,不含其他营养成分,过量食用则会导致龋齿、高血糖、肥胖,严重则会出现代谢综合征。

（2）麦芽糖

麦芽糖主要来自淀粉水解,饴糖、糖稀中含量较多,可促进钙、镁、锌等矿物质的吸收,还能补脾柔肝。但要注意的是,婴幼儿脏腑充而不盛,还没有发育完全,又因"肝常有余,脾常不足",所以他们常常因肝脾不和而生病,麦芽糖本身含较多糖分,婴幼儿消化能力差,因此不建议过多食用,且食用后一定要记得刷牙,以清洁口腔。

（3）乳糖

乳糖主要存在于哺乳动物的乳汁中,是婴儿主要的糖类物质食物来源,能促进钙的吸收。母乳中乳糖含量较多,婴儿若以牛奶为主食,需要另外增加乳糖摄入。当食物中乳糖含量大于15%时,成人容易腹泻。

3. 多糖

多糖是由若干个单糖分子缩合而成的高分子物质,构成多糖的单糖分子数量不一,可以是几百、几千,这是一类复杂的糖。多糖无甜味,但经胃消化酶的作用即可分解为单糖。多糖中的淀粉、糖原、纤维素具有重要的营养价值。

（1）淀粉

淀粉是一种重要的多糖，是膳食中最基本和最丰富的糖类。谷类、豆类、坚果类及马铃薯，山药等块根，块茎类的植物性食物中含量都很丰富。比如，粮食谷物（面粉、荞麦、大米、玉米等）中含有 70%～80% 的淀粉，杂豆（红豆、绿豆、芸豆、鹰嘴豆等）中含有 50%～60% 的淀粉，薯类（马铃薯、甘薯、芋头、山药等）中含有 16%～24% 的淀粉，芡粉（生粉、玉米淀粉、藕粉、西米等）中含有 85%～90%。其中，杂豆、薯类因膳食纤维和蛋白质含量高，饱腹感更强。

（2）糖原

糖原是动物体储存糖的主要形式，它在维持能量平衡方面起着十分重要的作用。当饮食中糖或脂肪摄入过多时，一部分就变成糖原储存在肝脏和肌肉中，而当细胞内缺糖时，糖原就转变成葡萄糖供机体利用。人体必须每日按餐摄入所需的糖类食品，否则就会动用体内储备的脂肪和蛋白质来满足机体的热量需求。

（3）纤维素

纤维素是一类复杂的多糖，是构成植物细胞壁的主要成分，它存在于谷类、豆类和种子的外皮以及蔬菜、海藻与水果之中，植物纤维统称为膳食纤维或食物纤维。膳食纤维可以促进肠道蠕动，有利于消化、吸收与排便，但不能被人体所利用，因为人体中不具有分解纤维素的酶，因而被称为"肠道清道夫""物理扫帚"。膳食纤维还具有降低血浆胆固醇的作用，能改善血糖生成反应，改善大肠功能。但过多的膳食纤维可降低营养素的利用率，还可成为消化作用的物理屏障，影响某些矿物质元素的吸收。

（三）糖类的推荐摄入量

婴幼儿每日每千克体重约需糖类 12 克，婴幼儿饮食所供糖类的热量约占总热量的 50%。婴儿以奶类为主食，母乳中含糖量较多，牛奶含糖量少，需另加糖。婴儿在出生后头几个月能消化乳糖、蔗糖、葡萄糖，随着消化酶逐渐完善，进而能消化淀粉类食物。

糖类能保持肝脏正常的解毒功能，同时还具有抗吞噬作用，能帮助脂肪氧化，使婴幼儿机体免于酸中毒。如果糖类供给不足，则导致婴幼儿血糖偏低，同时也会影响其他营养素的消化、吸收和利用，导致体内蛋白质消耗增加，引发蛋白质缺乏症，造成身体消瘦、没有力气、发育不良等严重后果。

婴幼儿天生喜欢甜味，因此对糖水比较容易接受，但喂服糖水应该控制在 4 个月之前，过了 4 个月就要减少糖水的供应。这是因为糖水有助于婴儿补充碳水化合物，婴儿小的时候体内刚好缺碳水化合物，因此前 4 个月可以适当多喂糖水，然而，当婴儿 4 个月之后，随着各器官的发育，婴儿对碳水化合物需求比例下降，如果再喂养糖水，会引起婴儿发胖。

0～6 个月的婴儿适合的糖类有乳糖、蔗糖，每日 2～3 克。

6～12 个月的婴儿适合的糖类有蔗糖、葡萄糖,每日 3～5 克。

1～3 岁的婴幼儿适合的糖类有蔗糖、葡萄糖、果糖,每日 10 克左右。

五 婴幼儿维生素的需求

（一）维生素的生理功能

维生素是维持人体正常生理功能所必需的一类营养素,在个体的生长、发育过程中起着重要的作用。维生素不能在人体内合成,需从食物中摄取。人体对维生素的需求量很小,日需要量常以毫克或微克计算,但一旦缺乏就会引发相应的维生素缺乏症,对人体健康造成损害。

根据维生素的溶解性质,可分为脂溶性与水溶性两大类。脂溶性维生素和水溶性维生素的异同点如表 4-5 所示。

表 4-5　脂溶性维生素和水溶性维生素的异同点

维生素	脂溶性维生素	水溶性维生素
类别	A、D、E、K	B 族、C
溶解性	溶于脂肪	溶于水
化学性质	比较稳定,但易氧化	比较活泼,在碱性环境或加热时会破坏
吸收与排泄	随脂肪吸收,少量从胆汁排泄	从肠道经血液吸收,过量时随尿液、汗液等排泄
储存性	可储存在肝脏等处	一般在体内很少储存
缺乏症	出现的时间比较缓慢	出现的时间比较快速
过多症	一次性摄入大量或长期摄入较多量时引起过多症	几乎不会出现,除非在极大量摄入的情况下
食物来源	动物性食物,如肝脏、肾脏、瘦肉等	植物性食物,如蔬菜、水果、谷类等

（二）婴幼儿较易缺乏的维生素

由于婴幼儿生长发育较快,维生素需求相较成人更多,如果供给不足,容易发生维生素缺乏病。婴幼儿较易缺乏的维生素有 A、D、B1、B2、C 等。

1. 维生素 A

（1）生理功能

① 维持视觉。维生素 A 可促进视觉细胞内感光色素的形成。在人的视网膜上有一种视觉细胞叫视杆细胞,它接受弱光刺激,其中的感光物质叫"视紫红质",维生素 A 是视紫红质的重要组成成分。

②　维持上皮结构的完整与健全。维生素 A 是上皮细胞生长、结构完整所必需的营养素。它可以保持皮肤湿润,防止皮肤黏膜干燥角质化,使皮肤不易受细菌伤害,有助于对粉刺、脓包、疖疮、皮肤表面溃疡等症的治疗,保持组织或器官表层的健康。缺乏维生素 A 会使上皮细胞的功能减退,导致皮肤弹性下降,干燥粗糙,失去光泽。

③　促进生长发育,提高免疫力。维生素 A 能促进正常的生长发育,提高机体免疫力。维生素 A 可促进糖蛋白的合成,进而促进生长、发育,强壮骨骼,维护头发、牙齿和牙床的健康。还有助于维持免疫系统功能正常,加强身体对传染病特别是呼吸道感染及寄生虫感染的抵抗力。

（2）食物来源

①　动物性食品中的维生素 A。动物肝脏、海鲜、鱼肝油,以及猪肉、鸡肉、鱼肉等肉类,牛奶、羊奶等乳制品类,鸡蛋、鸭蛋等禽蛋类,都是富含维生素 A 的食物,是补充维生素 A 的重要来源。

②　植物性食物中的胡萝卜素。植物中其实并没有维生素 A,但是有被称为维生素 A 原的胡萝卜素,可以在体内转化为维生素 A。一般橙黄色、深绿色的蔬菜如菠菜、豌豆苗、青椒、胡萝卜、南瓜、红心甜薯等含胡萝卜素丰富;开心果、杏仁、核桃等坚果,玉米、绿豆等粗粮,梨、苹果、芒果、杏、柑橘、香蕉、荔枝等水果也富含胡萝卜素。

（3）供给量

维生素 A 被人体吸收后,主要贮存在肝脏之中,婴幼儿对维生素 A 的贮存能力差,但因生长发育的需要,婴幼儿对维生素的需求量又相对较高。因此,必须注意在膳食中为婴幼儿补充维生素 A。中国营养学会推荐婴幼儿每日膳食中维生素的摄入量是:0～1 岁每日 400 μg,1～4 岁每日 500 μg。

（4）维生素 A 缺乏症及维生素 A 中毒

维生素 A 缺乏症的发生常因喂养不合理,如长期以脱脂乳、乳儿糕、稀粥为婴幼儿主食。此外,长期腹泻也可致维生素 A 缺乏。

缺乏维生素 A 会引起夜盲症,即白天视力很好,但到了傍晚或光线暗的地方就看不清,夜盲或暗光中视物不清最早出现,但往往不被重视,婴幼儿也常常不会叙述,导致病情进一步恶化,出现干眼症的变化,甚至出现严重的角膜病变,可使角膜软化、穿孔,甚至失明。此外,患儿还会出现皮肤干燥、粗糙,毛发干脆、易于脱落,并反复发生呼吸道、消化道感染等症状。

维生素 A 摄入过多可致中毒。维生素 A 中毒常因家长给儿童服用过多浓缩鱼肝油或维生素 A 制剂所致。严重时会导致急性中毒,表现为食欲减退、烦躁、呕吐、前囟隆起(婴儿前囟未闭时)。慢性中毒则表现为骨头疼、毛发脱落、体重不增等。因此,服用鱼肝油或维生素 A 制剂时要严格掌握剂量,不是越多越好。

2. 维生素 D

（1）生理功能

维生素 D 具有抗佝偻病的作用，能促进钙、磷的吸收，对骨骼的形成极为重要，故又称为抗佝偻病维生素。

（2）食物来源

经阳光中紫外线的照射，皮肤中可合成维生素 D，这是人体获取维生素 D 的主要来源。此外，动物性食物如肝、蛋、乳类中含有少量的维生素 D，而植物性食物中几乎不含维生素 D。

（3）供给量

由于维生素 D 摄取既可由膳食提供，又可经阳光照射皮肤合成，因此，很难准确估计维生素 D 的摄入量。中国营养学会推荐婴幼儿每日膳食中维生素 D 的供给量是 $10 \mu g$。

（4）维生素 D 缺乏症及维生素 D 中毒

维生素 D 缺乏可导致佝偻病，出现钙、磷代谢失常和骨骼发育障碍，严重时产生骨骼畸形，常见于 3 岁以下婴幼儿。患儿早期出现睡眠不安、夜间易惊醒哭吵、多汗、枕部环秃，后期出现骨骼改变（串珠肋、鸡胸、下至弯曲等）、动作发育迟缓、发生惊厥等症状。

一般情况下，正常膳食不会引起维生素 D 中毒，引起维生素 D 中毒的原因多为家长使用不当，如误认为维生素 D 是补药，多多益善，长期过量给婴幼儿服用。婴幼儿维生素 D 摄入量每日超过 $20 \mu g$ 将会中毒。维生素 D 中毒的表现最早为精神方面的改变，烦躁、睡眠不安，同时食欲减退，继而出现恶心、呕吐、烦渴、多汗等。严重时可损害心、肾功能。

3. 维生素 K

维生素 K，又叫凝血维生素，包括 K1、K2、K3、K4 等几种形式，其中 K1、K2 是天然存在的，属于脂溶性维生素；而 K3、K4 是通过人工合成的，是水溶性的维生素。四种维生素 K 的化学性质都较稳定，能耐酸、耐热，正常烹调中只有很少损失，但对光敏感，也易被碱和紫外线分解。

（1）生理功能

① 促进凝血。维生素 K 具有防止新生婴儿出血疾病、预防内出血、促进血液正常凝固等生理作用。

② 参与骨骼代谢。维生素 K 可以改善中老年骨质疏松症患者的状态，从而达到抗骨质疏松的作用。

（2）食物来源

维生素 K 的来源有两方面：一方面从肠道细菌合成，有些抗生素抑制消化道的细菌生长,会影响维生素 K 的摄入。另一方面从食物中来,绿叶蔬菜中的维生素 K 含量高,其次是奶及肉类,水果及谷类含量低。

由于中国食物成分表尚未将维生素 K 列入,仅以美国食物成分表中常见食物中的叶绿醌(含量维生素 K1)的数据提供参考(如表 4-6 所示)。

表 4-6 美国常见食物中叶绿醌含量(mg/100g)

食物名称	叶绿醌含量	食物名称	叶绿醌含量	食物名称	叶绿醌含量
菠菜	380	豆油	193	干扁豆	22
生菜	315	棉籽油	60	肝	5
圆白菜	145	橄榄油	55	蛋	2
黄瓜	20	芦笋	60	植物黄油	42
西兰花	20	豆角	33	奶油	7
干黄豆	47	豌豆	24	玉米油	3

(3)供给量

维生素 K 是一种对骨健康重要的维生素,它可以使钙沉积在骨骼中,将钙锁在"骨基质"中,促进骨代谢生长,增加骨密度。中国营养学会推荐婴儿 0～1 岁维生素 K 的适宜摄入量为 10～20 $\mu g/d$,1～3 岁维生素 K 的适宜摄入量为 11～60 $\mu g/d$。

(4)维生素 K 缺乏症及维生素 K 中毒

维生素 K 缺乏症又称获得性凝血酶原减低症,是指由于维生素 K 缺乏导致维生素 K 依赖凝血因子活性低下,并能被维生素 K 所纠正的出血。该病的主要表现为出血。新生儿出血症多见于出生后 2～3 天,常表现为脐带出血、消化道出血等。本病出血一般较轻,罕有肌肉、关节及其他深部组织出血的发生。

婴幼儿补充维生素 K 需谨慎,遵医嘱。由于新生儿、早产儿酶系统不成熟而排泄受限,较大剂量可致溶血性贫血、高胆红素血症及黄疸。早产儿及低体重小儿应慎用维生素 K。

4. 维生素 B1

(1)生理功能

维生素 B1 又称硫胺素,是最早被人们提纯的水溶性维生素,是构成辅酶的主要成分,该酶对调节体内糖分代谢乃至热能代谢,维持神经系统的正常功能有重要作用。此外,对婴幼儿的生长发育,对增进食欲也都有重要作用。

(2)食物来源

维生素 B1 主要存在于种子的外皮和胚芽中,如米糠和麸皮中维生素 B1 含量很丰富,在酵母菌中含量也极丰富。因此相较于精粮,糙米和带麸皮的面粉更能补充维生素 B1,动物的内脏(如肝、肾),瘦肉和蛋黄中以及某些蔬菜(如芹菜和紫菜等)均有不同含量的维生素 B1。

（3）供给量

中国营养学会推荐婴幼儿每日膳食中维生素 B1 的供给量是：6 个月前 0.2 mg，6 个月～1 岁 0.3 mg，1～4 岁 0.6 mg。

（4）维生素 B1 缺乏症

维生素 B1 缺乏时，体内糖代谢不能正常进行。而人的神经系统主要靠糖代谢维持正常功能，心脏的活动主要靠磷酸葡萄糖以及糖原供给热能，故维生素 B1 缺乏时可导致多发性神经炎、心脏扩大及浮肿等，俗称"脚气病"。

维生素 B1 缺乏的主要原因是长期食用精米细粮、烹饪方法不当或机体处于特殊生理状态。米类经过淘洗，维生素 B1 的损失率可达到 40%～60%；此外，维生素 B1 在碱性环境中热稳定性极差，如果在制作稀饭时加碱，大部分维生素 B1 会被破坏。

若乳母饮食中缺乏维生素 B1，乳儿可患维生素 B1 缺乏症，主要表现为烦躁不安或嗜睡，眼睑下垂（抬不起眼皮），哭声嘶哑或失声，吮奶无力。病情重者，因颈肌无力致头后仰；四肢无力，手不能抓握，不能站立。严重者可昏迷、抽风以致死亡。

5. 维生素 B2

（1）生理功能

维生素 B2 又叫核黄素，是 B 族维生素的一种。维生素 B2 参与人体内蛋白质、糖和脂肪的代谢。缺乏时主要表现为口角炎及舌炎——口角湿润、发白、糜烂，渐生裂缝；唇部纵裂增多，在张大嘴或哭时，裂缝可出血；舌面光滑，呈鲜艳的红色。

（2）食物来源

维生素 B2 是水溶性维生素，容易消化和吸收，它不会蓄积在体内，所以时常要以食物或营养补品来补充。维生素 B2 广泛存在于各类食品中，但通常动物性食品中的含量高于植物性食物，如各种动物的肝脏、肾脏、心脏、蛋黄、鳝鱼以及奶类等。一些绿叶蔬菜如菠菜、莜麦菜等和豆类中维生素 B2 含量也很高。因此，为了充分满足机体的要求，除了尽可能利用动物肝脏、蛋、奶等动物性食品外，应该多吃新鲜绿叶蔬菜、各种豆类和粗米粗面，并尽量减少维生素 B2 在食物烹调、储藏过程中的损失。

（3）供给量

中国营养学会推荐婴幼儿每日膳食中维生素 B2 的供给量是：6 个月前 0.4 mg，6 个月～1 岁 0.5 mg，1～4 岁 0.6 mg。

（4）维生素 B2 缺乏症

通常轻度缺乏维生素 B2 不会出现明显症状，但是严重缺乏维生素 B2 会导致口腔、唇、皮肤、生殖器的炎症和机能障碍，这种病症被称为核黄素缺乏病。若婴幼儿长期缺乏维生素 B2，则会导致生长迟缓，甚至轻中度缺铁性贫血，严重缺乏时常伴有其他 B 族维生素缺乏症状。

由于核黄素溶解度相对较低，肠道吸收有限，故一般来说，核黄素不会引起过量中毒。

6. 维生素 C

（1）生理功能

维生素 C 是一种有机化合物，溶于水，又名抗坏血酸。其生理功能繁多：

① 促进胶原合成。维生素 C 有促进胶原合成的作用，有益于伤口愈合、止血。

② 参与胆固醇代谢。维生素 C 参与胆固醇的代谢，降低血液中胆固醇的含量，对防治心血管疾病有一定作用。

③ 使铁还原。维生素 C 有利于铁的吸收，可用于缺铁性贫血的辅助治疗。对防治巨幼细胞性贫血也有辅助作用。

④ 增强免疫力。维生素 C 能增强人体免疫力，具有一定的防癌、抗癌作用。

（2）食物来源

维生素 C 主要来源于新鲜的蔬菜和水果。深色蔬菜，如韭菜、菠菜、青椒等，以及柑橘、山楂、鲜枣、柚子等水果，含维生素 C 较多。某些野果如酸枣、猕猴桃、刺梨等含维生素 C 丰富。维生素 C 在动物性食物中含量少。

值得注意的是，在食用时，应减少烹调中维生素 C 的损失，因为维生素 C 为水溶性，不耐热，所以现切现洗、急火快炒可以减少维生素 C 的损失。

（3）供给量

人工喂养儿宜早添加富含维生素 C 的橘汁、番茄汁、蔬菜汁等。中国营养学会推荐婴幼儿每日膳食中维生素 C 的供给量是：6 个月前 40 mg，6 个月～1 岁 50 mg，1～4 岁 60 mg。

（4）维生素 C 缺乏症

维生素 C 缺乏症又称坏血病，是一种以多处出血为特征的疾病，除可引起皮下出血（出现瘀斑）、牙龈出血等多处出血外，还可引起骨膜下出血，以致肢体在出血局部疼痛、肿胀。日常生活中，婴幼儿多吃新鲜蔬菜和水果，可获得足量的维生素 C。

六　婴幼儿矿物质和微量元素的需求

人体所含的各种元素有 25 种，其中碳、氢、氧、氮 4 种元素主要以有机化合物的形式存在，其余元素无论含量多少，统称为矿物质，又称为无机盐。其中钙、镁、钾、钠、磷、硫、氯 7 种元素含量较多，称为宏量元素；其他元素如铁、铜、碘、锌、锰、钼、钴、铬、锡、钒、硅、镍、氟、硒共 14 种，存在数量极少，被称为微量元素。婴幼儿必需而又容易缺乏的矿物质主要有钙、铁、锌。此外，内陆地区甚至部分沿海地区碘缺乏病也较为常见。

（一）矿物质的生理功能

1. 机体的重要组成成分

矿物质是构成机体组织的重要材料。如钙、磷、镁是骨骼和牙齿的重要成分；磷、硫是构成蛋白质的成分；细胞中含钾，体液中含钠等。

2. 调节生理功能

矿物质可以维持细胞的渗透压与机体的酸碱平衡，和碳酸盐、磷酸盐以及蛋白质组成一定的缓冲体系。此外，矿物质还具有机体的某些特殊生理功能，如血红蛋白和细胞色素中的铁参与氧的运送和组织呼吸、生物氧化。

3. 保持神经、肌肉的兴奋性

钾、钠、钙、镁是维持神经肌肉兴奋性和细胞膜通透性的必要条件。其中，钾和钠可提高神经肌肉的兴奋性，而钙和镁则可降低其兴奋性。

（二）婴幼儿所必需的矿物质和微量元素

1. 钙

（1）生理功能

① 构成机体组织。骨骼和牙齿中含有大量的钙，所以钙是构成骨骼和牙齿的重要组成成分，它能使牙齿和骨骼保持一定的硬度。人体中 99% 的钙存在于骨骼、牙齿之中，当钙离子减少，可引起骨质疏松、牙齿松动等症状。

② 调节生理功能。钙在体内有着调节神经兴奋性、促使血液凝固等重要作用。比如血浆中钙离子若明显下降，则神经、肌肉兴奋性增强，可引起手足抽搐症。钙离子是凝血因子之一，当出现出血反应时，可以参与凝血，若机体内钙离子含量减少，可能会引起凝血功能异常。

（2）食物来源

钙的食物来源比较丰富，其中，牛奶为最佳，牛奶不仅含钙量高，而且牛奶中的钙极易被人体吸收利用。海产品如虾皮、小鱼干、紫菜、海带等均是富含钙的食物。豆类及豆制品如黄豆、黑豆、豆腐等也是膳食中钙的主要来源。蔬菜如小白菜、油菜、芹菜等含钙量也较高。芝麻酱含钙丰富。

（3）供给量

新生儿体内钙的含量约占其体重的 0.8%，到成人时约占体重的 1.5%，从新生儿到成人需存留大量的钙，主要在骨骼中。0～6 个月月龄的婴儿以母乳摄入量 750 g/d，母乳钙平均 242 mg/L 计，钙摄入量为 182 mg/d，由于人乳中钙吸收率高，未发现 0～6 月龄纯母乳喂养儿明显的缺钙。

成人骨骼中的钙更新一次需 10～12 年，而婴幼儿每 1～2 年更新一次。因此，婴幼儿钙的需求量比成人要大得多。根据中国居民膳食营养素参考摄入量,婴幼儿膳食钙的参考摄入量是:0～6个月月龄为300 mg/d,6个月～1岁为400 mg/d,1～4岁为600 mg/d。

（4）影响钙吸收利用的因素

钙在肠道中吸收不完全,膳食中的钙只有20％～30％能被吸收,钙吸收后与磷结合沉积于骨骼。维生素D、乳糖、氨基酸有利于钙吸收利用;而谷类及豆类的外皮中的植酸,一些蔬菜如菠菜、苋菜、冬笋、茭白等含的草酸不利于钙的吸收利用。在选择供钙食物时,不能只考虑钙的含量,还应注意其草酸含量。

2. 铁

（1）生理功能

人体中60％～75％的铁存在于血红蛋白,3％存在于肌红蛋白,1％为含铁酶类,其余存在于肝、脾与骨髓中。铁是合成血红蛋白的重要原料,其主要生理活动是参与氧的转运、交换和组织呼吸过程。饮食中摄入的铁不足,可致缺铁性贫血。

（2）食物来源

含铁丰富且吸收率高的食物主要是动物性食品,如猪肝、猪血、瘦肉、鱼类等;植物性食品中含铁量高的有黑木耳、海带、芝麻酱等;黄豆、黑豆含铁也较高,但吸收率不太高。

特别要注意的是,乳类含铁量极少,每100毫升乳类含铁仅0.1～0.2 mg。因此以乳类为主食的婴儿要注意补充铁。

（3）供给量

铁是必需微量元素,也是人体中含量最多的微量元素,中国营养学会推荐婴幼儿每日需铁10 mg。

（4）影响铁吸收利用的因素

不同食物中铁的吸收率不同。动物性食物中的铁吸收利用率高,例如肉、鱼、禽类;植物性食物中的铁吸收率低,比如大豆、大米。茶中所含的鞣酸及咖啡含的多酚类物质亦可抑制铁的吸收,维生素C会促进铁的吸收。

3. 锌

（1）生理功能

锌是人体必需的微量元素之一。人体内锌的含量少,却广泛地调节着机体代谢,维持着许多生理功能,因此锌常被称为"生命之花""智力之源""儿童生长素"等。

锌与机体生长发育密切相关,是大脑中含量最多的微量元素。锌能提高机体的免疫功能,细胞分裂过程中,锌参与核酸和蛋白质的代谢,通过激活酶,维持T细胞的增殖和分化,促进抗体形成。锌与唾液蛋白结合成味觉素增进食欲。锌对维持头发、皮肤的健康也有重要作用。

总之,锌对于促进婴幼儿的生长发育、保持正常味觉、促进创伤愈合以及提高机体免疫功能均有重要作用。

(2) 食物来源

锌的食物来源主要是动物性食品,如肉、鱼、奶、蛋等,尤以瘦肉、鱼及牡蛎含锌量较高,蔬菜、水果含锌很少(如表4-7所示)。

表4-7   不同食物中锌的含量

食物名称	锌含量(mg/100g)	食物名称	锌含量(mg/100g)
牡蛎	9.39	猪肝	3.68
牛肉	7.61	羊肉	3.52
干酪	6.97	南瓜子仁	2.57
黑芝麻	6.13	花生仁	2.5
鸡蛋黄	3.79	虾皮	1.93

(3) 供给量

根据中国居民膳食锌参考摄入量,婴幼儿膳食锌的参考摄入量是:6个月内每日1.5 mg,6个月~1岁每日8.0 mg,1~4岁每日9.0 mg。注意锌可随汗液丢失,多汗季节尤应重视锌的补充。

(4) 缺锌的危害

缺锌会导致味觉障碍、偏食、厌食或异食;生长发育不良、皮肤干燥、皮疹、伤口愈合不良、反复口腔溃疡;免疫力减退、反复感染、腹泻等。还会导致性发育或功能障碍,精神萎靡,孕妇缺锌会导致妊娠反应严重,影响胎儿发育,产程延长等。

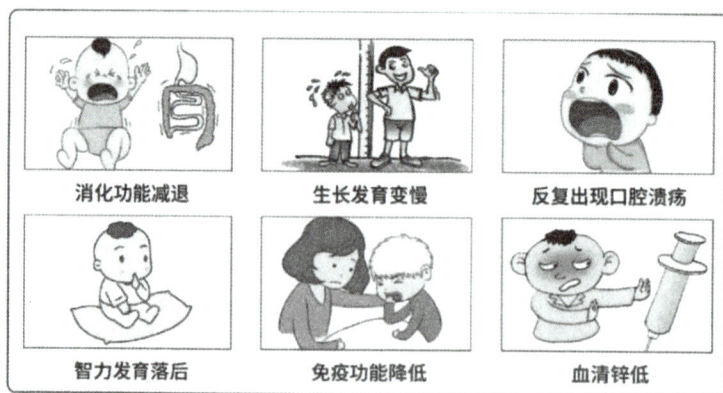

图4-1   婴幼儿缺锌的6个症状

4. 碘

(1) 生理功能

碘是人体必需微量元素之一,成人体内碘总量为20~50 mg,其中20%存在于甲状腺中,其余分布于血浆、肌肉、肾上腺、皮肤等处。碘是构成甲状腺素的原料,其生理功能是通过甲状腺素来实现的。甲状腺素在细胞正常代谢的调节上具有重要作用,对机体的正常生长发育有直接影响。

（2）食物来源

食物中以海产品含碘最丰富,如海带、紫菜、海鱼、虾、干贝、海参等。碘盐是在食盐中加入一定量的碘化钾,食用碘盐也是摄入碘的重要途径。碘不耐热,为保证碘不被破坏,烹调时应尽量在出锅时才加碘盐。

（3）供给量

根据中国居民膳食碘参考摄入量,婴幼儿碘的摄入量是 4 岁以前每日 50 μg。

（4）碘的缺乏和过量

碘缺乏或碘过量都对身体有害。缺碘会使甲状腺输出甲状腺激素受阻,从而引起基础代谢下降。孕妇缺碘,会使胎儿的生长发育受到严重影响,以致造成出生后的"克汀病",也称"呆小症"。碘缺乏症可防可治,重要的是早期发现。

但是随着加碘盐的普遍食用,越来越多的人出现碘过量的问题。较长时间的高碘摄入可导致高碘性甲状腺肿、碘性甲亢,因此,我们要结合自身碘摄入的实际情况,决定购买加碘盐还是不加碘盐。

七 婴幼儿水的需求

(一) 水的生理功能

1. 构成人体的最主要成分

水是构成细胞和体液的必要成分,占体重的 60％。以成年人体内水分的百分含量计算,最多的是脑脊髓,约占 99％;其次为淋巴腺,约占 94％;血液中的水分约占83％;肌肉中的水分约占 77％;骨骼虽然坚硬也含有 20％的水分。

2. 机体物质代谢必不可少的溶液媒介

水能够帮助食物消化和吸收,是机体物质代谢必不可少的溶液媒介。食物被分解后所产生的营养素溶解在水中,经由肠道的黏膜吸收后进入血液。

3. 人体内运输各种营养物质及废物的载体

人体细胞需要的营养物质和氧气,主要是通过水来运输的。人体代谢过程中产生的废气和废物,必须经由排汗、呼吸和排便排出体外,排泄方法虽有不同,但都需要水分帮助才能顺利进行。

4. 平衡体温和调节体温

水与体温的关系非常密切。天冷时血管收缩,皮肤的血液量减少,水分不容易排出,体温保持平衡。炎热时血管膨胀,皮肤的血液量增加,水借由血液到皮肤,再由汗腺排出皮肤表面,因为汗液蒸发,皮肤表面的热量减少,从而调节体温。

5. 润滑作用

水可以滋润皮肤,润滑关节等组织。皮肤缺水就容易引发起皱、干燥、粗糙、皲裂等许多皮肤问题甚至皮肤疾病,导致人体早衰。人体的关节如果没有润滑剂,骨与骨之间发生摩擦就会活动不灵活,水是关节润滑剂的来源。此外,泪液也可防止眼球干燥。

（二）婴幼儿水的供给量

婴幼儿时期体内的水分相对较成人多,其体内水的比例随年龄增长而减少,新生儿体内水分约占体重的80%,出生后1个月降为75%,幼儿为65%~70%。婴幼儿新陈代谢旺盛,体表面积相对较大,水分蒸发多,年龄越小,需要的水分越多。此外,水的需求量还与婴幼儿的活动量、气温和食物的种类有关。活动量越大、气温越高、食用蛋白质和无机盐越多时,水的需求量就越大。

各年龄阶段婴幼儿每日水的需求量:出生~1岁,每公斤体重每日需水约120~160 mL;2~3岁,每公斤体重每日需水约100~140 mL。腹泻、呕吐时排水量增多,对水的需求量也相对增多。此外,婴儿从出生至4个月,未加辅食,只要母乳量充裕,一般水分可自母乳中得到满足。在夏天,可在两次哺乳之间喂些水。

人体内水的供给来源有三个:一是饮入的液体量;二是食物中所含的水分;三是碳水化合物、脂肪和蛋白质在体内氧化时产生的水。体内水的排出有三个途径:一是通过肾脏排出;二是通过皮肤和肺排出;三是通过肠道排出。儿童每天水的周转比成人快,有利于排出体内的代谢物;但对缺水的耐受力较差,比成人容易发生水平衡失调。当水的摄入量不足时,则可发生脱水现象;反之,当摄入的液量过多,则又可能发生水肿。对于婴幼儿来说,最理想的饮用水是白开水,尽量不选用矿泉水、纯净水、果汁、饮料代替白开水。

第二节　婴幼儿喂养

一 0~3 岁婴幼儿喂养指南

(一) 0~6 个月婴儿喂养指南

🕐 尽早开奶
🤱 第一口吃母乳，纯母乳喂养
🍼 不需要补钙
💧 每日补充维生素 D 400IU
📢 回应式喂养
📊 定期测量体重和身长

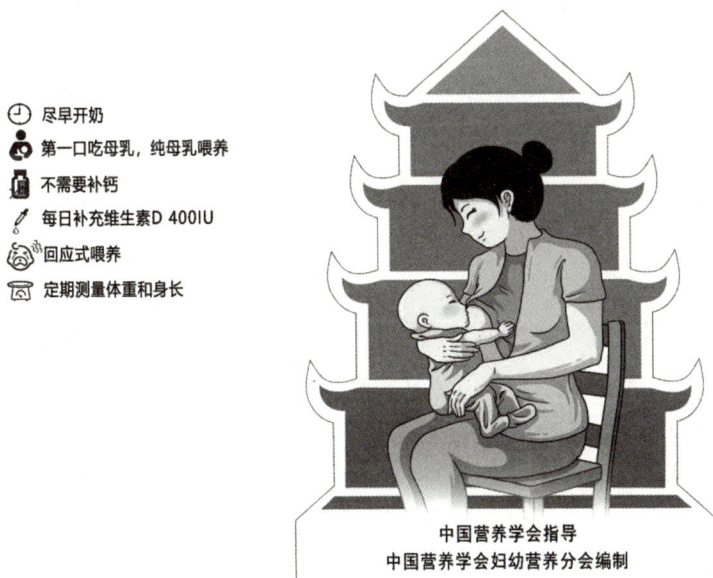

中国营养学会指导
中国营养学会妇幼营养分会编制

图 4-2　《0~6 月龄婴儿喂养指南》指导图

　　中国营养学会妇幼分会于 2022 年发布了最新版《中国婴幼儿喂养指南(2022)》。《0~6 月龄婴儿喂养指南》提出 6 条准则。

　　准则 1：母乳是婴儿最理想食物，坚持 6 月龄内纯母乳喂养。

　　母乳喂养是婴儿出生后最佳喂养方式。正常情况下，纯母乳喂养能满足 6 月龄内婴儿所需要的全部能量、营养素和水。婴儿从出生到满 6 月龄的阶段内都完全哺喂母乳，不要喂给母乳以外的食物，如婴儿配方奶粉。应坚持纯母乳喂养至婴儿满 6 月龄。坚持让婴儿直接吸吮母乳，只要母婴不分开，就不用奶瓶哺喂人工挤出的母乳。由于特殊情况需要在婴儿满 6 月龄前添加母乳之外其他食物的，应咨询医务人员后谨慎做出决定。

准则 2：生后 1 小时内开奶，重视尽早吸吮。

分娩后，母婴应即刻开始不间断地肌肤接触，母亲要观察新生儿觅食表现，帮助新生儿吸吮乳头，刺激母乳分泌。新生儿出生 10～30 分钟，即具备觅食和吸吮能力，出生后 30 分钟到 1 小时内的吸吮有助于建立早期母乳喂养。出生 1 小时后让新生儿开始吸吮，可刺激乳头和乳晕神经感受，向垂体传递其需要母乳的信号，刺激催乳素的分泌，这是确保母乳喂养成功的关键。

生后体重下降只要不超过出生体重的 7% 就应坚持纯母乳喂养；婴儿吸吮前不需过分擦拭或消毒乳房；可通过精神鼓励、专业指导、温馨环境、愉悦心情等辅助开奶。

准则 3：回应式喂养，建立良好的生活规律。

及时识别婴儿饥饿及饱腹信号，并快速做出喂养回应。哭闹是婴儿饥饿的最晚信号。按需喂养，不要强求喂奶次数和时间，婴儿生后 2～4 周就基本建立了自己的进食规律，家长应明确感知其进食规律；此外，婴儿异常哭闹时，应考虑非饥饿原因。

准则 4：适当补充维生素 D，母乳喂养无须补钙。

母乳中的维生素 D 含量低。纯母乳喂养的婴儿出生后数日就要开始每日补充 10 mg 维生素 D。纯母乳喂养能满足婴儿骨骼生长对钙的需要，并不需要额外补钙。婴儿中比较普遍的缺钙原因在于维生素 D 的缺乏，因此要注意补充。此外，出生后应注意补充维生素 K。

准则 5：任何动摇母乳喂养的想法和举动，都必须咨询医生或其他专业人员，并由他们帮助做出决定。

绝大多数母亲都能纯母乳喂养自己的孩子。任何婴儿配方奶和代乳品都不能替代母乳，只能作为纯母乳喂养失败后的选择，或母乳不足时对母乳的补充。母乳喂养遇到困难时，需要医生和专业人员的支持。母亲不要放弃纯母乳喂养，除非医生针对母婴任何一方原因明确提出不宜母乳喂养的建议。如果由于其他原因造成母婴暂时分离，不得不采用非母乳喂养，则必须选择适合 6 月龄内婴儿配方奶，而普通的液态奶、成人奶粉、蛋白粉、豆奶粉等都不宜用于喂养婴儿。

准则 6：定期监测婴儿体格指标，追求健康生长。

身长和体重是反映婴儿喂养和营养状况的直观指标。6 月龄内婴儿应每月测一次身长、体重、头围，病后恢复期可增加测量次数，并选用《5 岁以下儿童生长状况判定》（WS/T 423—2013）这一国家卫生标准来判断生长状况。出生体重正常婴儿的最佳生长模式是基本维持其出生时在群体中的分布水平。婴儿生长有自身的规律，过快过慢生长都不利于儿童长远健康。婴儿生长存在着个体差异，也有阶段性波动，不宜相互攀比生长指标，追求参考值上限。

（二）7～24 个月婴幼儿喂养指南

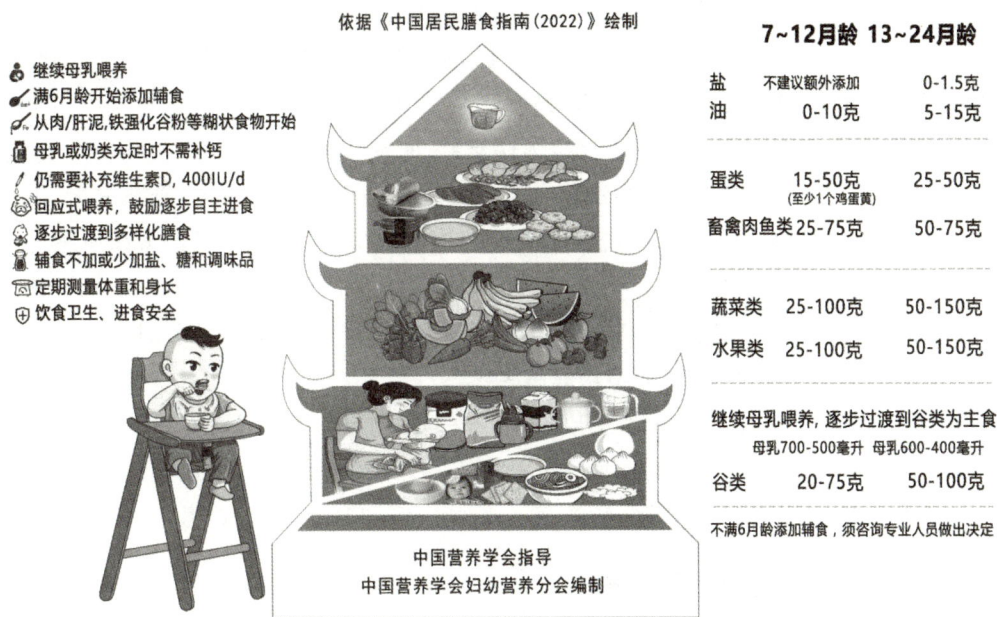

依据《中国居民膳食指南（2022）》绘制

	7~12月龄	13~24月龄
盐	不建议额外添加	0-1.5克
油	0-10克	5-15克
蛋类	15-50克（至少1个鸡蛋黄）	25-50克
畜禽肉鱼类	25-75克	50-75克
蔬菜类	25-100克	50-150克
水果类	25-100克	50-150克

继续母乳喂养，逐步过渡到谷类为主食

	7~12月龄	13~24月龄
母乳	700-500毫升	600-400毫升
谷类	20-75克	50-100克

不满6月龄添加辅食，须咨询专业人员做出决定

继续母乳喂养
满6月龄开始添加辅食
从肉/肝泥、铁强化谷粉等糊状食物开始
母乳或奶类充足时不需补钙
仍需要补充维生素D，400IU/d
回应式喂养，鼓励逐步自主进食
逐步过渡到多样化膳食
辅食不加或少加盐、糖和调味品
定期测量体重和身长
饮食卫生、进食安全

中国营养学会指导
中国营养学会妇幼营养分会编制

图 4-3 《7～24 月龄婴儿喂养指南》指导图

《7～24 月龄婴儿喂养指南》提出 6 条准则。

准则 1：继续母乳喂养，满 6 月龄起必须添加辅食，从富含铁的泥糊状食物开始。

婴儿满 6 月龄后继续母乳喂养到 2 岁或以上，从满 6 月龄起逐步引入各种食物，辅食添加过早或过晚都会影响健康。首先添加肉泥、肝泥等富铁的泥糊状食物，有特殊需要时需在医生的指导下调整辅食添加时间。

准则 2：及时引入多样化食物，重视动物性食物的添加。

婴儿添加辅食时每次只引入一种新的食物，从一种到多种，逐步达到食物多样化。不盲目回避易过敏食物，比如鸡蛋、小麦、鱼、坚果等。研究证实，1 岁内适时引入各种食物达到食物多样化，能帮助婴儿达到营养均衡，也能减少食物过敏风险。辅食添加从泥糊状食物开始，逐渐过渡到颗粒状、半固体、固体食物，辅食频次和进食量也应逐渐增加。

准则 3：尽量少加糖、盐，油脂适当，保持食物原味。

婴幼儿辅食应该单独制作，尽量保持食物原味，让婴儿体验天然食物多样化口味。尽量少加糖、盐以及各种调味品。此外，辅食应含有适量油脂。不同于成人，婴幼儿需要适量的油脂提供生长所需能量，满 1 岁后婴儿可尝试淡口味的家庭膳食。

准则 4：提倡回应式喂养，鼓励但不强迫进食。

耐心喂养，鼓励进食，但绝不强迫喂养。进餐时父母或者喂养者应该与婴幼儿有充分交流,注意识别孩子发出的饥饱信号——张嘴、扑向食物表示饥饿;扭头、闭嘴等表示吃饱不想吃了。

父母或者喂养者应该鼓励并协助婴幼儿自主进食,培养孩子的进餐兴趣。进餐时不要分散孩子注意力,不看电视,不玩玩具,每次进餐时间不超过 20 分钟。此外,父母或喂养者应保持自身良好的进餐习惯,成为婴幼儿的榜样。

准则 5:注重饮食卫生和进食安全,选择安全、优质、新鲜的食材。

选择安全、优质、新鲜的食材,制作过程中必须始终保持清洁卫生,煮熟煮透,生熟分开。生吃的水果和蔬菜必须洗干净去掉外皮以及果核,注意剔除骨头和鱼刺等异物,不吃整粒花生、坚果、果冻等,不吃剩饭,妥善保存和处理剩余食物,以防发生进食意外。饭前洗手,进食时应有成人看护,并注意进食环境安全,以防病从口入。

准则 6:定期监测体格指标,追求健康生长。

体重、身长、头围等是反映婴幼儿营养状况的直观指标,建议每 3 个月测量一次。平稳生长是婴幼儿最佳生长模式,而并非超过平均才是生长良好。鼓励婴幼儿爬行,增加身体活动,可以更好地达到营养平衡。

(三)2~3 岁幼儿喂养指南

对于 2~3 岁的幼儿,新版《中国学龄前儿童膳食指南》在《中国居民膳食指南(2022)》一般人群平衡膳食八条准则的基础上增加了 5 条核心推荐。

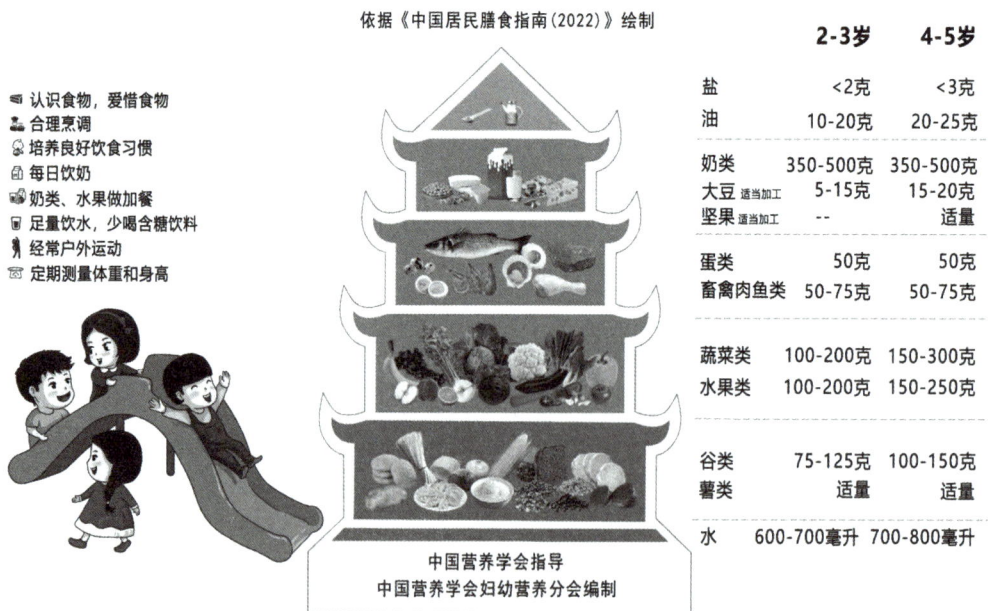

依据《中国居民膳食指南(2022)》绘制

- 认识食物,爱惜食物
- 合理烹调
- 培养良好饮食习惯
- 每日饮奶
- 奶类、水果做加餐
- 足量饮水,少喝含糖饮料
- 经常户外运动
- 定期测量体重和身高

	2-3岁	4-5岁
盐	<2克	<3克
油	10-20克	20-25克
奶类	350-500克	350-500克
大豆 适当加工	5-15克	15-20克
坚果 适当加工	--	适量
蛋类	50克	50克
畜禽肉鱼类	50-75克	50-75克
蔬菜类	100-200克	150-300克
水果类	100-200克	150-250克
谷类	75-125克	100-150克
薯类	适量	适量
水	600-700毫升	700-800毫升

中国营养学会指导
中国营养学会妇幼营养分会编制

图 4-4 《中国学龄前儿童膳食指南》指导图

核心推荐1：食物多样，规律就餐，自主进食，培养健康饮食行为。

幼儿的合理营养应由多种食物构成的平衡膳食来提供，规律就餐是获得全面、足量的食物摄入和良好消化吸收的保障。此时期幼儿神经心理发育迅速，自我意识和模仿力、好奇心增强，易出现进食不够专注，因此要注意引导幼儿自主、有规律地进餐，保证每天不少于三次正餐和两次加餐，不随意改变进餐时间、环境和进食量，30分钟内吃完为宜，培养幼儿摄入多样化食物的良好饮食习惯，纠正挑食、偏食等不良饮食行为。

核心推荐2：每天饮奶，足量饮水，合理选择零食。

幼儿摄入充足的钙对增加骨量积累、促进骨骼生长发育、预防成年后骨质疏松有重要意义。目前，我国幼儿钙摄入量普遍偏低，对于快速生长发育的儿童，应鼓励多饮奶，每天300 mL及以上液态奶或相当量的奶制品为宜。儿童新陈代谢旺盛，活动量大，水分需要量相对较多，每天总需水量为1300～1600 mL，其中饮水量建议为600～800 mL，首选白开水。零食对幼儿是必要的，对补充所需营养有帮助。零食应尽可能与加餐相结合，以不影响正餐为前提，应多选用营养密度高的食物如乳制品、水果、蛋类及坚果类等，不宜选用能量密度高的食品如油炸食品、膨化食品及含糖饮料。

核心推荐3：合理烹调，少调料，少油炸。

从小培养幼儿清淡口味，有助于形成终身的健康饮食习惯。在烹调方式上，宜采用蒸、煮、炖、煨等烹调方式，尽量少用油炸、烤、煎等方式。对于3岁以下幼儿膳食应专门单独加工烹制，并选用适合的烹调方式和加工方法，应将食物切碎煮烂，易于幼儿咀嚼、吞咽和消化，特别注意要完全去除皮、骨、刺、核等；大豆、花生等坚果类食物，应先磨碎，制成泥糊浆等状态进食。

核心推荐4：鼓励幼儿参与食物选择与制作，增进对食物的认知和喜爱。

幼儿生活能力逐渐提高，对食物选择有一定的自主性，开始表现出对食物的喜好。鼓励幼儿体验和认识各种食物的天然味道和质地，了解食物特性，增进对食物的喜爱。同时应鼓励幼儿参与家庭食物选择和制作过程，以引发幼儿对各种食物的兴趣，享受烹饪食物过程中的乐趣和成就。在保证安全的情况下，应鼓励幼儿参与家庭食物的选择和制作，帮助幼儿了解食物的基本常识以及饮食健康的重要意义，增加对食物的认知，减少对某些食物的偏见，从而学会尊重和爱惜食物。

核心推荐5：经常户外活动，定期体格测量，保障健康成长。

鼓励幼儿经常参加户外游戏与活动，实现对其体能、智能的锻炼培养，维持能量平衡，促进皮肤中维生素D的合成和钙的吸收利用。幼儿生长发育速度较快，身高、体重可反映幼儿膳食营养摄入状况，家长可通过定期监测幼儿的身高、体重，及时调整其膳食和身体活动，以保证正常的生长发育，避免消瘦和超重肥胖。

拓展阅读

《中国居民膳食指南(2022)》提炼出了平衡膳食八准则：

一、食物多样,合理搭配；

二、吃动平衡,健康体重；

三、多吃蔬果、奶类、全谷、大豆；

四、适量吃鱼、禽、蛋、瘦肉；

五、少盐少油,控糖限酒；

六、规律进餐,足量饮水；

七、会烹会选,会看标签；

八、公筷分餐,杜绝浪费。

二 母乳喂养

(一) 母乳喂养的优越性

1. 出生头 4~6 个月,母乳是最好的食物和饮料

母乳中含有新生儿生长所需要的全部营养成分。各种营养素完全符合宝宝的成长需求,其中钙、磷比例适宜,吸收、利用率高,有利于婴儿牙齿和骨骼的发育。母乳中的蛋白质以乳清蛋白为主,容易被消化。从外观上,母乳虽不如牛奶稠厚,但营养更好。此外,母乳中所含的乳糖比其他乳类多。因直接喂哺,母乳中的维生素 C 和维生素 B 等营养素不被破坏,优于喂哺其他需加热消毒的乳类。

2. 母乳喂养可使婴儿少得病

母乳含有抗体,可增强婴儿的抗病能力。初乳(产后 12 天以内的乳汁)含有多种抗体,可防止病原体入侵,提高抵抗力。健康的母亲所分泌的乳汁干净无菌,不易受环境中病菌的污染。母乳喂养的婴儿不易患过敏性疾病,如婴儿湿疹。所以母乳喂养儿在 6 个月以前相比人工喂养和混合喂养的小儿,不易受各种疾病的威胁。

3. 母乳的成分更有利于脑的发育

母乳中含有有利于婴儿智力发育的物质,如优质蛋白质、卵磷脂、脂肪酸及乳糖等营养成分,为婴儿健康发育打下坚实的基础。母乳与人工乳相比,含有可以促进婴儿脑细胞发育的牛磺酸等物质。此外,母乳含有较多的乳糖,能提供大脑生长发育需要的热能。

4. 母乳喂养可给予婴儿更多的母爱

在哺乳过程中母婴肌肤密切接触,可以增强母婴之间的感情,并且母亲可以及时感觉婴儿体温是否正常,及早发现某些疾病。长期进行母乳喂养,可以让婴儿感受到母亲的爱,进而增进彼此之间的感情和依赖性。此外,母亲在哺乳期时,需要丈夫及其他家人的全力支持。

5. 哺婴对母亲也有益

婴儿吸吮乳汁,可促使母亲子宫收缩,减少产后阴道出血的现象,排出体内的恶露,有利于产后子宫复原。据研究表明,哺乳的母亲日后患乳腺癌的概率较未哺乳的母亲低。

此外,母乳喂养是一种只有母亲才能为婴儿做的育儿行为,它创造了一种独特而强大的身体和情感联系。

哺乳可消耗母体多余的脂肪,有助于产后身体恢复。

(二)母乳喂养的指导方法

1. 尽早开奶

婴儿出生后应立即开始母乳喂养,一般来说,产后 30 分钟之后,虽然这时候新妈妈还未开奶,乳房中可能没有足够的奶水,但也要尽量给婴儿吮吸乳房,尽早培养起宝宝吮吸乳房的习惯。否则,婴儿日后可能会排斥妈妈的乳房。且尽早开奶可减轻婴儿生理性黄疸,同时还可减轻生理性体重下降及低血糖的发生。

2. 按需哺乳

婴儿有吃奶的愿望可以随时哺喂。哺喂时间最好选择在母婴双方都精神饱满、愉快的时候,心情压抑会刺激肾上腺素的分泌,乳腺血流量减少,从而会使乳汁分泌减少。满月时,90%的婴儿可以建立起适合自己规律的、基本稳定的喂养习惯和时间。

3. 指导母亲做好喂哺准备

指导母亲做好用物准备。在母乳喂养之前,需根据情况选择哺乳专用的内衣,还可以选择一两件哺乳外套,这样在外出的时候喂奶也比较方便。另外还可准备哺乳枕头、吸奶器等用具。

指导母亲做好乳头护理。如果决定母乳喂养,那么就要从孕前开始保养乳房,洗澡的时候注意按摩,佩戴宽松内衣,避免压迫乳腺造成堵塞,如果有乳头内陷等问题,应尽早矫正。母亲的乳头应保持清洁,防止乳头、乳房疾病的发生。

每次哺育婴儿之后,如果婴儿没有将乳房吮吸空,应当用吸奶器将多余的奶水吸出,排空乳房才能促进乳汁更多地分泌,还能减轻新手妈妈的涨奶痛苦,对乳房的健康也有保健作用。

　　母亲喂奶时应保持正确的姿势。母乳喂养的姿势有很多种,如摇篮式、橄榄球式、侧卧式等,要点在于婴儿的头与身体在一条直线上,下巴紧贴妈妈的乳房,根据妈妈和婴儿的不同情况,选择舒适方式为宜(如图4－5所示)。

常见的四种
喂奶姿势

　　摇篮式是最常用的哺乳姿势,一只手臂支撑婴儿的头颈部,另一只手拖住婴儿屁股,还可以使用枕头进行支撑,这个方式方便观察婴儿吃奶时的表现,可以增进母婴情感交流。橄榄球式是指将婴儿放在垫子上,妈妈沿着手臂一侧像抱橄榄球一样将婴儿夹在腋下,同侧手臂托住婴儿背部,手托住颈肩部进行哺乳,适用于剖宫产、婴儿较小的情况。侧卧式比较适合夜间哺乳,妈妈与婴儿取相对的侧卧位,可以使用小枕头支撑婴儿的后背,将婴儿的下巴靠近妈妈乳房进行哺乳,这个方式有利于妈妈休息,也适合剖宫产恢复期不方便久坐的妈妈。其他方式还包括交叉式、半躺式等。

图4－5　母亲喂奶姿势

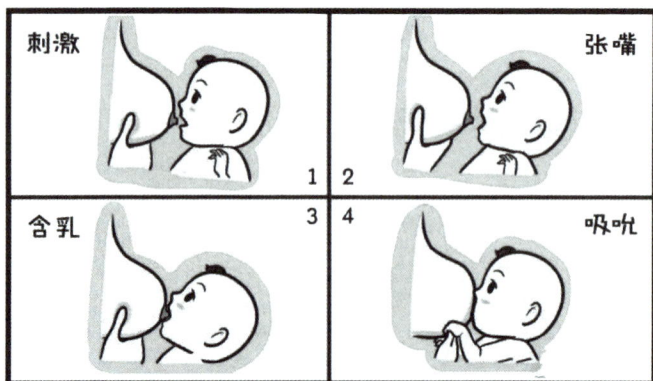

　　指导婴儿正确的含乳姿势。婴儿吃奶要保持舒服的姿势,让婴儿的胸腹部贴着妈妈的胸腹部,耳朵、肩、臀保持一条直线,婴儿面对乳房,鼻尖对着乳头,张大嘴含住乳头,下颌紧贴着乳房(如图4－6所示)。婴儿没有三个月最好不躺着喂奶,因为婴儿的头跟颈部的力量是非常脆弱的,如果母亲哺乳时睡着,很有可能会堵住婴儿的口鼻造成窒息。另外,婴儿吃饱后直立抱起轻抚婴儿后背,防止呕奶。

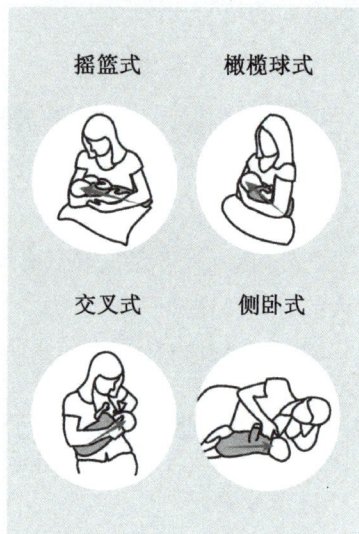

图4－6　婴儿含乳姿势

二 人工喂养

人工喂养是指母亲不能母乳喂养的情况下用其他奶粉冲剂代替母乳来喂养。母亲不能母乳喂养的原因常常有泌乳不足、回归工作等，部分是因为母亲患有急性传染病、梅毒、艾滋病等疾病。或者婴儿自身有疾病如苯丙酮尿症、其他氨基酸代谢病，需要特殊的奶粉喂养。人工喂养与母乳喂养并不冲突，可以混合进行，也可以单独进行。

人工喂养的优点在于，母乳喂养只能是妈妈一个人来完成，人工喂养家庭成员可以一起分担，减轻母亲的劳累。但是，各种代乳品都不含免疫物质，而且容易引起过敏及消化不良。喂养的奶瓶等器具消毒不严格容易细菌污染引起婴儿腹泻、败血症等。

(一) 代乳品选择

1. 配方奶粉

多数配方乳强化了钙、铁和维生素等营养物质，有些母乳化配方乳成分接近母乳，口感较好，是人工喂养的优先选择，效果较好。对于过敏性体质的婴儿，可以选用大豆蛋白为基质的婴儿配方奶粉。

2. 鲜牛奶

对于婴儿来说，鲜牛奶不容易被消化。因此，不能直接给婴儿喂鲜牛奶。父母应把鲜牛奶加水稀释，加糖、煮沸再让宝宝喝。煮沸后可以杀死牛奶中的微生物，有利于婴儿的健康。另外，用鲜牛奶做代乳品需补充维生素 A 和维生素 C。

3. 鲜羊奶

相对牛奶来说，羊奶更容易消化吸收。羊奶中含有较多的免疫球蛋白，可以提高婴幼儿的抗病力。羊奶的核酸比牛奶、母乳的含量都高，对婴儿的大脑发育以及增强智力十分有益。羊奶不含过敏源，过敏性体质的婴儿也能食用。但需要注意适时添加维生素 B12 和叶酸。

4. 全脂乳粉

全脂乳粉也是较好的代乳食品，是用鲜牛奶制成的干粉。乳粉中的酪蛋白颗粒较细，比鲜牛奶易于消化。喂养时可先加水调制成鲜牛奶浓度，具体操作要认真阅读乳粉包装上的说明，用提供的量勺取粉，注意把小勺上的乳粉刮平。

5. 豆浆及豆制待乳粉

在缺乏母乳又没有条件取得动物奶的情况下，豆浆是比较好的一种代乳品。豆浆是由大豆制成的,大豆中含有丰富的大豆蛋白和维生素 B,可以补充人体所必需的氨基酸。豆浆及豆制待乳粉可供 3 个月以上婴儿食用,需补充鱼肝油。

6. 不易做代乳品的食品

市场上销售的糕干粉、乳儿糕(奶糕)一般用米粉或面粉制作,蛋白质含量很低,长期给婴儿作主食会引起营养缺乏,只能作为辅食添加,不宜作代乳品。麦乳精只属甜饮料也不适合作代乳品,此外,甜炼乳也不适合作代乳品。

(二)人工喂养注意事项

(1)喂哺前需严格操作,保证乳品的安全。由于婴儿的肠胃发育尚未完善,无论使用哪一种代乳品都应该严格按相应的冲调原则操作,否则很容易引起婴儿腹泻或其他健康问题。新生儿的牛奶或奶粉配置不宜过浓,可根据婴儿的消化和吸收能力进行适当调整。选用配方奶粉喂养时一定要认真阅读奶粉冲调说明严格按照说明上注明的水与奶粉比例、冲调程序等进行冲调。此外,若选择牛奶、羊奶等作为代乳品时,也要严格杀菌、消毒。

(2)注意每次喂哺前试一下乳汁温度。在给新生儿喂养奶粉时,需要注意水的温度,避免水的温度太高、太低,尤其是温度过高,有可能会破坏奶粉中营养成分。可把奶滴在手腕内侧,不凉、不烫才能喂给婴儿。

(3)喂哺时奶瓶以直式为宜。乳头孔大小,一般以盛水倒置、可连续滴出水滴为宜。喂奶时应把奶瓶垂直于嘴,让乳汁充满橡皮奶头,以免婴儿吸入很多空气而引起腹胀、溢奶。

(4)每次喂哺结束时,奶瓶中应有剩余奶,以便母亲观察食入奶量并确认婴儿是否喝足。若发现婴儿对牛奶有过敏反应,如腹痛、湿疹、荨麻疹,应立即停止使用,在医生指导下改用其他不含牛奶的代乳品。

婴儿喝完奶后需要对婴儿拍背排气。此外,奶瓶、奶头等食具,每次用后洗净,煮沸消毒;橡皮奶头可待水沸后放入,再煮 5 分钟。

(5)哺乳次数和间隔同母乳喂养。每次喂奶时间为 15～20 分钟,不宜超过 30 分钟,两次喂哺间隔一般在 3～4 小时,每次喂奶不必强求婴儿把奶瓶内的牛奶喝完。剩余的奶汁应立即处理掉并及时清洗奶瓶避免细菌生长。

(6)婴儿啼哭原因的判断。如果婴儿间隔很短时间便惊醒或啼哭,可能是因为每次喂奶量不足、衣服穿的过多、尿布或衣服不舒服、吞咽空气、环境过热或过冷等原因,有时婴儿啼哭是为了得到更多人的关怀与注意。

四 混合喂养

在母乳不能满足婴儿需要时,增加一些代乳品的喂养方式叫混合喂养或部分母乳喂养。

（一）混合喂养的方法

1. 补授法

6 个月以内的小婴儿，宜用补授法，即母乳优先，不足的用配方奶粉等补充。

母乳喂养次数一般不变，每次先哺母乳，将两侧乳房吸空后再以配方奶补足母乳不足部分。补授的乳量由小儿食欲及母乳量多少而定，即"缺多少补多少"。

补授法的优点是保证了吸吮对乳房足够的刺激，以免母乳量减少，有的母乳分泌最终可能会因吸吮刺激而逐渐增加，又重新回归到纯母乳喂养。

2. 代授法

若母乳量充足，只是不能按时喂哺，可用配方奶粉等代替一次至数次母乳，称代授法。喂哺时，可以在某次母乳喂养时，有意减少母乳量，增加配方奶量，逐渐替代此次母乳量，依次类推直到完全替代所有的母乳。

但是每天依然要争取喂母乳 3 次或 3 次以上，每次吸空两侧乳房，不使母乳量减少。适合 4～6 个月婴儿，为以后断奶做准备。6 个月以后婴儿已添加较多的辅助食品，母乳量不足时可逐渐由混合喂养过渡到人工喂养。

（二）混合喂养的注意事项

坚持母乳优先的原则，每天不少于 3 次，哺乳时间为 5 分钟，每次要吸空两侧乳房，再增加配方奶粉补充。夜间妈妈休息，乳汁分泌量相对增加，宝宝需要量又相对减少，要尽量母乳喂养。

母亲因上班不能及时喂哺婴儿时，要把乳汁及时挤出，挤到带盖的消毒瓶内并进行冷藏，喂前要隔水加热。

喂牛奶时要少加糖，婴儿喜甜后会拒食母乳。混合喂养应注意不要使用橡皮奶头、奶瓶喂婴儿，最好用小杯、小匙或滴管给婴儿喂奶，保留婴儿心理对吸吮乳头的好感。

五　辅助食品添加

无论母乳喂养、混合喂养还是人工喂养，都应在适当的时候添加各类辅助食物。随着婴儿逐渐长大，其所需营养素的数量和种类也在增加，单纯乳类已不能满足其需要。

(一) 添加辅食的目的

1. 增加营养以促进生长发育

及时添加辅食,可以补充乳类缺乏的营养,特别是铁元素。3 个月内的婴儿因为体内有一定的铁储存,只喂哺乳类也不缺铁;但 3 个月后若不添加辅食补铁,很容易缺铁,必须要通过外源性的食物补充铁。

2. 建立良好的饮食习惯

添加辅食其实就是让婴幼儿慢慢地学会吃饭。因此,建议在添加辅食的时候,就开始锻炼吃饭,如果婴儿 7 个月的时候喜欢自己吃,那么就做一些手指食物,让他自己拿在手上吃。此外,婴幼儿平时可能只是单纯吃奶,添加辅食后可以吃酸、甜等不同味道,有助于婴幼儿建立不同的味觉刺激,以免后期挑食。

3. 为断奶做准备

从生理上,食物从流质、半流质逐渐到固体食物的过渡,有利于训练小儿的咀嚼功能,为日后饮食做好准备。此外,添加辅食,也让婴幼儿在心理上为断奶做准备。

(二) 添加辅食的顺序

从时间上来看,在婴儿 6 个月的时候就要开始添加辅食了,最先添加的是流食,比如奶粉、米糊、菜泥等,然后逐渐过渡到半固体的食物,比如果泥、蛋黄泥、鱼泥等。在 7~9 个月的时候,添加可以咀嚼的软固体食物,比如面、米粥、碎菜粥之类的。到 10~12 个月时,大多数婴儿便都可以吃固体食物了(如表 4-8 所示)。

表 4-8   添加辅食的顺序

月龄	添加的辅食	供给的营养素
1~3 个月	鲜果汁 青菜汁 鱼肝油制剂	维生素 C 和矿物质 维生素 A 和 D
4~6 个月	米糊、乳儿糕、烂粥 蛋黄、鱼泥、豆腐 菜泥、水果泥	热能、维生素 B 族 蛋白质、铁、维生素 A 维生素 C、矿物质、纤维素
7~9 个月	烂面、烤馒头片、饼干 鱼、蛋、肝泥、肉末 菜末、水果泥	热能、维生素 B 族 蛋白质、铁、锌、维生素 A 维生素 C、矿物质、纤维素
10~12 个月	软饭、挂面、馒头、面包 碎肉、豆制品 碎菜、水果丁	热能、维生素 B 族 蛋白质、维生素、矿物质 维生素 C、矿物质、纤维素

从种类上来看,婴儿辅食应该是按照从淀粉类—蔬菜—水果—动物的顺序来添加。首先是谷类食物,比如米粉、奶粉;然后是蔬菜泥或蔬菜汁;接着是水果汁或水果泥;最后才是动物性食物,比如蛋羹、鱼、家禽、畜肉泥或肉松。

(三) 添加辅食的原则

(1) 量由少到多。在刚开始添加辅食的时候,可以选择一些含铁元素的米粉,在吃米粉的时候需要用勺子进食,一般6个月到7个月左右的婴儿可以替代一次乳量。比如开始加蛋黄时,只吃1/4个,3~4天无不良反应,增至半个,再渐增至1个。

(2) 食物从稀到稠。食物从流质到半流质再到固体食物,训练咀嚼。在刚开始添加食物的时候,需要选择柔软的食物为主,比如软面条以及小米粥,也可以适当喝一些南瓜粥等食物,然后逐渐添加一些有硬度的食物,以促进牙齿的萌出,锻炼咀嚼功能。

(3) 食物从细到粗。需要先从泥状以及糊状的食物,然后过渡到碎末状的食物如青菜汁,再到菜泥和菜末,以适应婴儿的咀嚼与吞咽能力。

(4) 逐步增加食物品种。要习惯了一种再加另一种,不要在1~2天内增加2~3种。比如蔬菜的引入,应该每一种蔬菜一天尝试1~2次,直到3~4天婴儿习惯这种口味后再换另外一种,这样可以刺激婴儿味觉的发育。

(5) 新的辅食要在婴儿健康,消化功能正常时添加。天气炎热或患病期间,应减少辅食量或暂停辅食,以免造成消化不良。此外,添加的食品应单独制作,不要以成人食物代替辅食,以保证质量。

🚜 **拓展阅读**

宝宝辅食巧制作

各类辅食制作方法:

根茎类:胡萝卜、土豆、南瓜等。

叶子类:菠菜、油菜、西兰花等。

制作方法:根茎类蔬菜洗净去皮,切块上锅蒸熟;叶类蔬菜用盐水浸泡后冲洗干净,上锅焯水。用料理机打成泥后加入米粉里。

水果类:苹果、香蕉、梨、牛油果等。

制作方法:水果去皮去籽,用料理机打泥;也可以用刮勺直接挖着吃。

肉类:猪肉、鸡肉、鱼肉、牛肉等。

制作方法:用柠檬和姜片去腥,加姜片过沸水撇去浮沫,蒸熟后加少量汤水一起打泥。

表 4-9 婴幼儿辅食添加示意表

6个月前	满6个月时	7～9个月时	10～12个月时	1～2岁时	2岁以后
按需哺乳,每天至少吃8次母乳	开始添加辅食,并按需喂母乳	按需喂母乳	继续喂母乳	继续喂母乳	可以断母乳
不要添加辅食	每天2次辅食每顿2～3勺	每天3次辅食每餐2/3碗	每天3次辅食,1次加餐每餐3/4碗	每天3次正餐,2次加餐每餐1碗	每天3次正餐,2次加餐每餐1碗
	米粉、稠粥、烂面条	稠粥、烂面条、馒头片	软米饭、馄饨、包子	米饭、馒头、红薯	米饭、饺子、饼
	菜泥、果泥	菜末、果泥	碎菜、水果	碎菜、水果	蔬菜、水果
	蛋黄	蛋、豆腐	蛋、豆腐	蛋、奶、豆制品	蛋、奶、豆制品
1勺10毫升1碗250毫升		肉泥、鱼泥、肝、血	肉泥、肝、血	肉、鱼、禽	肉、鱼、禽

知识实践

一、选择题

1. 产能营养素是能量的主要来源,下列哪类营养素不属于产能营养素?（　　　）

A. 脂肪　　　　　B. 蛋白质　　　　C. 水　　　　　　D. 碳水化合物

2. 下列(　　　)是婴儿的必需氨基酸,不是成人的必需氨基酸。

A. 组氨酸　　　　B. 亮氨酸　　　　C. 赖氨酸　　　　D. 缬氨酸

3. 下列哪种食物不是膳食钙的主要来源?（　　　）

A. 麦麸　　　　　B. 牛奶　　　　　C. 大豆　　　　　D. 深绿色叶菜

4. 佝偻病是因缺乏(　　)所致。

A. 维生素A　　　B. 维生素B族　　C. 维生素D　　　D. 维生素E

5. 母乳为婴幼儿天然食物,且喂养方式最为合理,根据不同情况,可以延长母乳喂养,但最迟不宜超过(　　　)。

A. 1岁　　　　　B. 2岁　　　　　C. 3岁　　　　　D. 4岁

6. 母乳喂养的婴幼儿添加辅食,从(　　　)个月开始最好。

A. 一个月　　　　B. 2～3个月　　　C. 3～4个月　　　D. 5～6个月

二、填空题

1. 维生素 C 缺乏症又称(坏血病),缺乏_____会引起夜盲症,脚气病是由于缺乏_____导致的。

2. _____是人体必需的微量元素之一,常被称为"生命之花""智力之源""儿童生长素"等。

3. 正常情况下,纯母乳喂养能满足_____月龄内婴儿所需要的全部营养。

4. 正确的哺乳姿势包括摇篮式、_____、紧抱式和_____。

三、简答题

1. 婴幼儿能量消耗和成人一样吗? 为什么?

2. 简述母乳喂养的优越性。

3. 简述为婴幼儿添加辅食的原则。

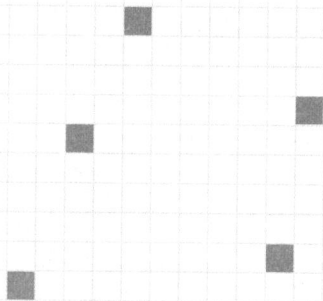

婴幼儿日常生活照料

❶ 知道婴幼儿睡眠的特点、大小便的训练时间。

❷ 了解婴幼儿衣物选择的基本要求、"三浴"锻炼的具体方法。

❸ 熟悉婴幼儿生活用品的清洁方法。

❶ 能够照料婴幼儿的日常生活起居,为婴幼儿正确穿脱衣物,培养婴幼儿良好的睡眠习惯和大小便习惯。

❷ 能够做好婴幼儿的盥洗卫生,并正确地清洁婴幼儿的生活用品。

❸ 能独立完成对婴幼儿的抚触和主(被)动操的锻炼活动。

❶ 提高理解和关爱婴幼儿的意识。

❷ 具有细心、耐心和责任心,愿意照料婴幼儿的日常生活。

案例: 俊俊马上就 3 岁了,晚上睡觉还总是尿床,俊俊妈妈为此苦恼不已。为了让俊俊少尿床,俊俊妈妈便采取了一些"非常措施"。例如,俊俊喊着要喝水的时候只让他喝几小口,一晚上喊俊俊好多次让他起来上厕所,等等。如果发现俊俊尿床了,妈妈不但不安慰俊俊,还指责他。

思考: 俊俊妈妈的做法正确吗?为什么?请与同学讨论如何正确引导婴幼儿少尿床。

婴幼儿日常生活照料

- 婴幼儿起居照料
  - 婴幼儿的睡眠照料
  - 婴幼儿的大小便照料
  - 婴幼儿的穿衣照料
- 婴幼儿卫生照料
  - 婴幼儿的盥洗照料
  - 婴幼儿生活用品的清洗
- 婴幼儿保健照料
  - 婴幼儿的按摩锻炼
  - 婴幼儿的体操锻炼
  - 婴幼儿的"三浴"锻炼

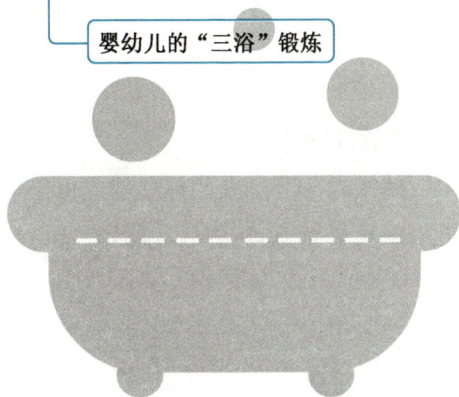

第一节　婴幼儿起居照料

一 婴幼儿的睡眠照料

睡眠是大脑皮层及皮下中枢广泛处于抑制过程的一种生理状态。睡眠有助于婴幼儿的脑发育以及记忆力的增强。婴幼儿的自身气质、家庭环境不同,睡眠规律也不同。只要没有疾病,睡眠时间可以由婴幼儿决定。随着年龄的增长,婴幼儿大脑皮层的发育,睡眠时间会逐渐缩短。

(一)睡眠对婴幼儿发展的重要意义

睡眠对婴幼儿的重要性可以体现在身体生长、神经系统发育、免疫功能发展、性格养成等方面。良好的睡眠,在婴幼儿的生长发育过程中起着重要的作用。

1. 身体生长

婴幼儿生长激素在一天中是持续分泌的,但主要在夜间分泌,晚上 9 点到凌晨 1 点是生长激素分泌的高峰期。生长激素对婴幼儿的生长发育,尤其是身高增长有重要作用。

2. 神经系统发育

婴幼儿睡眠充足,一方面能够促进婴幼儿的智力发育,巩固记忆。另一方面也可以避免婴幼儿由于睡眠不足,导致无法集中注意力,或出现记忆力下降,从而影响日常生活。

3. 免疫功能发展

如果婴幼儿经常睡眠时间过晚、睡眠时长过短,或者睡眠质量过差,可能会导致婴幼儿的身体一直处于疲劳状态。长期如此会导致婴幼儿机体抵抗力下降,也会影响免疫功能,诱发疾病。

4. 性格养成

睡眠对于婴幼儿的性格养成也比较关键,如果长时间睡眠不足,可能会导致婴幼儿白天精神状态差,脾气暴躁,导致性格发展异常的情况。

拓展阅读

　　睡眠时间几乎占婴儿全部生活时间的 60%～80%,是婴儿生活中的头等大事。如果睡眠不足,就会使婴儿感到疲劳、精神不佳、食欲不振,从而影响正常的生长发育。若是睡不好,会使婴儿烦躁不安、哭闹频繁,对周围的事物不感兴趣,难以接受早期教育,进而影响智力发育。

　　睡眠之所以对婴儿如此重要,是由于 1 周岁以内的婴儿神经系统尚未发育成熟,兴奋时间短,容易疲劳。若过度疲劳大脑就易转入抑制状态,个体从而进入睡眠状态。出生后的第一年是生长发育最迅速的阶段,婴儿身体内的每一个细胞增长都需要能量,而睡眠是一种“节能”的最好办法。睡眠时身体各部分的活动都减弱,肌肉松弛,呼吸心率减慢,脑组织消耗能量减少,这时大脑皮质处于弥漫性的抑制状态,对神经系统起保护作用,能量便得到重新积累,以便弥补劳损,获得新的精力和体力。另外,婴儿长个子也是在睡眠中进行的。人体中的脑垂体分泌生长激素,它可以促进组织蛋白质的合成,加速全身各组织的生长,特别是骨骼的生长。这种激素在睡眠时分泌特别旺盛,而在醒着的时候,相对地分泌减少,因此睡眠充足才能保证婴儿正常的生长发育。

（二）婴幼儿睡眠的特点及影响因素

1. 婴幼儿睡眠的特点

　　睡眠在婴幼儿发育中起着重要的作用,婴幼儿的睡眠时间要比成人多得多。新生儿每天大约有 2/3 的时间在睡觉,婴幼儿一天中有 65% 的时间在睡觉,而成人的睡觉时间仅占一天的 20%～30%。新生儿的睡眠频繁,睡眠周期短暂;婴幼儿的睡眠特点为“夜间长觉”,白天小睡;学龄儿童的睡眠特点为只有“夜间长觉”。

　　（1）新生儿的睡眠

　　新生儿大约每天睡 16 小时,最长的睡眠时间为 2.5～4 小时,而且不能区分白天和黑夜,在任何时间可以睡觉和觉醒。新生儿的睡眠模式短而频繁,通常包括 1～2 个睡眠周期,很少有成人那种长时间的连续睡眠。深度睡眠与浅度睡眠交替进行,但不如成人那样有规律地循环,因此,不易区分这两种睡眠状态。新生儿的睡眠很容易被外界刺激干扰,如排泄、换尿布等。因此,对于新生儿来讲,保持干燥和舒适有利于睡眠。

　　（2）1～12 月婴儿的睡眠

　　在出生后的 6 个月之内,婴儿需要的总睡眠时间越来越少,到 6 个月时逐渐减少到大约每天 14.5 小时,到 12 个月时大约减少到每天 13.2 小时。睡眠周期的长度从出生到 6 个月逐渐增加,说明随着婴儿一天天长大,他的一次睡眠时间逐渐变长。婴儿 6 个月大时,他的夜间睡眠状况已经很好了,此时绝大多数婴幼儿可以一觉睡到天亮,夜间睡眠时间长达 7～8 小时,白天再睡两觉。婴儿 1 岁左右的时候,夜间睡眠时间可以保持在 10～11 小时。

（3）1～3 岁婴幼儿的睡眠

随着年龄的增长,幼儿每天的睡眠时间逐渐减少。从 2 岁的 13 小时降至 4 岁的 11.5 小时。12 个月时,婴幼儿通常白天睡两小觉;儿童到 5～6 岁时,可以像成人一样没有规律的日睡眠,而仅有夜间睡眠。不同月龄婴幼儿的睡眠次数和时间见表 5-1。

表 5-1　不同月龄婴幼儿的睡眠次数和时间

年龄	次数	白天持续时间/h	夜间持续时间/h	总时长/h
新生儿	每天 16～20 个睡眠周期,每个周期 0.5～1 小时			8～20
2～6 个月	3～4	1.5～2	8～10	12.5～18
7～12 个月	2～3	2～2.5	10	14～17.5
1～3 岁	1～2	1.5～2	9～10	10.5～14

2. 婴幼儿睡眠的影响因素

（1）睡前过度兴奋

婴幼儿玩耍时间过长,过度疲劳,或曾受惊吓,情绪焦虑、恐惧,精神紧张等,都会导致大脑皮层过度兴奋,不易受到抑制,致使婴幼儿入睡困难,多哭吵,甚至做噩梦,不能好好睡觉。一般在入睡前不要安排活动,以免让婴幼儿过分兴奋,可以用放音乐、讲故事等方式引导婴幼儿平静地进入睡眠。

（2）身体不适及疾病影响

穿过厚、过紧的衣服或盖过厚的被子,会妨碍婴幼儿自由活动、翻身。室内过热、过冷也会使婴幼儿感到身体不适,从而影响睡眠。一般让婴幼儿穿贴身的睡衣,被子保暖即可。婴幼儿患病,如发热、鼻塞、呼吸不畅、腹泻及患蛲虫病和蛔虫病等,都可使婴幼儿睡眠时哭闹不安。

（3）睡前进食

如果婴幼儿在睡前进食,腹胀难受会刺激大脑,影响睡眠。而如果晚饭吃得太少,饥饿感也会影响睡眠。婴幼儿饮食正常,食欲不减的情况下,不需要在夜间加餐,以防影响睡眠。

（4）睡眠姿势不当

睡眠姿势一般可由婴幼儿自由选择,以仰卧稍右侧为佳。如姿势不舒服,手、脚受压时间过长或胸部受压,婴幼儿会在夜间醒来。发现这些情况时,成人可轻轻调整其睡眠姿势,帮助其恢复睡眠。

（5）膀胱胀，欲排尿

婴幼儿膀胱容量小，储存尿液也较少，因此睡前需让婴幼儿小便一次，排空膀胱。1岁后婴幼儿的膀胱容量增大，睡眠时可不唤起小便。睡前应注意不要给婴幼儿喝太多水，防止夜起影响睡眠。

（6）睡眠环境不佳或发生变化

睡觉的地方太嘈杂，空气流通不畅，天气太热、太闷，蚊虫叮咬，或突然改变睡眠地点，变换照料人等，都会导致婴幼儿出现睡眠不安。

（三）婴幼儿良好睡眠习惯的培养

1. 营造适宜的睡眠环境

（1）保持被褥干净，每周最少晒两次；被褥的厚薄应随季节不同而及时更换。

（2）卧室经常开窗通风换气、打扫卫生，夏天可开窗睡觉，寒冷季节可打开1～2个通风窗睡觉。婴幼儿起床前20分钟可关闭窗户以提高室温，防止婴幼儿穿衣时着凉。

（3）婴幼儿房间不宜彻夜开灯，长期开灯睡觉容易导致婴幼儿睡眠不良、睡眠时间短，甚至会影响其体重的增长速度。针对个别婴幼儿，可采取调整光照强度和照射方法，保证婴幼儿心理需求的同时，还可以促使婴幼儿更快地入睡。

（4）睡前不做剧烈运动。睡前剧烈运动会使婴幼儿过度兴奋，不容易入睡。因此，可以和婴幼儿做听故事、看绘本等安静的亲子活动，但要避免惊险、刺激的故事。此外，成人不宜在睡前批评婴幼儿。

2. 营造适宜的生理条件

保证婴幼儿的饮食质量，晚饭不要吃不易消化的食物，不要吃得过饱或者吃得过少，睡前不要大量喝水，并要排空膀胱；睡前要将婴幼儿的脸、脚、臀部洗净，并换上宽松的睡衣。

🚜 **拓展阅读**

蒙被综合征

婴幼儿蒙被综合征又被称为婴幼儿猝死综合征，指外表似乎完全健康的婴幼儿突然意外死亡，几乎所有婴幼儿猝死综合征的死亡都发生在婴幼儿睡眠中，常见于秋季、冬季和早春时分。专家指出导致该病的几种可能包括：俯睡吸入过多二氧化碳，吸入二手烟，呼吸道感染或所处的环境过热。比较常见的一种情况是在寒冷的季节，父母因为怕婴幼儿受冻，给婴幼儿穿了过厚的衣物或者盖了过于厚重的被子，结果造成婴幼儿体温过高，大量排汗，严重者会发生脱水和电解质紊乱,甚至循环衰竭。此外,让婴幼儿睡在父母中间也是危险的,特别不要让大人搂着婴幼儿睡,这种姿势容易压到婴幼儿的口鼻。有些成人的床垫过软,也容易导致婴幼儿在俯睡的时候缺氧窒息。成人的床没有栏杆,婴幼儿也容易掉下去。最好的办法是让婴幼儿睡在四面都有栏杆的婴幼儿床里,采取仰卧位。如果婴幼儿一开始哭闹,不要去理会,他们慢慢会习惯的,单独睡觉也有利于培养婴幼儿独立的个性。

二 婴幼儿的大小便照料

(一)婴幼儿大小便的训练时间

1岁以内的婴儿还不能将排泄和自己的内部感觉结合起来,故不能有效控制大小便。例如,3个月的婴儿在吃奶时或吃奶后马上大便是单纯的胃肠道刺激反射的结果。3岁左右的幼儿能有意识地控制肠道和膀胱肌肉。控制大小便的能力增强,是生理成熟的一个明显标志。成人要帮助婴幼儿学会控制大小便,为培养健康的行为和生活方式打基础。

(1)0～1个月,尿布湿了应及时更换,大便后要及时清洁。

(2)2～5个月,定时喂养,以促进胃肠工作的节律性,形成定时大便的习惯。

(3)6～8个月,婴儿要在固定地方的便盆中进行大小便。

(4)9个月后的婴儿可以通过表情及动作表达大小便的要求,可以开始练习坐便盆,每次时间一般不超过5分钟。坐便盆时,不要让婴儿吃东西或玩耍。

(5)10～12个月,婴儿在成人的提醒下知道有大小便,坐便盆时要集中精力。

(6)1岁～1岁半,幼儿有控制能力,如果玩得高兴时可能会忘记排便,要坚持在固定时间提醒幼儿坐便盆。

(7)1岁半～2岁,可以培养幼儿主动坐便盆的习惯。

(8)2岁以后,幼儿可在成人的指导下,学会主动坐便盆。

(9)3岁的幼儿会自己脱下裤子坐便盆,并练习自己擦屁股,应鼓励幼儿做这些事情。如果没有擦干净,可以由成人帮忙再擦。

指导婴幼儿大小便要循序渐进,只要婴幼儿有进步,都要给予鼓励和表扬,不要给婴幼儿太大的压力,以免造成其紧张和焦虑的心理反应。

表 5-2　不同年龄婴幼儿的尿量和排尿次数

月(年)龄	每天排尿次数	排尿量
出生后的前几天	4～5 次	尿量很少
1 个月前	14～16 次	每天约 250～450 mL
1～6 个月	20～30 次	每次约 30 mL
6～12 个月	15～16 次	每次约 60 mL
2～3 岁	约 10 次	每次约 90 mL

(二)婴幼儿大小便异常的辨别

1. 小便异常

婴儿出生后仅在最开始时排出的尿液颜色较深且混浊,在整个婴儿期新鲜尿液几乎是无色、透明的,并带有一种淡淡的芳香,放置一段时间后,因尿中的尿素分解为氨,才出现比较明显的氨臭。

如果新鲜尿液是浑浊的,需确认是否尿路感染。如果新鲜尿液有异味,可能是婴儿生病了。如果尿流断断续续或排尿时出现疼痛、哭闹,均需及时就医。

2. 大便异常

婴幼儿大便的臭味加重,这是蛋白质过多,消化不良的表现。大便的泡沫多,表示碳水化合物消化不良。大便的外观呈奶油状,多为脂肪消化不良。如果大便呈绿色,有可能是受凉或饥饿、没吃饱。如果大便呈灰白色,多为肠道阻塞。如果大便呈黑色,则为肠道上部出血或因服用铁剂等药物所致,要加以鉴别。如果大便中带有血丝,多由于大便干燥、肛门破裂、直肠有息肉等所致。若是脓血便,则可考虑肠道感染或细菌性痢疾。发现婴幼儿大便异常,要及时到医院进行检查治疗。

(三)婴幼儿大小便习惯的养成

婴幼儿定时大便、较早控制大便、主动坐便盆等良好的排便习惯会随着身心的发展逐步建立起来。1 岁以内的婴儿不能有效地控制大小便,以使用尿布或尿不湿为主。3 岁以后的婴幼儿对膀胱和肛门肌肉已有初步控制能力,抚养者要引导婴幼儿熟悉便盆、养成习惯,并适时给予鼓励和赞扬。

婴幼儿的生理成熟程度不同,对大小便的控制能力有明显的差异。婴幼儿的某种表现,如声音、表情、动作等,都可能预示他有排便的需求。婴儿 2～3 个月大时,成人可采取一定的姿势,用"嘘嘘"声把尿,用"嗯嗯"声把大便,慢慢使婴儿形成条件反射,婴幼儿听到这种声音时就有尿意、便意了。

一般把尿的时间为睡觉前后、喂食前后、出门前后。把尿不能太勤,如果间隔时间太短,会造成婴幼儿尿频。把大便在清晨较好,逐步培养婴幼儿一天一次大便的习惯。

9个月大的婴儿可培养坐便盆排便的习惯。成人扶着婴儿,用"嗯嗯"声促使其排便,排完后就起来,坐便盆时间不超过5分钟。如果婴儿不配合,不要勉强。1岁以后,婴幼儿能表示大小便,听见"嗯、嗯"声就知道朝便盆方向走去,并能坐在便盆上。19个月以后,幼儿学习控制大小便。2岁以后,教会幼儿主动如厕,并要求幼儿坐便盆时不吃东西或玩耍。

三 婴幼儿的穿衣照料

(一)婴幼儿衣物选择的基本要求

1. 衣物质地

婴幼儿皮肤娇嫩,易出汗,对外界气温适应较慢,所以婴幼儿的尿布及衣物都应质地柔软、吸水性强,以全棉织品为佳。

2. 衣物式样

婴幼儿的衣物样式要简单宽松,易穿易脱。新生儿的衣物可选择系带的,衣服上各种装饰物尽量少,或者没有,最好选择无纽扣的衣服,以免婴幼儿误食。婴幼儿有抓咬物品的天性,所以婴幼儿服装上的附件不能过小(≤3 mm),也不能太松,要满足一定的抗拉扯性,保证婴幼儿不能把它们从衣物上剥离下来,防止婴幼儿误吞、误食,导致窒息等意外伤害。

3. 衣物颜色

婴幼儿衣物最好选择浅色、少印花的。因为颜色较深、较鲜艳的童装,在印染过程中会用到更多染料和助剂,贴身穿着时,可能会引起婴幼儿皮肤过敏和不适;另外深色衣物容易掉色,婴幼儿又很喜欢咬衣物,容易把染料吃进肚子里,对健康不利。

4. 衣物酸碱度

婴童服装直接接触婴幼儿们娇嫩的肌肤。若衣物的酸碱度超出标准允许的范围,将刺激婴幼儿皮肤,有可能导致过敏。即使是合格衣物,购买后也需彻底水洗后才能上身。购买婴幼儿衣物时一定要靠近鼻子闻一闻衣服上是否有刺激性的气味,如霉味、汽油味、煤油味或鱼腥味等,如果有,则可能是服装生产过程中添加的化学物质残留引起甲醛、酸碱度超标,这种婴幼儿衣物一定要谨慎购买。

5. 衣物大小

购买婴幼儿衣物时,一定要参照婴幼儿的胖瘦,不要买太紧的,衣服一定要比婴幼儿大,腰部最好没有松紧带,避免勒着婴幼儿,影响婴幼儿的正常活动和内脏的正常发育。

拓展阅读

正规厂家生产的婴幼儿衣物,会详细标明衣物的一些基本信息,比如面料成分和含量、商品执行标准、洗护标签、产品安全类别和厂家信息。通过标签,我们可以对婴幼儿的衣物有个初步判断。

特别注意的是,3 周岁以下的婴幼儿服装必须标明"A 类婴幼儿用品",而且必须标明"不可干洗"或者有圆形带叉的图案。

我国国内销售的婴童纺织产品有一个国标"保护伞",那就是 GB31701 - 2015《婴幼儿及儿童纺织产品安全技术规范》。标准

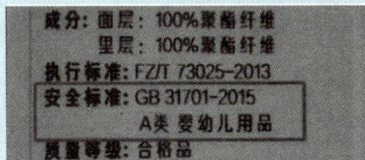

图 5 - 1　某童装商标

中要求,婴幼儿纺织产品应在使用说明上标明婴幼儿用品的标准的编号。儿童纺织产品应在使用说明上标明该标准的编号及符合的安全技术要求类别。

在选购婴幼儿衣物时,需要关注标签、吊牌、说明书上是否清晰、准确地标明了上述内容,这是选购产品的第一道关。

(二) 婴幼儿衣物的穿脱方法

1. 正确的衣物穿脱方法

刚刚出生的婴儿身体非常柔软,而且也不会配合穿衣的动作,家长在给婴儿穿衣服时需要格外小心。

（1）准备衣物

抚育者准备好要更换的衣服,并按穿脱的先后顺序一一摆放好,关好门窗,避免对流风吹到婴幼儿。

（2）脱衣物

① 脱上身的开襟衣物。

第一种方法:让婴幼儿坐在成人的腿上,先脱下一侧衣袖,然后将衣服从婴幼儿的身后转到另一侧脱下。

第二种方法:让婴幼儿躺在床上,先脱下一侧衣袖,再将婴幼儿侧翻转至另一侧;然后将衣服塞到婴幼儿的身下,将婴幼儿翻转过来脱下另一侧袖子即可。

穿脱衣物
视频

② 脱套头衣服。

第一步：先将衣服的下摆向上卷至胸部。

第二步：一只手拽住婴幼儿的袖口并向上提起，另一只手从婴幼儿的衣服下摆伸进去，直至肩部，然后再拐到袖子里，轻轻地将婴幼儿的胳膊从袖子里拽出，放在胸前，袖子被脱下。

第三步：用同样的方法为婴幼儿脱下另一侧袖子。

第四步：拽住衣服的下摆将衣服卷成一个圈，撑着领口从前面穿过婴幼儿的前额和鼻子，再穿过头的后部脱下衣服。

（3）脱裤子

① 婴幼儿坐在成人的腿上脱裤子。一只手从婴幼儿的背后环绕至婴幼儿胸前，将婴幼儿轻轻地托起；另一只手松开婴幼儿的腰带，轻轻地将裤子拽下即可。

② 婴幼儿站立脱裤子。让婴幼儿趴在成人的肩上，一只手将婴幼儿环抱住，同时用肩膀将婴幼儿轻轻托起，使其脚稍微离开地面；另一只手解开婴幼儿的腰带，然后拽住裤腰轻轻地将裤子脱下。

③ 婴幼儿坐着脱裤子。先让婴幼儿站起来，解开腰带，将裤子脱至臀下，让婴幼儿坐下；然后一只手从婴幼儿后背环绕到婴幼儿胸前扶稳婴幼儿，另一只手抓住裤腰将裤子轻轻地脱下。

④ 婴幼儿平躺于床上脱裤子。先解开婴幼儿的腰带，抓住裤腰将裤子脱至婴幼儿的臀部，然后一只手将婴幼儿的臀部托起，另一只手拽住裤腰将裤子脱到臀下，最后放下婴幼儿的臀部，拽住裤脚轻轻地将裤子脱下。

（4）穿衣服

穿衣服采用与脱衣服相反的方法即可（如图5－2所示）。

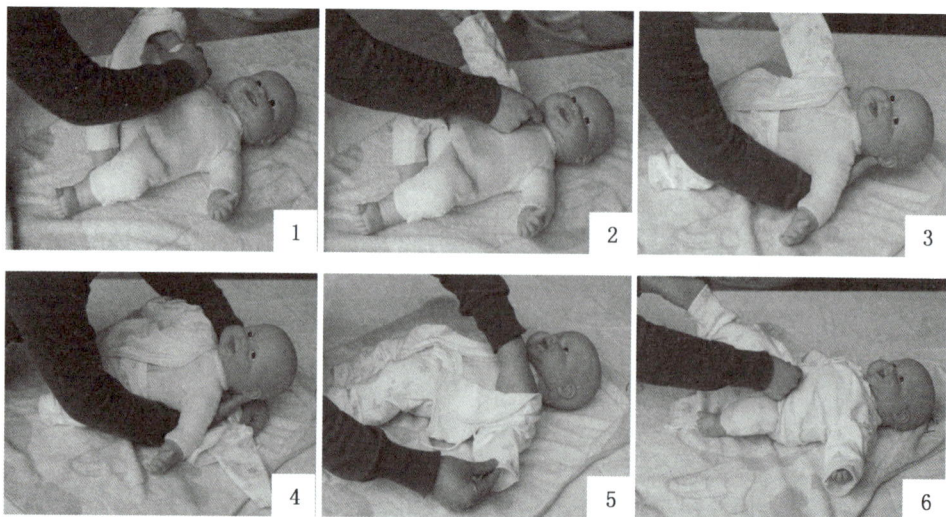

图5－2　穿衣物方法

2. 婴幼儿穿脱衣物时的注意事项

（1）穿脱衣物的整个过程动作要轻柔，避免弄伤、弄疼婴幼儿。

（2）脱衣服时要先脱鞋子，再脱下身的裤子和尿布，然后为婴幼儿穿上干净的裤子，再脱上身的外衣、内衣等，最后穿上衣。

（3）穿脱套头的衣服时，要将衣服卷成一个圈，撑着领口，注意不碰到婴幼儿的面部，尤其是眼睛。

（三）婴幼儿穿衣能力的培养

婴幼儿不满 1 岁时并不能独立穿衣，成人在帮婴幼儿穿脱衣服时，婴幼儿同时也在观察衣服应该怎么穿。最初学习穿脱衣物时，婴幼儿仅能练习戴帽子或是穿袜子等简单衣物，慢慢地婴幼儿会在穿衣服时伸长胳膊，尝试着自己穿。如果成人有意识地引导，2 岁之后婴幼儿会懂得自己穿脱衣服、鞋子、袜子，甚至是自己系鞋带。婴幼儿的一步步成长离不开成人的引导，必要时需对婴幼儿进行正确训练，让婴幼儿逐渐掌握穿衣的技能，健康成长。

成人可从以下方面训练婴幼儿穿衣物：

（1）让婴幼儿觉得穿衣物是件愉快的事。成人可以使鼓励的方式帮婴幼儿穿脱衣服。例如"把小手伸过来让妈妈亲一下""抬起你的小屁屁"之类。当婴幼儿做出动作回应时，可以亲吻他一下，或是给予拥抱，让婴幼儿不排斥穿脱衣服，觉得这是件愉快的事。

（2）为婴幼儿做适当的提示准备。成年人在为婴幼儿穿脱衣物时，可以请婴幼儿跟着一起念儿歌，如"我们穿上裤子，穿完左脚，穿右脚。快快穿好裤子，出门玩咯……"婴幼儿听懂了儿歌的内容，也就记住了穿脱衣服的顺序。

（3）利用游戏的方式训练婴幼儿穿衣。游戏是婴幼儿的天性，成年人在给婴幼儿穿脱衣服时，可以唱儿歌，还可以用布娃娃给婴幼儿做示范，告诉婴幼儿"妈妈就是这样帮你穿衣服"，让婴幼儿自己尝试帮布娃娃穿衣服。以游戏的方式，增加趣味性。降低婴幼儿对穿脱衣的抗拒感。

（4）训练婴幼儿穿衣服的技巧。当婴幼儿学会给布娃娃穿脱衣服，就可以请婴幼儿尝试自己穿衣服。从给布娃娃穿衣服到给自己穿衣服的过程肯定没有那么顺利，成人要有耐心，引导婴幼儿反复练习，婴幼儿每完成一步，要给予适时的引导和鼓励，婴幼儿才能有信心学会自己穿衣服。

拓展阅读

穿衣儿歌

穿开衫

抓领子，盖房子。

小老鼠,钻洞子。

左钻钻,右钻钻。

吱吱吱,扣扣子。

穿套头的衣服

一件衣服,三个洞,

先把脑袋伸进大洞口,

再把手臂伸进两边小洞洞,

拉直衣服就完工。

穿裤子

找好前面小标记,

一左一右穿进去,

拉好盖上小肚皮。

第二节　婴幼儿卫生照料

一　婴幼儿的盥洗照料

婴幼儿时期是培养良好卫生习惯的重要时期。婴幼儿盥洗主要包括五官清洁、刷牙、洗手、洗头、洗脚、洗臀部和洗澡,还要根据实际情况,给婴幼儿修剪指甲。

(一)婴幼儿面部清洁

1. 脸

成人为婴幼儿洗脸前应首先洗净自己的双手,使用婴幼儿专用的毛巾,毛巾要勤消毒。

洗脸的基本顺序:先把毛巾清洗干净,拧至不滴水;然后擦洗婴幼儿的眼睛内眼角、外眼角,再依次擦洗额头、鼻子、嘴巴、耳朵、耳郭、耳道周围、脖子等部位;最后根据季节的不同酌情给婴幼儿使用护肤品。

洗脸的注意事项:给婴幼儿清洗眼睛时动作一定要轻柔,且注意力要集中,一定要保证安全。另外,给婴幼儿洗脸不要使用香皂类物品,以免刺激婴幼儿的眼睛和皮肤。如果发现婴幼儿患结膜炎要及时就医。

面部清洁
视频

2. 口腔及牙齿

婴幼儿的口腔黏膜非常柔软,容易破损引起感染。在小婴儿吃完奶后可以喂少量的温开水,冲掉口腔的奶液。婴儿一般在4～10个月长牙,2岁之前一般由家长给婴幼儿用专用牙刷刷牙。2岁之后,应指导婴幼儿自己刷牙。刷牙前要为婴幼儿准备好牙刷、牙膏、漱口杯、清洁盆、毛巾等物品。对于较大的婴幼儿,如果自己能够刷牙,要指导婴幼儿采取正确的方法刷牙。

3. 耳

婴幼儿的耳部要保持清洁、干燥。为小婴儿洗头时,应用手将婴儿的耳朵向前折或压在两耳孔上,避免洗头水进入。洗完以后可用棉签吸干耳郭及耳道边缘的水。婴儿吐奶、哭泣流泪时流向耳道的奶液或眼泪要及时擦干,并注意不要让婴儿躺着喝奶。

如果婴幼儿耳垢多堵塞耳道或在清洗中牵引婴幼儿耳郭时有剧烈哭闹现象,则耳道感染的可能性极大,应及时就医。

4. 鼻

婴幼儿的鼻腔要保持清洁通畅,成人应及时为婴幼儿清理鼻腔。可以用吸鼻器把鼻腔中的鼻屎和鼻涕吸出来。当鼻腔有结痂时,可用棉签蘸温水滴在鼻腔中,或用温毛巾湿敷一下婴幼儿的鼻子,待鼻痂软化后用棉签轻轻卷拭鼻孔外侧的鼻痂,但不要伸入鼻孔过深。

(二)婴幼儿头部清洁

给婴幼儿洗头时一定要方法得当,确保安全。在给婴幼儿洗头前应先准备好婴儿洗发液、洗脸盆、毛巾、棉球、38～40 ℃的温水、小凳子或洗头椅等。

在给较小婴儿洗头时可用橄榄式抱法清洗,较大的婴幼儿洗头时可以使用洗头椅、洗头帽,也可以在洗澡时站立洗头。

洗头的注意事项:一定要注意婴幼儿的安全。要严格控制水温,严防烫伤。清洗动作要轻柔,不能用手拍打婴幼儿头部。去除较厚头垢时,可先用婴儿油提前软化一下,再清洗,效果比较好。头垢较多时,可分次去除。例如,新生儿头部易结乳痂。可将煮熟后晾凉的食用植物油涂在乳痂表层提前软化去除,不易去除时可分次清除,不要硬揭乳痂,以免损伤皮肤引起感染。

（三）婴幼儿脚部清洁

在给婴幼儿洗脚前应先准备洗脚盆、38～40 ℃的温水、小毛巾、小凳子等。洗脚盆内放入温水，水面达到婴幼儿脚踝部位即可。先脱去鞋、袜，将婴幼儿双脚放在水里浸泡 2～3 分钟；然后依顺序洗净婴幼儿的脚背、脚心、脚趾缝，最后用毛巾擦干婴幼儿双脚即可。较小的婴幼儿可以抱着洗，较大的婴幼儿可以让他们坐在凳子上自己洗。

（四）婴幼儿臀部清洁

清洗婴幼儿臀部前先准备好 38～40 ℃左右的温水、小毛巾、护臀霜。脱掉婴儿的裤子，怀抱式抱法抱起婴幼儿，使其躺在成人的怀里，婴幼儿臀部在成人前臂下露出；用流动水清洗，先清洗外阴部，然后擦洗大腿内侧，最后擦洗肛门周围；用毛巾将婴幼儿臀部水分蘸干，并在空气中晾 1～2 分钟，确保皮肤干燥，可根据需要给婴幼儿臀部涂些护臀霜，最后为婴幼儿穿好裤子即可。

清洗臀部的注意事项：动作要轻柔，尤其是清洁会阴部位。给女婴洗臀部时要先清洗会阴部，再洗肛门部位。清洗男婴会阴部位时，注意将阴囊皮肤的褶皱清洁到位，然后清洗肛门部位，不要把包皮向上推。

（五）婴幼儿指（趾）甲清洁

婴幼儿指（趾）甲长时要及时修剪，不建议给小婴儿戴手套。

剪指（趾）甲的注意事项：要使用婴幼儿专用的指甲剪，可在婴幼儿睡觉时修剪。不要剪得太短。指（趾）甲边缘要修剪光滑，以免划伤皮肤。婴幼儿指甲可以每周剪 1 次，若发现指甲有劈裂或抓破脸时，就要及时修剪。

（六）婴幼儿腋窝、脖子、腿根部清洁

（1）一定要每天把婴儿所有的皱褶处都要检查一下，特别是耳后、脖子、腋窝、大腿根。

（2）用清水给婴幼儿洗澡，洗完了以后用柔软的棉布蘸干水分，不要用力擦，否则易造成皮肤破损。如果汗液多的话，在皱褶处每天洗 2～3 次。

（3）洗完以后，把皱褶处扒开晾至全干，已经破的皮肤一定要晾一晾，每天晾两三次。

（七）婴幼儿皮肤清洁

洗澡是较好的皮肤清洁方法，可促进婴幼儿血液循环，改善睡眠，增进食欲，增强抗病能力，促进神经系统发育。

洗澡的地点可选在卫生间,这样用水方便,也不用担心地上积水;也可以选在卧室,这样给婴幼儿穿脱衣服方便,婴幼儿不易着凉。

6个月之前的小婴儿宜选择盆浴,浴盆的高度应适宜,便于操作。较大的能坐稳的婴儿在洗澡时,盆中可适当放些玩具,让婴幼儿体会到在水中玩耍的快乐。一般2岁以后的幼儿就可以站着洗淋浴了。

洗澡的注意事项:大婴儿洗澡,要注意养成按时洗澡的习惯,还可以站着洗淋浴。但一定要注意婴幼儿的安全,避免滑倒或摔伤,不可让婴幼儿自己调动水温。

婴幼儿生活用品的清洗

(一)奶具、餐具的清洗

婴儿的奶具,如奶瓶、小碗、小匙,应每天洗净后煮沸、消毒、晾干。奶瓶要放入冷水中加热,煮沸后继续加热10分钟才可以达到消毒效果。橡皮奶嘴不能煮,清洗干净后可用开水烫3~5分钟,以保持清洁无菌。另外,奶嘴的构造有不少卫生死角,如果清洗不到位,容易滋生细菌,所以在清洗奶嘴时,一定要把奶嘴拆下来彻底清洗。另外,奶嘴也需要定期更换,建议一个月更换一次。

餐具同奶具一样,每次使用后都要清洗,清洗时要用流动清水,洗净后煮沸消毒晾干。注意不要用钢丝球等比较坚硬的清洁工具,以免给餐具或奶瓶表面留下划痕,反而更容易滋生细菌。

(二)小枕头的清洗

婴幼儿新陈代谢旺盛,很容易出汗,还有睡觉时流的口水、眼泪等残留在小枕头上,慢慢地就给细菌制造了一张利于滋生的温床。所以,婴幼儿的枕套一定要定期清洗,基础频率一周一次,如果是被汗水、口水弄湿了,最好立刻换个干净的。枕芯也要定期更换,大约每3个月可以换一次,以保持枕头的清洁。

(三)口水巾的清洗

口水巾和小枕头类似,日常会被口水、奶液、饭菜汤"浸泡",也是容易滋生细菌的物品。所以婴幼儿的口水巾要每天更换,换下的口水巾应及时清洗,然后在阳光下晾干,并且最好不要用口水巾给婴幼儿擦嘴。

(四)玩具的清洗

婴幼儿的玩具清洗可以分材质处理,木质、塑料玩具可以用湿布擦拭干净后晾干,布制、毛绒玩具则可以洗干净后在太阳下暴晒。

总之，婴幼儿日常的玩具、餐具等用品清洁要保持一个总原则：及时清洗、彻底清洁、保持干燥。要明确的是，不是不可以消毒，但是要注意方式。比如用煮沸、暴晒、晾干这些方式来消毒，都是推荐的。但是，不可依赖消毒剂来消毒，比如 84 消毒液，酒精，免洗洗手液，有消毒剂成分的湿巾、洗衣液或者奶瓶清洗剂等，残留的消毒剂如果被婴幼儿吃下去，可能会破坏肠道菌群，反而危害健康，而且婴幼儿皮肤娇嫩，接触到物品表面的消毒剂残留，也可能会被刺激，引起出疹子等一系列问题。所以，家庭日常生活中，没有必要依赖消毒剂。

第三节　婴幼儿保健照料

一　婴幼儿的按摩锻炼

抚触能够让大量温和的刺激通过皮肤的感受器官传到中枢神经系统，产生生理效应，以促进婴幼儿健康发育。抚触不是一种机械的按摩操作，而是对婴幼儿的安抚，同时也是一种交流，能够促进婴幼儿身心全面发展。研究发现，每天做三次 15 分钟的按摩，早产儿的体重可增加 47%，并提早 6 天出院。过去近 30 年，在美国和澳大利亚等发达国家，抚触按摩被广泛运用于婴幼儿照料。抚触操在婴儿出生后就可以做了，如果肚脐还没有完全脱落，要避开肚脐部位。

（一）抚触对婴幼儿发展的重要作用

1. 促进婴幼儿智力发育

抚触可促进婴幼儿的智力发育，并且开始的时间越早效果越显著。抚触通过皮肤这一最大的感觉器官给婴幼儿的发育以正向的刺激，可以有效促进婴幼儿大脑神经系统的发育。

2. 促进婴幼儿情感发展

抚触能够增加父母与婴幼儿之间的情感交流，也能满足婴幼儿渴望亲人爱抚、安慰的需求，使婴幼儿感觉安全、自信，进而养成独立的个性。研究表明，个体在婴儿期得到的爱抚越多，在成人期就越倾向于对人友善。

3. 促进婴幼儿体格发育

抚触对于有入睡困难、易惊醒、睡眠方式多变等睡眠障碍的婴幼儿有良好帮助，能促进婴幼儿正常睡眠节律的建立。另外，抚触可以促进婴幼儿的生长发育，增进消化和吸收,增强婴幼儿的免疫系统功能。

(二)抚触的方法与步骤

1. 抚触的准备

(1)清洁双手。抚触者抚触时双手要干净、光滑,指甲要短,无倒刺,不戴首饰,以免划伤婴幼儿的皮肤。应洗净双手后倒一些润肤油或润肤露、润肤霜在手掌心里,双手揉搓温暖后再进行抚触。抚触者应心情放松,充满爱意。

抚触视频

(2)调节室温。温度在24~28 ℃为宜,避免婴幼儿着凉。

(3)播放背景音乐。做抚触时可播放一些柔和、舒缓的音乐,让婴幼儿逐渐放松。

(4)准备物品。准备好毛巾、尿布及润肤油。

2. 抚触的顺序

抚触的顺序为眉心—前额—下颚—头部—胸部—腹部—上肢—手掌—下肢—脚掌—背部—骶部—臀部。

3. 抚触的步骤

(1)头面部。两拇指指腹从眉间向脸部两侧的方向滑行,再从下颌部中央向两侧往上滑行。一手托头,另一手的指腹从前额发际抚向脑后;换手,同样方法抚触另一半部(如图5-3所示)。

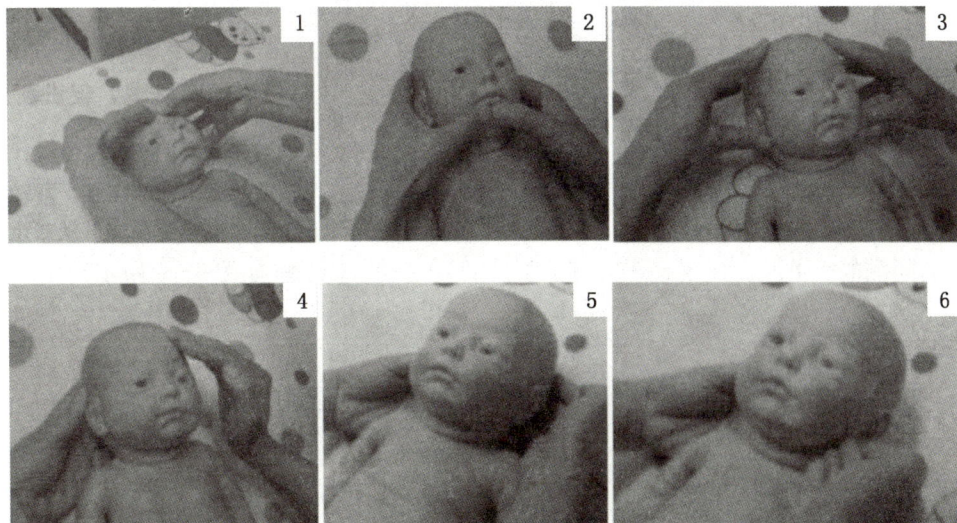

图5-3　头面部抚触

(2)胸部。两手分别从胸部外下方(两侧肋下缘)向对侧上方交叉推进,至两侧肩部,在胸部划一个大的交叉,避开婴幼儿的乳头(如图5-4所示)。

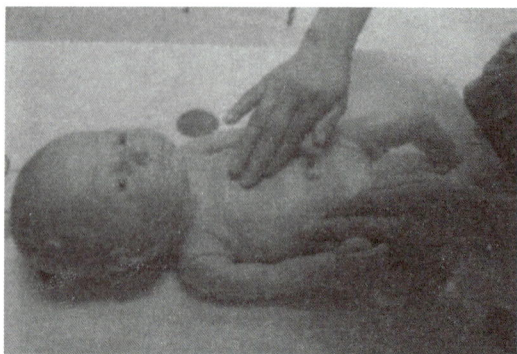

图 5 - 4　胸部抚触

（3）腹部。两手依次从婴幼儿的右下腹至右上腹，再从左上腹向左下腹移动，再返回右下腹，避开婴幼儿脐部和膀胱。必须待一手抚触后，辅助婴幼儿同侧身体，然后另一手再进行抚触，两手交替进行（如图 5 - 5 所示）。

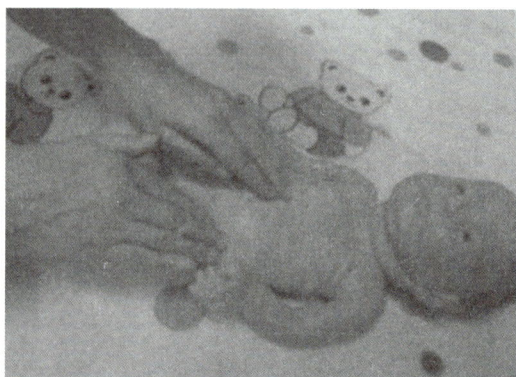

图 5 - 5　腹部抚触

（4）四肢。两手交替抓住婴幼儿的一侧上臂，从上臂至手腕轻轻滑行，在滑行过程中从近端向远端分段挤捏，对侧及双下肢做法相同。抚触上下肢时，要用另一只手辅助同侧的上下肢。建议抚触同侧上下肢后，再抚触另一侧（如图 5 - 6 所示）。

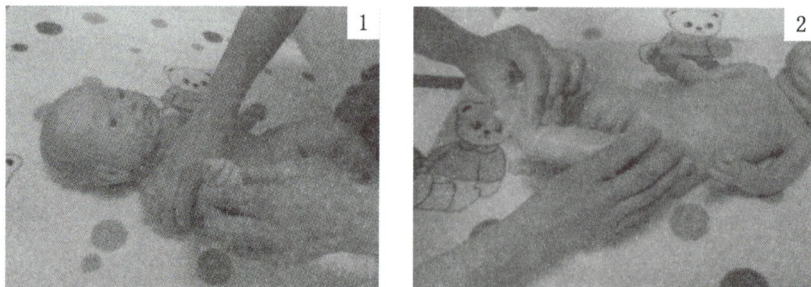

图 5 - 6　四肢抚触

（5）手脚。抚触者用四指指腹从婴幼儿脚面向脚趾方向推进，再用拇指指腹从婴儿脚跟向脚趾方向推进，并抚触每个脚趾。脚的抚触方法一样。建议抚触一侧肢体后先抚触同侧手和足，再抚触另一侧肢体（如图5-7所示）。

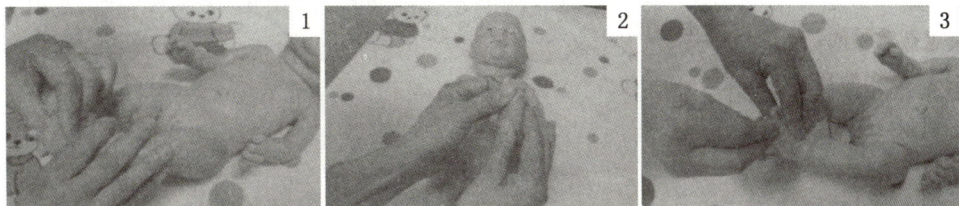

图5-7　手脚抚触

（6）背部。婴幼儿俯卧，两上肢置于头部两侧，头偏向另一侧。以脊柱为中分线，双手分别放在脊柱两侧，由中央向两侧滑动，往相反方向重复移动双手，然后从背部上端开始逐步向下渐至臀部，最后两手自脊柱上端向下抚触至骶部（如图5-8所示）。

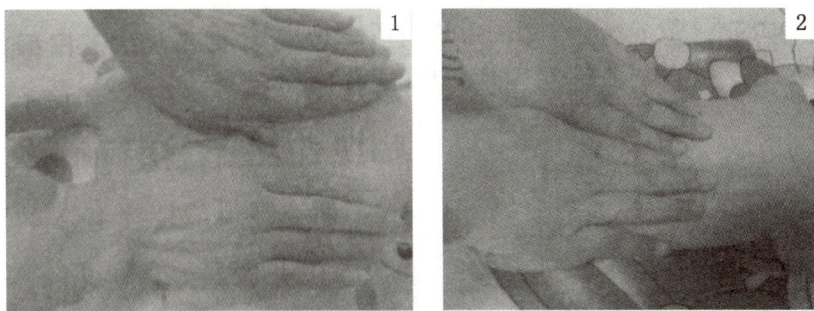

图5-8　背部抚触

（7）臀部。婴幼儿俯卧，用双手指腹螺旋状抚触臀部（如图5-9所示）。

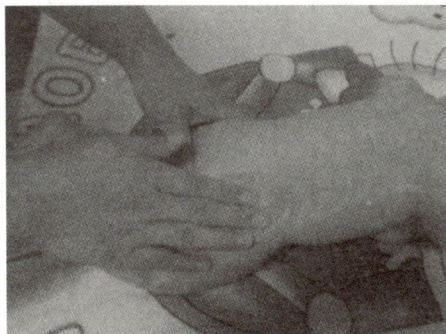

图5-9　臀部抚触

（三）抚触的注意事项

（1）抚触前要做好相应的准备，包括清洁双手、调节室温、准备物品。

（2）抚触的时间选择。不能选择在婴幼儿太饿或者太饱的时候进行抚触，婴幼儿进食后1小时内不宜做抚触，也不能选择在婴幼儿疲倦的时候进行抚触，这样才能保证婴幼儿对抚触有一个良好的反馈。当婴幼儿在抚触当中情绪不佳，应马上停止抚触。

（3）抚触动作与时长。开始时动作要轻，然后逐渐增加压力，为婴幼儿抚触不可用力，因为新生儿皮肤娇嫩，过于用力容易引起婴幼儿的不适。婴幼儿的注意力不能长时间集中，每个抚触动作不能重复太多次。根据婴幼儿状态决定抚触时长，一般时间为10~15分钟，先从5分钟开始，再逐渐延长到15~20分钟，每日1~2次为宜。

（4）婴幼儿抚触进行到任何阶段，如出现哭闹、肌张力增加、兴奋性增加、肤色改变等，应暂停抚触，如不良反应持续1分钟应完全停止抚触。

（5）抚触婴幼儿者最好是婴幼儿的亲属，有利于培养良好的亲子关系。

（6）抚触是利用婴幼儿的触觉、听觉、视觉，让婴儿感受和认识自己的身体，培养初步的自我意识。因此抚触婴幼儿时，眼睛不可距离婴幼儿太远，不超过20厘米，并注意与婴幼儿交流等，可用语言告诉婴幼儿抚触的部位。

二 婴幼儿的体操锻炼

（一）体操锻炼对婴幼儿发展的重要意义

体操锻炼可以增强婴幼儿的生理功能，提高婴幼儿对外界环境的适应能力，促进婴幼儿动作发展，使婴幼儿的动作变得更加灵敏，肌肉更发达的同时，还可促进神经系统的发展。坚持做被动操可使婴儿由初步无意无序的动作，逐步发展为有目的的协调动作。

（二）被动操的操作要领

被动操视频

被动操适合于1~6个月的婴儿，出生后1个月，坚持给婴儿做被动操，对婴儿身体发育好处颇多。

1. 婴儿被动操的准备

做操最好在哺乳前1个小时左右，操作者要洗干净双手，摘掉手上的饰品，如果是冬天要把双手捂热。

2. 婴儿被动操的方法

婴儿可以躺在床上、桌面上，要调节至适宜的高度。做操的过程中最好配有节奏

舒缓的音乐,做操之前和婴儿轻声说话,每节操之前都要告诉婴儿下面做什么动作,一边做动作一边轻声地喊口令:"一二三四、二二三四,三二三四,四二三四"。声音要轻柔,语调要有节奏,保持微笑。

第一节:扩胸运动(如图 5‒10 所示)。

① 两臂胸前交叉。

② 两臂左右分开。

③ 两臂胸前交叉。

④ 还原。

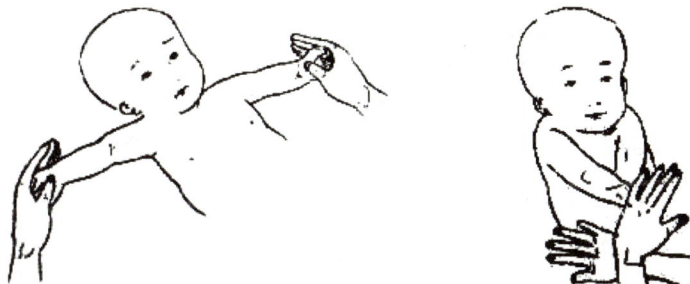

图 5‒10　被动操:扩胸运动

第二节:屈肘运动(如图 5‒11 所示)。

① 向上弯曲左臂肘关节。

② 还原。

③ 向上弯曲右臂肘关节。

④ 还原

第三节:肩关节运动(如图 5‒12 所示)。

① 成人握住婴儿左手由内向外做圆形的旋转臂关节动作。

② 成人握住婴儿右手做与左手相同的动作。

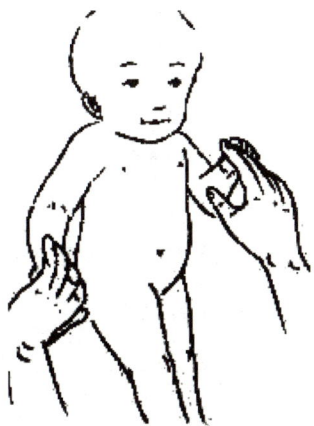

图 5‒11　被动操:屈肘运动　　　　图 5‒12　被动操:肩关节运动

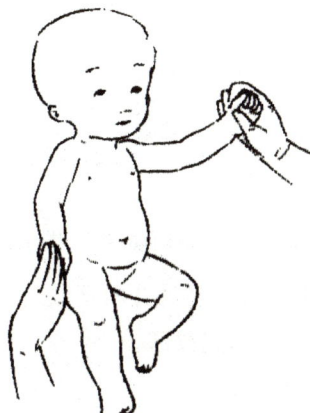

第四节:上肢运动(如图5－13所示)。

① 双手向外展开。

② 双手前平举,掌心相对,距离与肩同宽。

③ 双手臂前交叉。

④ 双手向上举过头,掌心向上,动作柔软。

⑤ 还原。

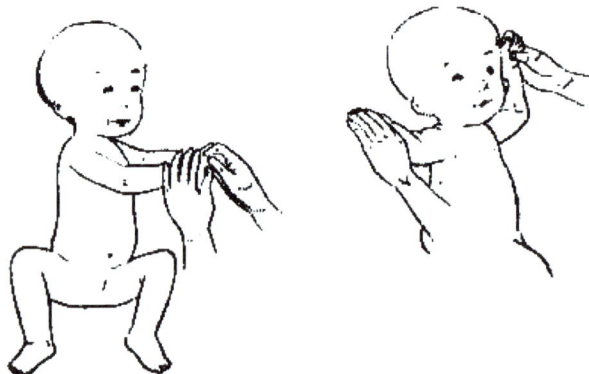

图5－13   被动操:上肢运动

第五节:踝关节运动(如图5－14所示)。

① 屈伸左侧5个趾跖关节,反复4次。

② 屈伸左侧踝关节,反复4次。

③ 相同方法做作右侧动作。

第六节:下肢伸屈运动(如图5－15所示)。

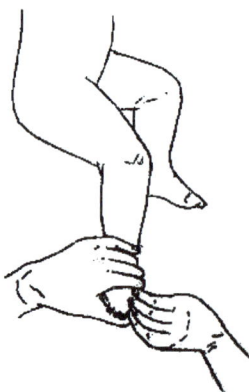

图5－14   被动操:踝关节运动   **图5－15   被动操:下肢伸屈运动**

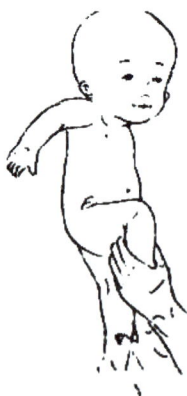

成人双手握住婴幼儿两下肢,交替伸展膝关节,做踏车样动作。

① 左腿屈缩到腹部。

② 左腿伸直。

③ 右腿动作同左。

第七节:举腿运动(如图5-16所示)。

两腿伸直平放,成人两手掌心向下,握住婴幼儿两膝关节。

① 从仰卧转为侧卧。

② 从侧卧到俯卧,再转为仰卧。

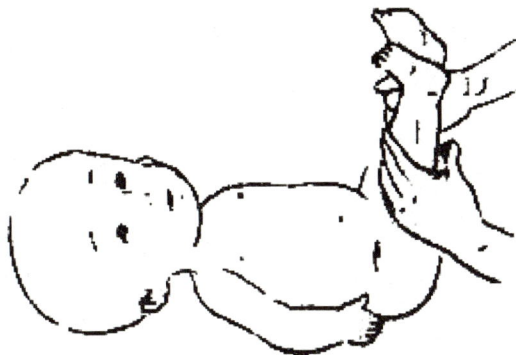

图5-16 被动操:举腿运动

第八节:翻身运动(如图5-17所示)。

婴幼儿仰卧,成人一手扶新生儿,一手垫于婴幼儿臀部。

① 从仰卧转为侧卧。

② 从侧卧到仰卧,再转为仰卧。

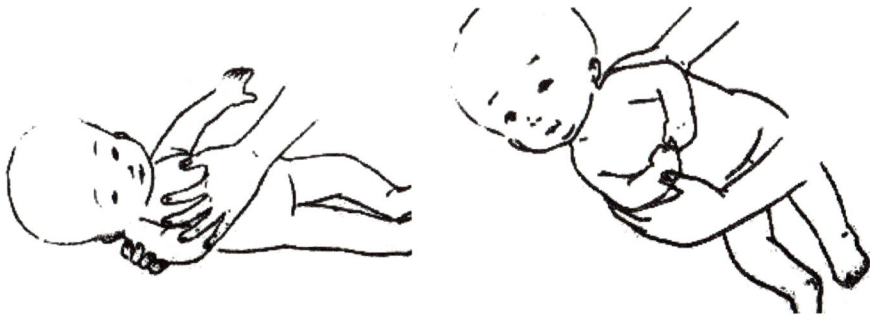

图5-17 被动操:翻身运动

第九节:整理运动。

成人握住婴幼儿前臂轻轻抖动,在婴幼儿小腿抖动,或让婴幼儿仰卧在床上自由活动1～2分钟,使全身肌肉,关节及精神逐渐放松。

（三）主被动操的操作要领

主被动操适用于6～12个月婴儿，主被动操的准备同被动操。

第一节：起坐运动（如图5-18所示）。

① 将婴幼儿双臂拉向胸前，双手距离与肩同宽。

② 轻轻拉引婴幼儿使其背部离开床面，拉时不要过猛。

③ 让婴幼儿自己用劲坐起来。

主被动操
视频

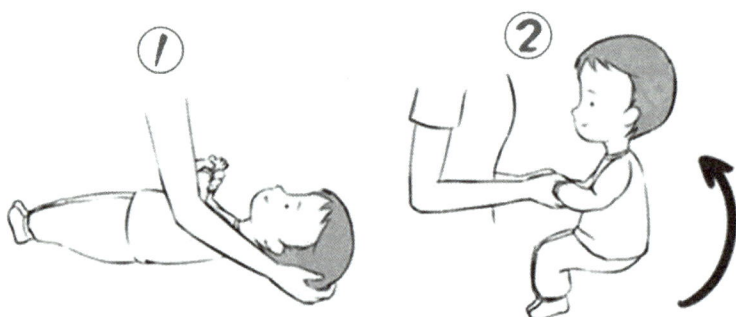

图5-18　主被动操：起坐运动

第二节：起立运动（如图5-19所示）。

① 让婴幼儿俯卧，成人双手握住其肘部。

② 让婴幼儿先跪坐着，再扶婴幼儿站起。

③ 再让婴幼儿由跪坐至俯卧。

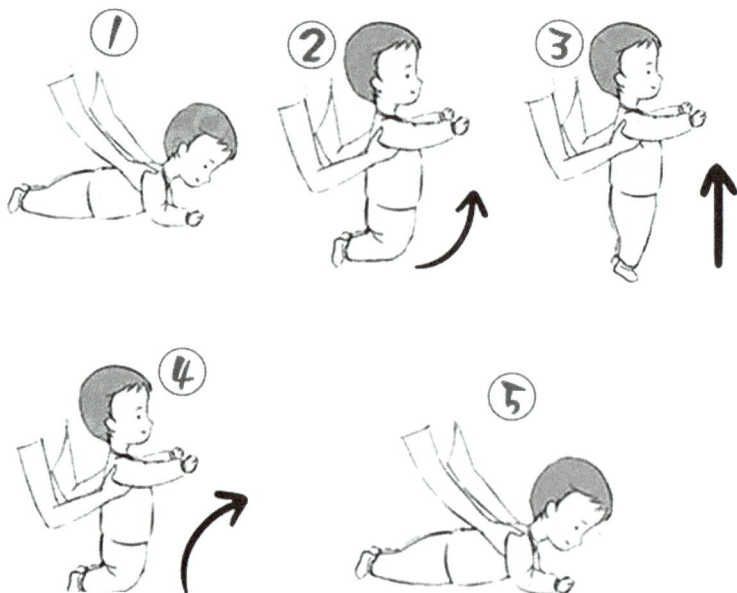

图5-19　主被动操：起立运动

第三节:提腿运动(如图 5-20 所示)。

① 让婴幼儿俯卧,成人双手握住其双腿。

② 将婴幼儿两腿向上抬起成推车状。

③ 随月龄增大,可让婴幼儿双手支撑起头部。

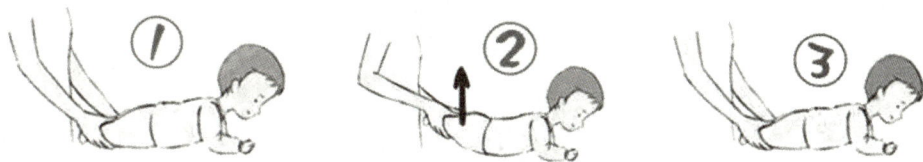

图 5-20　主被动操:提腿运动

第四节:弯腰运动(如图 5-21 所示)。

① 婴幼儿背朝成人直立。成人左手扶住其两膝,右手扶住其腹部。

② 在婴幼儿前方放一个玩具,让婴幼儿弯腰前倾。

③ 让婴幼儿捡起玩具。

④ 还原成直立状态。重复两个 8 拍。

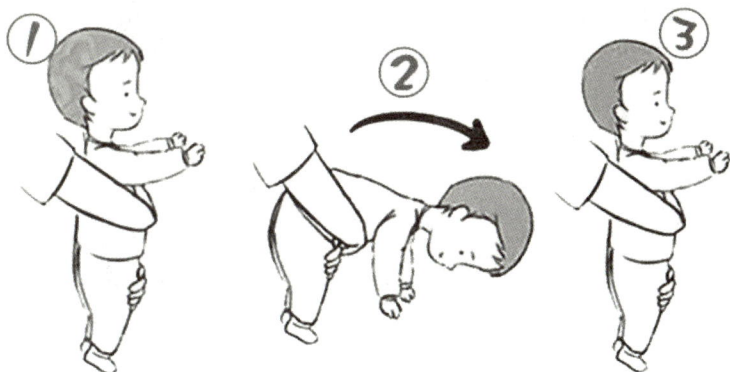

图 5-21　主被动操:弯腰运动

第五节:托腰运动(如图 5-22 所示)。

① 婴幼儿俯卧,成人右手托住其腰部,左手按住其踝部。

② 托起婴幼儿腰部,使其腹部挺起成桥形。

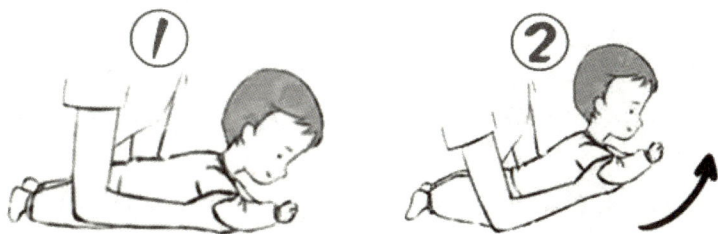

图 5-22　主被动操:托腰运动

第六节:转体翻身运动(如图5‑23所示)。

① 让婴幼儿仰卧,左手握住婴幼儿双手,右手握住婴幼儿背部。

② 帮婴幼儿左翻身,再转体,到俯卧状,还原至仰卧姿势。

③ 向右做翻身、转体运动,还原。

图5‑23　主被动操:转体翻身运动

第七节:跳跃运动(如图5‑24所示)。

① 婴幼儿与成人面对面,成人用双手扶住其腋下。

② 把婴幼儿托起离开床面轻轻跳跃。重复两个8拍。

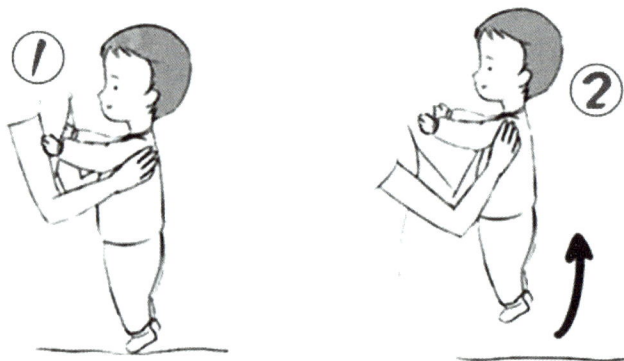

图5‑24　主被动操:跳跃运动

第八节:扶走运动(如图5‑25所示)。

① 婴幼儿站立,成人站在其背后,扶住婴幼儿腋下、前臂或手腕。

② 扶婴幼儿学走。重复两个8拍。

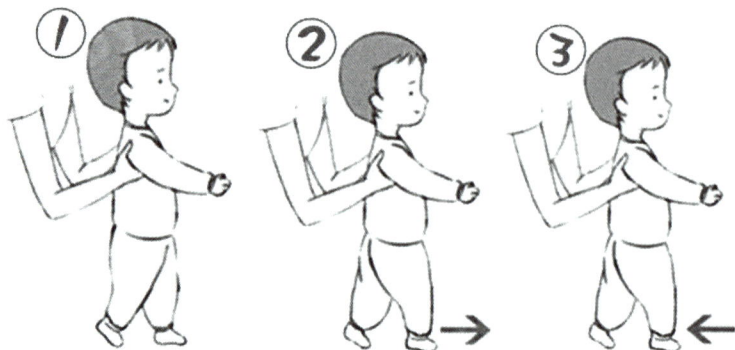

图5‑25　主被动操:扶走运动

(四) 体操锻炼的注意事项

(1) 体操锻炼时间宜在婴幼儿吃奶后 1 小时和吃奶前半小时。

(2) 给婴幼儿做操时不要有大幅度的动作，一定要轻柔。

(3) 做操之前，成人要洗干净双手，摘掉手上的饰品。

(4) 控制好室内温度，一般在 24～26 ℃，室内不能有对流风。气温较低的时候，可以开启暖风机或空调来保证室内温度。

(5) 要将婴幼儿平躺放在平整的床上、沙发上或者专用的抚触按摩床上，如果是裸身进行被动操，需要铺好隔尿垫。

(6) 最好能拆去婴幼儿的尿布，以便婴幼儿自由地伸展活动全身。

(7) 做操时播放成人和婴幼儿都喜欢的有韵律、有节奏的舒缓音乐，音乐最好能固定曲目，这样可促使婴幼儿在轻松愉快的氛围中完成体操锻炼，也可建立婴幼儿良好的秩序感。

(8) 在做操前要和婴幼儿轻声说话交流。每节操之前都要告诉婴幼儿接下来要做什么动作，一边做动作一边轻声地喊口令："一二三四，二二三四，三二三四，四二三四。"声音要轻柔，语调要有节奏，保持微笑，与婴幼儿有眼神交流。

(9) 遇到婴幼儿疾病或情绪不好时可暂停做操。

(10) 每次做完体操锻炼，记得要抱抱婴幼儿，以示鼓励和感谢配合，这样可以帮助婴幼儿建立自信心，并建立良好的亲子关系。

三 婴幼儿的"三浴"锻炼

自然条件中的空气、日光、水，对于婴幼儿来说是特别重要的"三浴"锻炼。

(一) 空气浴

空气浴就是利用气温和人体皮肤表面温度之间的差异，形成一种刺激，使皮肤的血液循环加快，新陈代谢旺盛。空气浴可以提高婴幼儿神经和心血管系统反应的灵敏度，增强体温调节功能，以适应气温变化，增强对寒冷的适应性。同时还可增强皮肤的呼吸作用，从新鲜空气中吸入较多的氧气，抑制细菌生长，防止感冒。当婴儿一个月的时候，可以为婴儿做室外空气浴。当室外温度低于 10 ℃，或太阳光直射强烈，不适合进行空气浴。

1. 空气浴的具体方法

(1) 从夏季开始，逐渐过渡到冬季。婴幼儿空气浴最好从夏季开始，使婴幼儿的机体能适应从热到温再到冷的温度逐渐降低的环境。

(2) 先在室内，后在室外。婴幼儿空气浴要先从室内开始，适应后再到室外。

（3）空气浴持续的时间由开始时的几分钟逐渐延长到10~15分钟,再到20~30分钟,若结合游戏或体操还可适当延长。

（4）冬季空气浴可在室内进行,需提前做好通风换气使室内空气新鲜,利用开窗来调节室温。

2. 空气浴的注意事项

（1）尽量暴露婴幼儿的皮肤,与各种活动如游戏、体操、跑步等相结合。

（2）密切观察婴幼儿的反应,如有皮肤发紫、面色苍白、发冷等情况,要立即停止。

（3）身体显著衰弱、有急性呼吸道疾病及其他严重疾病的婴幼儿不宜进行空气浴。

（二）日光浴

日光浴是利用阳光中的紫外线、红外线,促进婴幼儿生长发育,是在适应空气浴后的进一步的体格锻炼方法。日光浴能促进婴幼儿对钙、磷的吸收,增强免疫能力,预防和治疗佝偻病。1~2个月的婴儿还不可以进行日光浴,因为此时婴儿的皮肤还不能够接受日光的照射,到3个月时,婴儿可在早春、晚秋和冬季等太阳照射不是特别强烈的季节晒晒太阳。

1. 日光浴的具体要求

（1）选择清洁、平坦、干燥、绿化较好、空气流畅但又避开强风的地方。

（2）7~12个月的婴儿可在气温24~30 ℃的环境中进行,最初每次锻炼2~5分钟,逐渐延长到30分钟。

（3）春季以上午10~11点为宜,夏季可安排在上午8~9点,冬季安排在上午10~12点。

（4）根据不同的气温尽量暴露婴幼儿的皮肤。

（5）夏季进行日光浴时,为防婴幼儿晒伤,可适当使用防晒霜。

2. 日光浴的注意事项

（1）注意保护婴幼儿的眼睛,头部上方应有遮阴的东西,如戴上凉帽或暗色护目镜。

（2）让婴幼儿在阳光下或阴凉处自由活动,以增加婴幼儿的兴趣。

（3）不宜于空腹或饭后1小时内进行日光浴。

（4）避免过冷、过热,炎夏和大风时进行日光浴。

（5）日光浴后需及时补充水分。

（6）观察婴幼儿的反应,如发现满头大汗、面色发红应立即停止,尤其在夏季。

（7）注意日光浴后婴幼儿皮肤是否有灼伤、脱皮、皮疹或精神萎靡等。

（8）患有活动性肺结核、心脏病、消化系统功能紊乱、体温调节功能差、身体特别虚弱或神经易兴奋的婴幼儿不宜进行日光浴。

（三）水浴

水浴锻炼是利用婴幼儿身体表面和水的温差来锻炼身体，一年四季均能进行。水浴能预防婴幼儿反复呼吸道感染，预防手脚冻疮，增强皮肤对寒冷环境的适应能力。对于健康婴幼儿来说，低于 20 ℃的水温能引起冷的感觉，20～30 ℃水温为凉，32～40 ℃水温为温，40 ℃以上水温为热。给婴幼儿进行水浴锻炼可以从温水逐渐过渡到冷水，一定不要操之过急，以免婴幼儿受凉生病。

6 个月左右的婴儿适合冷水擦浴，这是最温和的水浴锻炼，操作方法比较简便。室内温度应控制在 20 ℃以上，夏季可在室外进行。开始时水温稍高些，为 35 ℃左右；每隔 2～3 天水温降低 1 ℃。成人蘸水依次擦拭婴幼儿上肢、下肢、胸、腹及背部等部位。擦拭四肢时应由手向肩部、由足部向腹股沟处进行，整个过程 5～6 分钟。擦拭动作要轻柔而快，完毕后用干毛巾擦干，再给婴幼儿穿衣服。

对于 2 岁左右的婴幼儿可用冷水洗脸、洗脚，开始时水温 30 ℃，以后渐降至 16 ℃～20 ℃。每天早晚各 1 次，洗完后用干毛巾擦干全身。

3 岁以上的婴幼儿可以进行冷水冲淋浴，开始水温 30 ℃，每隔 2～3 天降 1 ℃，渐降至 24 ℃～26 ℃，先淋上肢，然后是胸背及下肢，不可直冲头部。淋浴后立即用干毛巾擦身至全身皮肤微红，每天 1～2 次，每次不超过 5 分钟。

"三浴"锻炼应从温暖季节开始，锻炼方式因婴幼儿年龄、体质强弱而异，随年龄循序渐进。当婴幼儿出现感冒症状或表现虚弱、渐瘦等症状时要暂停锻炼。成人应供给婴幼儿充足的营养，并加强生活护理。

知识实践

一、判断题

1. 应根据季节及具体场地的温度变化为婴幼儿选择衣物。　　　　　（　　）

2. 在给婴儿做抚触前必须要涂润肤油。　　　　　　　　　　　　（　　）

3. 婴儿进行日光浴，可预防和治疗佝偻病，增强免疫能力。　　　　（　　）

4. 婴儿奶嘴清洗干净后可以放水里煮沸进行消毒。　　　　　　　（　　）

5. 除了刚出生的宝宝，3 岁之前的婴幼儿的新鲜尿液几乎是无色、透明的。

　　　　　　　　　　　　　　　　　　　　　　　　　　　　　（　　）

二、简答题

1. 简述影响婴幼儿睡眠的因素。

2. 简述为婴幼儿选择衣物的基本要求。

3. 简述抚触的注意事项。

三、案例分析题

1. 小王的宝宝刚满月，由于多数时间是她一个人照顾宝宝，为了耐脏和洗涤方便，她给孩子选择穿化纤面料的衣物。

你认为：

（1）她为宝宝选购的衣服正确吗？为什么？

（2）你该如何说服她改变为孩子选择衣服的方式？

2. 洋洋今年2岁多了，但作息时间还很不规律，有时到了很晚还不愿上床睡觉。他的精力充沛，喜欢听音乐，喜欢让爸爸陪他一起玩玩具，让妈妈给他讲故事，而一旦坚持让他上床睡觉他就大声哭啼。而且，洋洋睡觉特别粘着妈妈，为了能让洋洋早点入睡，妈妈每晚只能抱着洋洋入睡。

请你结合所学知识，尝试分析可以从哪些方面着手解决上述材料所反映的问题。

第六章

婴幼儿疾病的
预防与护理

6

知识目标

❶ 了解婴幼儿常见疾病的病因、特点及预防护理方法。

❷ 熟悉婴幼儿常见传染病的特点、发生和流行环节。

技能目标

能够对婴幼儿常见疾病和传染病进行预防与处理。

素养目标

❶ 将爱国、敬业、诚信、友善融入学习全过程。

❷ 恪守职业道德，遵守操作规程，提高执行力，具有责任意识和安全意识。

❸ 养成良好的生活卫生习惯。

情景与问题

案例：丁丁是一个 8 个月大、活泼好动的男孩，前两天毫无征兆地出现高热症状，体温最高可以达到 39.5℃，爸爸妈妈焦急难耐，第一时间带孩子到医院就诊。医生查看了孩子的精神状态，询问了孩子的年龄及近期身体状况，开具了一些退烧药物，然后告诉丁丁的妈妈回家观察，如果发烧可以先试用物理降温，若体温超过 38.5 ℃则服用退烧药，三天高烧不退再来复诊。可是回家后，这两天妈妈发现丁丁身上又出现了很多红疹子，妈妈更加害怕焦虑了。

思考：丁丁得的可能是什么婴幼儿常见疾病？应该如何预防及护理？

婴幼儿常见疾病的观察与发现

婴幼儿常见疾病
的预防与护理

婴幼儿的常见疾病及其预防护理

婴
幼
儿
疾
病
的
预
防
与
护
理

传染病概述

婴幼儿常见传染病
的预防与护理

婴幼儿的常见传染病及其预防护理

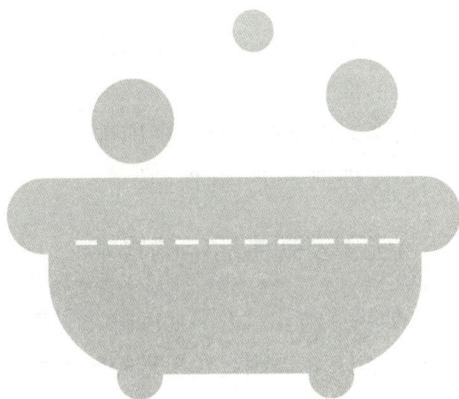

第一节　婴幼儿常见疾病的预防与护理

新生儿从母体中获得了相对较多的免疫球蛋白,因此抵抗能力比较强,一般照顾护理得当,6个月前生病的概率相对较低。6个月以后,之前从母体获得的免疫球蛋白逐渐减少,而婴儿自身产生免疫球蛋白的能力还比较弱,因此容易生病。0～3岁的婴幼儿,自身免疫球蛋白水平仅为成人1/12,12～16岁才能到达成人水平。

婴幼儿年龄较小,还不能用语言准确表达病痛,需要成人细心观察其精神、行为活动状态,面色、身体肤色,呼吸状况,鼻腔、口腔有无皮疹等,尽早发现异常情况,及时进行治疗。在托育机构中,如果和家长交接时发现婴幼儿已经患病,需要询问和聆听病情,听从家长的指示,再和家长商量日间的护理要点,如全日观察、服药或就诊等。教师还需把有关事项记录下来,出现异常情况不要盲目处理,需迅速去医院进行诊治。

一　婴幼儿常见疾病的观察与发现

(一)辨别哭闹的原因

哭是新生儿的语言。婴幼儿的哭声是判断其身体状况的信号之一。婴幼儿啼哭可以分为无病啼哭和有病啼哭两种。如果婴幼儿持续地哭闹不安,而且精神状态萎靡不振,食欲不佳,应该量一下体温,看看是否有发热的现象。如果一直在哭,但不发热,且碰到身体局部哭得更厉害,可能是皮肤方面的问题,要细心查看身体各部位有没有异常,如臀部、颈下、腋下皮肤皱褶处有没有发生皮肤糜烂,耳朵、脐带处是否流脓等。如果婴幼儿突然哭闹,哭声高而尖,眼神呆滞,这可能是脑部病变的信号,发现这种现象应该马上把婴幼儿送到医院就诊。如果婴幼儿持续哭闹,哭声微弱,呼吸急促,可能是呼吸道感染。如果婴幼儿出现阵发性剧烈哭闹,哭声响亮,后哭声逐渐微弱变轻,面色发白,可能有肠套叠或肠痉挛。当婴幼儿几个小时以上无缘由地剧烈哭闹,时哭时停,伴有呕吐,随即排出暗红色血便时,可能是患了肠套叠,这种病非常危险,要立即把婴幼儿送医院。

(二)发现生活中的异常

如果婴幼儿口齿不如同龄儿那样清晰,应观察是否因舌系带过短,影响了发音。如果婴幼儿对周围突然出现的较大声响反应淡漠,应考虑是否有听力异常。如果婴幼儿经常看东西时歪头或靠得很近，应考虑是否有斜视或视力异常、斜颈等。只要细心观察，就可在早期发现疾病。

（三）观察精神状态

婴幼儿的精神状态是判断病情轻重的重要指标，儿科医生诊断时，首先就是看婴幼儿的精神状态。一般来说，如果面色红润，眼睛有神，玩耍正常，就说明病情不重；如果面色发白，眼睛无神，哭声无力或异常，不吃奶，嗜睡或烦躁不安，伴有呕吐或腹泻等情况，说明病情较严重，应及时到医院就诊。

（四）观察饮食变化

如果婴幼儿平时吃奶、吃饭很好，突然拒奶或食欲较差不肯进食，或食量减少，有可能患感染性疾病。如果婴幼儿有不断打嗝、放屁、口腔气味酸臭等症状，则可能是消化不良；若拒食或食后即哭，同时伴有口水增多，要注意有无口腔病，如鹅口疮或溃疡。

（五）观察睡眠变化

一般情况下，婴幼儿如果入睡较快，睡得安稳，睡姿、表情自然，呼吸均匀，但突然睡前不安，睡醒后眼中或面部发红，呼吸急促，以上多是发热的反应。如果睡眠中易惊醒啼哭，睡醒后大汗淋漓，平时易激动，并伴有囟门闭合延迟，多是佝偻病的表现。如果入睡前喜欢用手搔抓肛门，睡眠不安，多是患了蛲虫病。

（六）观察呼吸变化

婴幼儿呼吸系统处于发育阶段，患病时容易引起呼吸异常。如果呼吸变粗、频率增加或时快时慢，面部发红，多是发热。张口呼吸或经常做深呼吸动作是鼻子不通气的表现。呼吸急促，每分钟超过 50 次，鼻翼扇动，口唇周围青紫，呼吸时肋间肌肉下陷或胸骨上凹陷，很可能是患了肺炎、呼吸窘迫症、先天性横膈膜疝气等病。如婴幼儿经常口唇发绀、面色灰青，要提防心肌炎或先天性心脏病。

婴幼儿的常见疾病及其预防护理

（一）尿布疹

尿布疹，俗称"红屁股""红臀"，表现为婴幼儿接触尿布的部位如臀部、外生殖器、腹股沟及大腿上部内侧及肛门周边出现皮肤发红的过敏反应，先是小红点，然后逐渐变为片状红斑，临床上称为"丘疹样皮肤损伤"，严重时会出现破溃和糜烂等。尿布疹是婴幼儿中最常见的皮肤问题,患上尿布疹的症状表现为爱哭闹、烦躁不安、睡不踏实。

1. 病因

婴幼儿皮肤娇嫩,长期受湿布的刺激,尿液或粪便中细菌分解的尿素所产生的氨类物质会刺激皮肤,从而引发种臀部炎症。

2. 预防与护理

(1)勤换尿布。成人一定要为婴幼儿选用合适的尿布或高品质的纸尿裤,这是有效减少尿布疹发生的关键方法之一。

(2)便后勤清洗。婴幼儿每次大小便后,必须将局部用温水洗净、吸干,然后给婴幼儿屁股搽上一层薄薄的润肤油。注意避免用刺激性肥皂清洗臀部,洗完不要扑粉,以免与尿便结成块对臀部形成刺激。

(3)多通风,晒阳光。当气温适宜时,应将婴幼儿臀部暴露于空气或阳光下,每次 10～20 分钟,每日 2～3 次。

(4)正确使用隔尿垫。使用尿布时,最好垫一块棉质或较厚的尿垫,避免使用塑料布或油布直接接触婴幼儿皮肤,因为它们密不透气,影响水分的吸收及蒸发,这是尿布疹的诱因。

(5)清洗消毒尿布。不要用成人洗衣粉或衣物柔顺剂洗尿布,避免引起婴幼儿皮肤过敏。要彻底把尿布清洗干净,可以通过高温或者暴晒等进行消毒。

(二)湿疹

婴儿湿疹又称"奶癣",是一种常见的过敏性皮肤病,多在出生后 2～3 个月发病,1 岁以后逐渐好转。湿疹多呈对称性分布,好发于前额、脸颊、下颌、耳后等处,严重时会扩展到头皮、颈、手足背、四肢关节、阴囊等处。湿疹急性期有剧烈瘙痒,尤其在晚上,宝宝常常因此烦躁哭闹而影响睡眠和进食。

1. 病因

湿疹是一种常见的、多发的、反复发作的皮肤炎症,发病原因比较复杂,多与遗传和外界诱因有关,好发于 1 个月到 1 岁的婴幼儿。其中过敏因素是最主要的直接诱因。食用富含蛋白质的食物,尤其是鱼、虾、蛋类及牛乳;接触化学物品(护肤品、洗浴用品、清洁剂等)、毛制品、化纤物品、植物(各种植物花粉)、动物皮革及羽毛;发生感染(病毒感染、细菌感染等);接受日光照射、环境温度高等,都可能诱发湿疹以及刺激婴幼儿的湿疹反复发生或加重。

2. 预防与护理

(1)避免接触可疑致敏源。如尘螨、皮屑、花粉、牛奶、化纤等。

(2)科学喂养。尽量选择纯母乳喂养。如果怀疑牛奶过敏,可改喂深度水溶解蛋白奶粉;在添加蛋黄、鱼虾类食物时要格外小心。母亲在饮食上也要尽量清淡,避免食用易过敏的食物。一般随着月龄增大,婴幼儿的湿疹会逐步减轻。

(3)选择舒适衣物。婴幼儿的内衣应当宽松、亲肤、柔软,应选择纯棉制品,避免化纤、羊毛制品对婴幼儿的刺激。婴幼儿衣服不要穿太多,过热出汗也会引起湿疹,正常情况下婴幼儿应当比成人穿得少。床上用品要经常更换,保持干爽。

(4)使用清水洗浴。避免使用去脂力强的碱性洗浴用品,温水洗浴最好。认为婴幼儿有了湿疹就减少洗浴次数的观点是错误的,因为皮肤不清洁也是诱发湿疹的重要原因之一。

(三)婴幼儿急疹

婴幼儿急疹又称婴幼儿玫瑰疹,是婴幼儿期发疹性热病,特征为起病急,高热持续时间长,一般3～5天热退疹出,出疹特点为红色斑丘疹,程度轻重不同。该病患儿多能顺利康复,病后可获得持久免疫力。婴幼儿急疹是一种自愈性疾病,一般一个星期左右就会自行康复,被称为"最有惊无险的病"。

1. 病因

婴幼儿急疹是传染性疾病,主要通过呼吸道飞沫传播,常常在春、秋季节小规模流行,6个月到2岁的婴幼儿最易感染,3岁后少见,无性别差异。

2. 预防与护理

(1)关注体温变化。婴幼儿急疹引起的发热症状一般体温较高,容易发生高热惊厥,因此要注意体温的变化,当体温达到38.5 ℃以上时可以物理降温或者服用退热药等。

(2)做好隔离措施。避免将婴幼儿带到人多的地方,特别是流行病高发的季节。注意室内通风,保持空气清新和适宜的温度、湿度。

(3)保证婴幼儿患病期间的休息。患儿宜多休息,并且注意保暖,但被子不能盖得太厚太多;多饮水,保证水分充足。

(4)锻炼身体。日常要加强户外活动,多晒阳光,以增加婴幼儿自身的抵抗能力。

(5)清洁皮肤。在出疹期,有少部分婴幼儿会感受到轻微的瘙痒感,容易出现搔抓,尽量避免患部接触水,避免引起皮肤的感染。

(四)鹅口疮

鹅口疮又称"口腔念珠菌病""雪口病",多发于颊、舌、软腭及口唇部黏膜,为白色斑块状,酷似鹅口,常表现为颊黏膜或者口腔内存在白色膜状物,是2岁以下婴幼儿中常见的口腔疾病。

1. 病因

鹅口疮是由白色念珠菌引起的口腔黏膜真菌感染。白色念珠菌在健康婴幼儿的口腔里也常可发现,但并不致病,是否发病主要取决于机体的适应和抵抗力状况,诱因比较多。如婴幼儿有营养不良、腹泻的状况及长期使用抗生素、肾上腺皮质激素等;产妇产道感染了白色念珠菌,胎儿出生时通过产道接触到母体的分泌物而感染;日常喂养时,奶瓶和奶嘴消毒不彻底,母乳喂养时乳头和乳晕没有清洁干净,也有可能会引起鹅口疮。在托育机构或幼儿园过集体生活,有时因交叉感染也可患鹅口疮。

2. 预防与护理

（1）母亲怀孕期间阴道霉菌感染应尽早治疗,以免新生儿接触产道分泌物而感染。

（2）不乱用抗生素。对于长期腹泻,使用抗生素和激素的婴幼儿要重点做好预防工作。尽量减少抗生素和激素的使用,避免体内菌群失调,造成真菌滋生。注意饮食营养均衡,提高婴幼儿身体抵抗力。

（3）清洁喂养。母乳喂乳前、后洗手,用温水清洗乳头乳晕,婴幼儿常洗澡、勤换衣、剪指甲、勤洗手。每次用完人工喂养的乳具如奶瓶、奶嘴、奶头、吸奶器等或餐具,应清洁、煮沸、消毒。

（4）保持良好的口腔卫生。喂食后注意给婴幼儿清洁口腔,年龄小的婴幼儿可以喂些温开水以清洁口腔,或者用温湿的纱布清洁口腔,使霉菌不易生长和繁殖。年龄大点的婴幼儿可以食后漱口或者刷牙。

（5）在托育机构或幼儿园过集体生活的婴幼儿,用具不可混用。

（五）新生儿黄疸

新生儿黄疸是指新生儿时期,由于胆红素代谢异常,引起血液中胆红素水平升高,皮肤、黏膜及巩膜上出现黄疸的病症。该病有生理性和病理性之分。生理性黄疸在出生后 2～3 天出现,4～6 天达到高峰,7～10 天消退,早产儿持续时间较长,除有轻微食欲不振外,无其他临床症状。若出生后 24 小时即出现黄疸,每日血清胆红素升高超过 5 mg/dl(毫克每分升)或每小时超过 0.5 mg/dl,或持续时间长,足月儿 2 周以上,早产儿 4 周以上仍不退,甚至继续加深加重或消退后重复出现或出生后一周至数周内才开始出现黄疸,均为病理性黄疸。

1. 病因

新生儿黄疸是新生儿生长发育过程中的特有现象。一方面,胎儿在母体为满足自身对氧气的需求,拥有许多不成熟的红细胞。出生后,这些红细胞会逐步破裂,将大量胆红素释放到血液中去,使得血液中胆红素含量远高于正常值。另一方面,新生儿的肝脏还不那么健全,不能代谢如此多的胆红素;这就造成了新生儿的生理性黄疸。

2. 预防与护理

（1）观察病情。黄疸病情可以通过观察皮肤黄染的深浅来做出大致的判断。一般来说，仅头面部泛黄，为轻度黄疸；如黄染蔓延到身躯，则为中度黄疸；如双臂、双腿、手足等亦被黄染，则病情严重。如出现食欲不振、精神不佳、体温波动、惊觉抽搐等现象，需马上就医。

（2）排尽胎便。一旦胎便中的胆红素被婴儿重吸收，就会使血液中胆红素超标而发生黄疸，故应当及时排尽胎便。判断的方法是，当大便由黑转黄，说明胎便已尽。

（3）充分饮水。保证新生儿每天有 6～8 次排尿，有助于胆红素的排出。黄疸病期，可给予糖水以补充热量，保护肝脏。

（4）光线照射。除了接受紫外线灯照射外，平时的自然光照射也有助于黄疸患儿的痊愈。因为自然光也含有紫外线，会促使体内的胆红素转化为某些水溶性物质，随尿液排出体外。

（5）注意卫生。保证皮肤清洁，避免破损感染。

（6）换血疗法。该疗法应当在经过消毒的无菌手术室内，按照手术相关规程进行，并需要有必要的药物和应急血液。

（7）药物治疗。供应白蛋白，纠正代谢性酸中毒，利用肝酶诱导剂（如苯巴比妥），静脉使用免疫球蛋白。

（六）腹泻

婴幼儿腹泻又称腹泻病，是婴幼儿时期的常见病，也是婴幼儿死亡的重要原因之一。它是一组由多病原、多因素引起的以大便次数增多和大便性状改变为特点的消化道综合征。婴幼儿腹泻发病年龄多在 2 岁以下，发病季节以夏秋季为主。

1. 病因

引起婴幼儿腹泻的病因分为感染性及非感染性原因。感染性腹泻包括病毒感染和细菌感染，其中以病毒感染为多见，寒冷季节发生的婴幼儿腹泻中，80％由病毒引起，其中最具代表性的是轮状病毒，其次是星状病毒和杯状病毒、肠病毒（包括柯萨奇病毒、埃可病肠道腺病毒）。细菌感染则主要是由致病性大肠杆菌引起的。非感染性因素包括饮食、气候、过敏、腹部受凉及婴幼儿自身体质因素。

2. 预防与护理

（1）饮食调节。禁食不易消化的食物，母乳喂养者缩短每次哺乳时间，并在喂奶前喂适量的温开水；人工喂养者可先喂米汤或稀释牛奶，由少到多，由稀渐浓。吐泻严重者禁食 8～12 小时，以利肠道休息。禁食停止后逐渐恢复饮食。

（2）及时补液。轻度腹泻可口服补液盐，重度脱水时需要静脉补液，及早纠正水电解质紊乱。

（3）做好大便清洁。每次大便后用温水擦净臀部，并扑以滑石粉或臀油膏，保持臀部及肛门周围清洁，避免感染。

（4）做好消毒隔离。应及时为婴幼儿更换尿布，接触婴幼儿前应清洁双手。每日开窗通风，保持室内空气新鲜，注意气候的变化。养成良好的卫生习惯，注意乳品的保存和奶具、食具、便器、玩具等的定期消毒。

（5）避免长期滥用广谱抗生素。水样便腹泻患者（约占70%）多为病毒及非侵袭性细菌所致，一般不用抗生素。可以采用能吸附病原体和毒素，维持肠细胞的吸收和分泌功能的蒙脱石粉，还可以接种轮状病毒疫苗预防腹泻。

（七）便秘

对于婴幼儿来说，如果大便又干又硬且排便间隔时间比较久，排便吃力或有痛楚，大便表面或内部有血，就是患有便秘了。消化不良是婴幼儿便秘的常见原因之一。

1. 病因

婴幼儿便秘是一种常见病症，可以分为两大类，一类是功能性便秘，这一类便秘经过调理可以痊愈；另一类是先天性肠道畸形导致的便秘，这种便秘必须经外科手术矫治。绝大多数的婴儿便秘都是功能性的。饮食不足，消化后液体吸收余渣少，就会导致大便减少、变稠。生活不规律以及缺乏按时大便的训练，未形成排便的条件反射所导致的便秘也很常见。食物成分不当，蛋白质、钙等含量过高也是诱因之一，以牛奶喂养的婴幼儿较母乳喂养的婴幼儿发生便秘的可能性更大，这也是人们认为食用奶粉食用易上火的原因。肠道功能失常、体格与生理的异常，如肛裂、肛门狭窄、先天性巨结肠等都可引起便秘。

2. 预防与护理

（1）养成良好的饮食习惯。饮食多样化，少吃生冷食物，食量不能过少，食物不能过于精细，多吃富含纤维素的食物，如新鲜的蔬菜和水果，促进肠胃蠕动，可减少便秘。摄入充足的水分，保证肠道正常的运行。对于喝牛奶的婴幼儿，牛奶中可适当加一些糖、米汤、橘汁、菜汤。

（2）定时排便。要让月龄较大的婴幼儿每天按时坐便盆排便，以形成良好的排便习惯。要养成良好的生活习惯，精神上避免持续的高度紧张状态，尤其对学龄婴幼儿来说，学习紧张、睡眠不足均可引起便秘。

（3）增加锻炼。多进行户外活动，加大婴幼儿的活动量，锻炼身体的腹肌力量，促进肠道蠕动，加速食物的消化。

（4）避免长期使用引起便秘的药物，如葡萄糖酸钙、碳酸钙等。

（5）按摩腹部。具体的方法为：成人用手掌以顺时针方向按摩婴幼儿的腹部（以手压下去肚皮下陷 1 cm 为宜，太轻达不到效果），每日 1～2 次，每次按摩 3 分钟，可促进肠蠕动，利于排便。

（八）肠绞痛

婴儿肠绞痛是指有些小婴儿出现突然性大声哭叫，可能是阵发性，也可能持续几个小时，哭时婴儿面部渐红，口周苍白，腹部胀而紧张，双腿向上蜷起，双足发凉，双手紧握，抱哄、喂奶都不能缓解，而最终以哭得力竭、排气或排便而停止，这种现象通常是婴儿肠绞痛。

1. 病因

婴儿肠绞痛是由于婴儿肠壁平滑肌阵阵强烈收缩或肠胀气引起的疼痛。婴儿吸乳时吞入大量空气，哭闹时亦吸入较多空气，形成气泡在肠内移动致腹痛。喂奶过饱使胃过度扩张引起肠胃不适；饥饿时婴儿也会肠胃不适，表现出阵阵啼哭的行为。牛奶过敏也会诱发肠绞痛，肠绞痛是小儿急性腹痛中最常见的一种，常常发生在夜间，多半发生于 3 个月以内的婴儿，并多见于易激动、兴奋、烦躁不安的婴儿。

2. 预防与护理

（1）排出空气。将婴儿竖抱使其头伏于肩上，轻拍背部排出胃内过多的空气。尤其在喂奶后要竖抱婴儿，拍出嗝来排气。可以用小儿开塞露进行通便排气，也可以把肥皂切成很细的条，从肛门渗进去，用手稍微堵一小会，让它充分发挥作用，然后放开手，就可以连水带便、屁一起排出，或者直接用少量的肥皂水灌肠，以达到缓解肠绞痛的目的。

（2）按摩腹部。用手轻轻顺时针按摩，也可以促进婴儿肠蠕动排气，减少腹痛的症状，亦可用布包着热水袋放置婴儿腹部缓解肠绞痛。

（3）密切观察婴儿。婴儿若腹胀厉害，如有发热、脸色苍白、反复呕吐、便血等，则应立即到医院检查，不可耽搁诊治时间。

（九）肺炎

肺炎是婴幼儿最常见的一种呼吸道疾病，四季均易发生，尤其在春、冬季患病量更多。与一般肺炎不同，婴幼儿肺炎病情不典型，易与感冒混淆，并发症多，如呼吸衰竭、心力衰竭，死亡率高，重症肺炎是婴幼儿时期的主要死亡原因之一。

1. 病因

婴幼儿肺炎多由细菌（如肺炎双球菌、金黄色葡萄球菌、大肠杆菌）、病毒（如呼吸道合胞病毒、流感病毒、腺病毒）、支原体等病原微生物引起，症状为 38 ℃～40 ℃高烧、咳嗽、痰多、气促、呼吸困难，可有憋气、鼻翼扇动等表现。

2. 预防与护理

（1）空气流通。勤开窗户，以保证适当湿度和空气新鲜，以防呼吸道分泌物变干而不易咳出。

（2）保持呼吸畅通。经常抱起婴幼儿，轻拍背部或翻身，发现有鼻痂时，用温水浸软清除。

（3）充分休息。房间要安静，尽量减少探视；最好将测体温、换尿布、喂药等操作一次完成，以免影响婴幼儿的休息。

（4）补足养分。增加营养，清淡饮食，保持多水分、高热量、高维生素。

（十）中耳炎

婴幼儿耳朵内的耳咽管较成人短而宽，经常会发生炎症。如果婴幼儿称耳部疼痛或有压迫感，并在发热、打喷嚏时加重，可能是患了中耳炎。如果婴幼儿烦躁、哭闹不安、夜不能寐、拒绝喂哺，也可能是患有中耳炎的信号。因为婴幼儿在喂奶、吞咽或夜间平躺时，对耳鼓膜的压力最大，会加剧疼痛。如果耳部溢出脓血性液体，在排除外耳道疖之后，可确定中耳炎鼓膜已穿孔。中耳炎还能导致严重的并发症，如乳突炎、脑膜炎等，或破坏平衡能力，甚至会导致程度不同的听力丧失。据统计，80％的婴幼儿在3岁之前都曾患过中耳炎。3岁前正常的听力对语言功能的发展至关重要。中耳炎的危害严重，如果不加治疗，会导致永久性听力丧失，阻碍婴幼儿的语言功能发展。

1. 病因

婴幼儿的免疫系统尚处于发展阶段，功能不健全，易受流感病毒或其他病毒的感染。婴幼儿连接中耳到喉后部的咽鼓管较短且较偏水平，使得细菌容易从喉部进入耳朵。感冒时，咽鼓管肿胀阻塞，鼓膜和咽鼓管之间的空间充满液体而引流不畅，细菌最易在其中生长繁殖，形成炎症。

2. 预防与护理

（1）母乳喂养。母乳中含免疫抗体（IgA），能抵抗细菌和病毒的感染。研究表明，母乳喂养的婴幼儿的中耳炎发病率是瓶装牛奶喂养的婴幼儿的一半。

（2）使用正确姿势喂奶。让婴幼儿坐起来，用倾斜体位喂奶。喂奶时使婴幼儿头部抬起一个角度，特别不要让婴幼儿拿着奶瓶入睡，以免液体流向咽鼓管，使咽鼓管阻塞，导致细菌繁殖。

（3）避免婴幼儿经常感冒。感冒会导致咽鼓管阻塞，容易引发中耳炎，所以避免感冒也能减少中耳炎的发生。

（4）创造无烟环境。被动吸烟会增加婴幼儿上呼吸道疾病的发生，导致中耳炎发病率增加。研究表明，被动吸烟导致每年22万婴幼儿患中耳炎。

（5）及时就医接受治疗。中耳炎治疗周期一般需要半个月到一个月。一定要坚持治疗，直到痊愈为止，如果以为热退了，疼痛消失了，就掉以轻心，有可能会发展为慢性中耳炎，严重时甚至会丧失听力。

（6）冷敷减轻疼痛。发热会导致耳朵疼痛，可以用湿毛巾冷敷耳后，以减轻疼痛。

（7）正确擤鼻涕。轮流使用两侧鼻孔擤鼻涕，防止由于鼻腔的压力过大，鼻腔分泌物顺着咽鼓管的途径逆行感染，从而引起急性中耳炎。

（十一）弱视

弱视是一种发生在婴幼儿时期的眼部疾病。从临床角度看，绝大多数患弱视的婴幼儿只表现为视力差，而眼睛外表看起来与正常人一样，眼部检查也没有异常发现。但即使他们经散瞳验光，配合适的眼镜后，视力也不能矫正到正常水平（0.9 以下），这就是弱视的突出特点。

1. 病因

（1）视觉信息输入减少。如婴幼儿患有先天性白内障、角膜白斑或上睑下垂等病，进入眼内的光线就会受到阻挡，眼底黄斑部得不到图像刺激，因而造成弱视，临床上称之为"剥夺性弱视"。

（2）视觉信息质量低。婴幼儿患有较高度数的远视或散光，双眼度数可能相等，也可能不等，会导致在视网膜上的成像模糊不清，从而引起弱视。

（3）斜视。斜视即双眼球位置失调，视轴关系失去平衡。正常情况下双眼运动协调一致，双眼同时注视一个目标，并使目标在双眼黄斑部成像，传导到大脑视觉中枢，重叠成一个完整且有立体感觉的单一物像。当因为先天或者后天导致双眼运动不协调时，就会发生斜视。

有以上情况的婴幼儿，应早发现、早治疗，只有在视觉发育敏感期的可塑阶段，弱视才有治愈的可能，如果超过 12 岁，治疗便不会有效了。应争取让所有的弱视婴幼儿能够在上小学前被治愈。

2. 预防与护理

（1）定期做眼部保健。3 岁的婴幼儿应每年做一次眼科检查，包括视力和眼位检查，及时发现，及早治疗。

（2）预防弱视。母亲做好孕产期保健对于婴幼儿弱视预防来说至关重要。国内外大量临床实践证实，出生时体重低于 2.5 kg 的新生儿，日后发生弱视的概率比体重正常的婴幼儿大得多。低体重儿、有窒息史和较长时间吸氧史的婴幼儿，眼底发生病变的概率更大，家长要特别注意。

（3）警惕遮盖性弱视。研究证明，6 个月以下的婴幼儿，单眼遮盖 1 周，即会造成不可逆的视觉剥夺。家长千万不要自行盲目遮盖婴幼儿的眼睛，以免造成不良后果。

（4）重视屈光不正的防治。及时、适宜的屈光矫治能预防和治疗弱视、斜视。

（5）注意用眼卫生。婴幼儿不与家人共用毛巾、脸盆；保持婴幼儿的手部卫生，防止婴幼儿用手揉眼；避免强光刺激；注意婴幼儿看书、涂鸦的姿势。

（十二）缺铁性贫血

缺铁性贫血主要是因食物中铁摄入不足，致使体内铁缺乏，造成血红蛋白合成减少而引起的贫血。缺铁性贫血一般为小细胞低色素性贫血，是婴幼儿贫血中最常见的类型，在任何年龄均可发病，以6个月至2岁最多见。缺铁性贫血发病缓慢，多不能确定发病日期，不少患儿是因其他疾病就诊检查时才被发现。此病对健康威胁大，是我国重点防治的婴幼儿疾病之一，积极防治营养型缺铁性贫血是婴幼儿保健的重要任务。

1. 病因

（1）先天储铁不足。来自母体内的储存铁在4～5个月时消耗殆尽，若不及时添加含铁丰富的辅食，婴幼儿6个月后极易发生缺铁性贫血。此病常见于早产儿、双胞胎和母亲患严重贫血的婴幼儿。

（2）铁摄入量不足。膳食铁不足及其搭配不合理是缺铁的最主要原因。婴幼儿以乳类食品为主，而乳类食品含铁量较低（母乳含铁量一般为1.5 mg/L，牛乳为0.5～1.0 mg/L，羊乳则更少），因此，若未及时添加辅食，则易引发缺铁性贫血。

（3）生长发育过快。婴幼儿生长速度快，伴随体重增长，婴幼儿血容量相应增加，铁的需求量也不断增大，因而易发生缺铁。

（4）铁的消耗大。正常婴幼儿在出生后两个月内由粪便排出的铁比由饮食中摄取的铁多，由皮肤排汗损失的铁也相对较多。

2. 预防与护理

（1）孕期保证充足的铁摄入量。孕妇应合理膳食，每天常规补铁60 mg；加强孕期血常规检查，及时发现并针对性补给。

（2）合理喂养，减少损耗。婴幼儿6个月，早产儿及双胞胎2个月时应给予铁剂，每天1～2 mg。5～6个月后合理添加含铁量高的辅食，如蛋黄、菜泥等，喂食和喂奶时间分开，以免影响铁的吸收率。7～8个月可以添加猪肝、肉末、红肉等，这些食物可提供丰富的血红素铁。

（3）改变饮食习惯。纠正婴幼儿挑食和偏食的习惯，膳食应均衡全面。

（十三）佝偻病

佝偻病是3岁以下婴幼儿中常见的营养缺乏症。由于缺乏维生素D，骨骼成骨过程中钙盐不能正常吸收,引起体内钙、磷代谢紊乱和骨骼发育异常,严重影响婴幼儿健康。我国的婴幼儿群体中该病多发,北方地区尤甚。

1. 病因

(1)胎儿期维生素 D 摄入不足。天然食物中除一些海鱼的肝脏含多量维生素 D 外,乳类、蛋黄、肉类等中的含量都很少,谷类、蔬菜和水果中则几乎不含,故每日摄入的天然食品中维生素 D 的含量通常不能满足人体的需求。

(2)日照少。正常人体自身产生的维生素 D 主要靠有效的日光照射,地区、季节、衣着、空气质量都会影响紫外线照射的强度,北方、冬季、多云多雾地区、衣着多、少户外活动及工业污染等条件均可使紫外线照射减少,人体维生素 D 合成不足。

(3)婴幼儿生长过快,维生素 D 需求量增大,没有增加和及时补给。

(4)疾病影响。胃肠道或肝、肾疾病可影响维生素 D 的吸收。

2. 预防与护理

(1)开展健康教育,采取综合预防措施。通过社区广泛加强面向家长的佝偻病宣传防治工作,指导家长给婴幼儿正确摄入维生素 D 的方法。

(2)孕期及时监测补给。孕妇应多户外活动,食用富含钙、磷、维生素 D 的食物,妊娠后期每日补充 800U 的维生素 D。

(3)保证充足的日照。适当日照是最有效、经济、方便的方法。太阳中的紫外线可以使皮肤组织中的 7 -脱氢胆固醇转变成维生素 D,促进钙的吸收。一般在天气晴朗的情况下,婴幼儿每日户外活动 2 小时及以上,即使仅仅裸露脸部,亦可产生足量的维生素 D。

(4)预防性补充维生素 D。足月儿出生后 2 周就要开始每日补充维生素 D200～400U 至 2 岁,早产儿和双胞胎出生后就要补充。

第二节　婴幼儿常见传染病的预防与护理

一　传染病概述

传染病是由病原体(病原微生物)引起的,能在人与人、动物与动物、人与动物之间相互传染的疾病。婴幼儿由于年龄小,身体各项机能处于发展阶段,自身对疾病的抵抗力较弱。在集体生活中,婴幼儿之间接触密切,容易发生传染病,且可造成流行。

因此,预防和管理传染病,是托育机构中的一项重要的保健工作。

(一)传染病的特点

1. 有病原体

传染病是由病原体引起的一类疾病,病原体包括病毒、细菌等。各种传染病都有其相应的病原体,如麻疹的病原体是麻疹病毒,结核病的病原体是结核杆菌。

2. 有传染性

病原体经一定的途径进入易感者体内,引起传染病的发生。所有传染病都具有一定的传染性。

3. 有免疫性

传染病痊愈后,人体对该传染病产生不感受性,这种不感受性被称为免疫。人体的免疫状态有个体差别,也因病而异。麻疹、水痘等一次得病后几乎不再感染,这种免疫就是持久免疫。而流行性感冒痊愈后,经一段时间后可再度感染。

4. 病程有一定规律

从病原体侵入人体到发病以至恢复,一般经过 4 个阶段:① 潜伏期。这是患者从感染病原体到出现最初症状的阶段。② 前驱期。这一阶段病原体不断生长繁殖,可引起患者头痛、发热、乏力等全身反应,为时 1～2 日。③ 症状明显期。这一阶段患者会出现某种传染病特有的症状。④ 恢复期。这一阶段患者症状逐渐减轻至完全康复。

(二)传染病的传播途径

1. 空气飞沫传播

病人或携带者咳嗽、打喷嚏,使病原体随同飞沫被喷到周围的空气中,易感者吸入这种含有病原体的飞沫而形成新的传染,这种传播称为空气飞沫传播。麻疹、百日咳、猩红热、流行性感冒等呼吸道传染病均可经空气飞沫传播。

2. 饮食传播

病原体污染了食物或饮水,经口进入易感者体内,形成传染,常见的饮食传播传染病有伤寒、细菌性痢疾、甲型肝炎等。

3. 虫媒传播

病原体通过媒介昆虫(如蚊、白蛉、蚤、虱等)直接或间接地进入易感者体内,造成感染。媒介昆虫增多的季节,该虫媒传播的传染病发病率也会增高。常见的经虫媒传播的疾病主要有:经蚊传播的流行性乙型脑炎、疟疾,经白蛉传播的白蛉热,经蚤传播的鼠疫,经虱传播的斑疹伤寒。

4. 日常生活接触传播

病原体随同病人或携带者的排泄物或分泌物排出以后，污染周围的日常用品，如衣被、毛巾、玩具、食具等，在这些物品上的病原体再通过人的手或其他方式传播到易感者的口鼻或皮肤上，使之受感染。手经常和食物、饮用水、口鼻接触，又常被带有病原体的排泄物或分泌物所污染，所以手传播传染病的可能性很大。肠道传染病经手传播尤为普遍。

5. 医源性传播

医源性传播是由医务人员在检查和治疗疾病时或实验室操作过程中造成的传播。如输血工作人员带有乙型肝炎表面抗原时，输血过程中可传播乙型传染性肝炎。药物或疫苗注射时不换针头、注射器，亦可传播乙型传染性肝炎。

6. 母婴传播

母婴传播传染病是指胚胎内的婴儿通过产道感染或是宫内感染而得了与母亲一样的疾病。比如艾滋病、乙肝都是较为常见的母婴传播疾病的主要病种。

（三）传染病的预防与管理

1. 管理传染源

应早发现病人，早隔离病人，对传染病的接触者进行检疫。婴幼儿入园前要有体检证明，托育机构要健全晨检制度。

2. 切断传播途径

切断传播途径的经常性预防措施包括维护环境卫生、保持空气新鲜、养成良好的个人卫生习惯，经常通风换气、消毒等。

3. 保护易感人群

保护易感者最主要的措施是积极采用预防接种的方法，提高婴幼儿的免疫能力（见表6-1）。预防接种又称人工免疫，指将特定的疫苗通过适当的途径接种到人体内，使人体产生对该病的抵抗能力，从而达到预防该种传染病的目的。此外，还应坚持体格锻炼和户外活动，合理营养，培养良好的卫生习惯，增强体质。

表6-1　婴幼儿疫苗接种表

月龄	疫苗	备注
初生	乙肝疫苗1 HEPB	
	卡介苗 BCG	出生未及时接种则3个月内补种，3个月～4岁皮试阴性才可以补种，4岁以上不再补种
1	乙肝疫苗2	

（续表）

月龄	疫苗	备注
2	灭活脊灰疫苗 1 IPV	
	口服轮状病毒疫苗	
3	减毒脊灰疫苗 2 OPV	若没有五联疫苗，可以用四联疫苗＋脊灰灭活疫苗代替，接种前后三十分钟避免热食，避免喂水喂奶
	百白破 1DTAP	五联或者四联会包含，优先选择联合疫苗
4	减毒脊灰疫苗 3 OPV	没有五联疫苗，可以用四联疫苗＋脊灰灭活疫苗代替，接种前后三十分钟避免热食，避免喂水喂奶
	百白破 2DTAP	五联或者四联会包含，优先选择联合疫苗
	肺炎 13 价结合疫苗 1	第一针要求最迟 4 月龄注射
5	百白破 3DTAP	五联或者四联会包含，优先选择联合疫苗
	肺炎 13 价结合疫苗 2	
6	乙肝疫苗 3	
	A 群流脑多糖 1 MPSV－A	优先选择自费的 AC 结合流脑疫苗
	肺炎 13 价结合疫苗 3	
	手足口 1 EV71	6 月龄开始就可以接种，接种 2 剂，至少间隔 1 个月
7	流感疫苗	6 月龄以上就可以接种，一般在每年的 9～12 月接种，推荐每年都接种，具体接种程序或遵医嘱
	手足口 2EV71	6 月龄开始就可以接种，接种 2 剂，至少间隔 1 个月
8	乙脑减毒活 1 JE－L	也有灭活疫苗，但剂数较多，优先选择减毒活，有自费和免费的，没有必要自费
	麻风疫苗	
	腮腺炎疫苗	8～17 个月接种一剂，在仅允许接种一剂麻腮风地区的儿童推荐接种，具体询问当地是否有第二剂的麻腮风
9	A 群流脑多糖 2 MPSV－A	优先选择自费的 AC 结合流脑疫苗
1 岁	肺炎 13 价结合疫苗 4	加强一剂
	水痘 1	两针效果比一针好，最好不含明胶
岁半	百白破 4DTAP	五联或者四联会包含，优先选择联合疫苗
	麻腮风 MMR	有自费和免费的，没有必要自费，部分地方在 4 岁或 6 岁后可以免费或者自费接种第二剂
	甲肝减毒活疫苗 HEPA－L	没有必要自费

(续表)

月龄	疫苗	备注
2 岁	乙脑减毒活 2 JE-L	也有灭活疫苗,但剂数较多,优先选择减毒活,有自费和免费的,没有必要自费
	肺炎 23 价多糖疫苗	
3 岁	A 群、C 群流脑多糖 1	优先选择四价(ACYW)多糖流脑疫苗
4 岁	减毒脊灰疫苗 4 OPV	如果选择了自费的 IPV,则在 18 月龄接种,4 岁时不需接
	水痘 2	两针效果比一针好,最好不含明胶
6 岁	白破 DT	
	A 群、C 群流脑多糖 2	优先选择四价(ACYW)多糖流脑疫苗

🦎 婴幼儿的常见传染病及其预防护理

(一)水痘

水痘是婴幼儿十分易患的一种急性传染病,水痘的传染性很强,病原体是水痘病毒,传染源为急性期水痘患者。水痘可通过飞沫、唾液,也可通过受病毒污染的食具、玩具、衣物等物品传染给健康的婴幼儿。水痘的潜伏期一般为 14~16 天,多发于 2~6 岁的幼儿,除夏季少见外,其他季节均可发生,尤以春、冬季多见。患者痊愈后获得终身免疫。

1. 病因

水痘是由水痘—带状疱疹病毒感染引起的呼吸道传染病。感染水痘后,发病初期 1~2 天多有低热,随后出皮疹。皮疹出现顺序为头皮、面部、躯干、四肢。

2. 预防与护理

(1)做好疫苗接种工作。

(2)及时做好患儿隔离工作。患儿需隔离至皮疹全部结痂变干后为止,对密切接触儿检疫 21 天。

(3)做好个人卫生。经常给婴幼儿换衣服,保持皮肤清洁,手要勤洗、指甲勤剪,坚持体格锻炼,增强抗病能力。

(4)保持环境清洁。活动室、教室勤通风,并对所用的玩具及其他用品要彻底清洗,然后用紫外线消毒。

(5)家长不要带患儿去公共场所,尽量避免婴幼儿接触患带状疱疹的病人,以防感染水痘。

（6）合理饮食。水痘患者应多喝水，摄入营养丰富、容易消化的食物，如牛奶、鸡蛋、水果、蔬菜等，忌食辛辣食物、鱼虾等。

（二）手足口病

手足口病（HFMD）是婴幼儿常发的一种疾病，以发热、口腔溃疡和疱疹为症状特征。手足口病多发于5岁以下的婴幼儿，初始症状为低热、食欲减退，常伴咽痛。患儿发热1～2天后出现口腔溃疡，开始为红色小疱疹，然后常变为溃疡，多数患儿在1周左右便可自愈，少数患儿可产生心肌炎、肺水肿、无菌性脑膜脑炎等并发症。个别重症患儿如果病情发展快，甚至会死亡。

1. 病因

手足口病是由肠道病毒引起的传染病，其中柯萨奇病毒CoxA16和肠道病毒71型最为常见，其感染部位是包括咽部在内的整个消化道。手足口病的主要传播途径是粪便、口传播——食用被污染的水果、食物，饮用被污染的饮料等，而不是在拥挤的人群中通过呼吸传播的。

2. 预防与护理

（1）隔离消毒。一旦发现婴幼儿感染了手足口病，应及时就医，避免与外界接触，一般需要隔离2周。婴幼儿用过的玩具、餐具等物品要彻底消毒，房间要定期开窗通风，保持空气新鲜，温度适宜。有条件的家庭每天可用乳酸熏蒸进行空气消毒。减少托育机构人员进出，禁止吸烟，防止空气污浊，避免继发感染。

（2）营养膳食。如果在夏季感染，容易引起脱水和电解质紊乱，需要适当补充水分和营养。患儿宜卧床休息1周，多喝温开水。应为患儿提供清淡、温性、可口、易消化、柔软的流质或半流质食物，禁食冰冷、辛辣、味咸等刺激性食物。

（3）清洁口腔。保持婴幼儿口腔清洁，饭前饭后用生理盐水漱口，对不会漱口的婴幼儿，可以用棉棒蘸生理盐水轻轻地清洁其口腔。可将维生素B2粉剂或鱼肝油直接涂于患儿口腔糜烂部位，患儿亦可口服维生素B2、维生素C，辅以超声雾化吸入，以减轻疼痛，促使糜烂早日愈合，预防细菌继发感染。

（4）护理皮疹。婴幼儿衣物要清洁，衣着要舒适、柔软，经常更换。指甲要剪短，必要时包裹宝宝双手，防止抓破皮疹。臀部有皮疹的婴幼儿，应及时清理大小便，保持臀部清洁干燥。手足部皮疹初期可涂炉甘石洗剂，待有疱疹形成或疱疹破溃时可涂0.5%碘伏。注意保持皮肤清洁，防止感染。

（5）严管托育机构。把好晨检、午检、晚检关，积极宣传传染病学知识，争取及早发现患病婴幼儿。发现患儿要立即隔离，对患儿所在班级进行全面消毒，教师按园所规定做好玩具、个人用品、班级环境的预防性消毒工作。

(三) 猩红热

猩红热为异型溶血性链球菌引起的呼吸道传染病,多发生于冬春季。猩红热是一种急性传染病,通常由口、鼻黏膜的 β 溶血性链球菌引起,患者高热骤然发生,皮肤在 24 小时内满布猩红色小点,口周苍白,咽部显著充血,舌因舌乳头红肿而呈杨梅状。出疹后经 5～7 天,红斑开始消退,之后皮肤脱屑。少数患者恢复期可出现变态反应引起的肾炎风湿热等非化脓性并发症。

1. 病因

猩红热主要致病菌为 β 溶血性链球菌,而 β 溶血性链球菌主要由患者或带菌者的鼻及咽黏膜含菌排泄物经空气飞沫传播,偶尔可经被污染的玩具、生活用具、饮料及食物传播。有时亦可经破损皮肤或产道传播,经这种方式传播的猩红热被称为"外科型猩红热"或"产科型猩红热"。也有因肛门、阴道等途径传播而引起猩红热暴发流行的相关报道。

2. 预防与护理

(1) 急性期应卧床休息,隔离至症状消失,咽拭子测试连续 3 次阴性为止。

(2) 隔离消毒。一旦发现婴幼儿感染了猩红热,应及时隔离,直到鼻咽分泌物测试连续 3 次皆呈阴性为止,一般隔离 4 周以上。在猩红热高发季节与高发地区,出入应佩戴口罩。患儿衣被要勤晒洗,用具、食具要勤消毒,其他婴幼儿不要和患儿共用餐具、玩具、被褥等。

(3) 调理饮食。患儿要注意营养均衡,合理。通过调整饮食可以达到促进身体恢复、提高免疫力的效果,多喝水有利于体内毒素排出。饮食以清淡为主,忌食辛辣、干硬、油腻、生冷刺激食物,忌食海鲜、羊肉等发物。

(4) 勤洗手,注意手卫生。婴幼儿饭前、便后,或者接触到可能被污染的物品后一定要洗手。

(5) 适当增加体育锻炼,提高身体免疫力。

(四) 流行性腮腺炎

流行性腮腺炎是由腮腺炎病毒引起的急性呼吸道传染病,最常影响 5～15 岁的儿童,一年四季均可流行。流行性腮腺炎以腮腺非化脓性炎症、腮腺区肿痛为临床特征,唾液腺和其他多种腺体组织及神经系统可受累,一次感染后多可获得终身免疫。病人腮腺肿大期间,唾液中的病毒可经飞沫传播。流行性腮腺炎起病急,可有发热、畏寒、头痛、食欲不振等症状。病后 1～2 天后,腮腺肿大,有时两侧先后肿大,有时一并肿大,张口或咀嚼时感到腮腺部位胀痛,吃硬或酸的食物时疼痛加剧;4～5 天后腮腺消肿。

1. 病因

人是腮腺炎病毒唯一的天然宿主，早期患者及隐性感染者均是该病的传染源，从腮腺肿大前6天至发病后9天都有传染性，发病前1～2天至发病后5天的传染性最强。病毒通过口、鼻进入人体后，在上呼吸道黏膜上皮组织和淋巴组织中生长繁殖，导致局部炎症和免疫反应，并进入血液引起病毒血症，进而扩散到腮腺和全身各器官，亦可经口腔沿腮腺管传播到腮腺。由于病毒对腺体组织和神经组织具有高度亲和性，可使多种腺体（腮腺、舌下腺、颌下腺、胰腺、生殖腺等）发生炎症改变，若侵犯神经系统，可导致脑膜脑炎等严重病变。

2. 预防与护理

（1）隔离消毒。由于腮腺炎病毒可通过直接接触、唾液、空气等途径传播扩散，在流行性腮腺炎患儿入院接受治疗后，应设定隔离区域并陪护患儿卧床休息，以促使腮腺肿胀情形能够在最短时间内消退。患儿隔离至腮腺炎完全消肿为止，接触者应检疫3周。

（2）加强护理。对患儿进行发热及腮肿局部的护理，对于发热39℃以上的患儿，可采用头部冷敷、温水擦拭、酒精擦浴的方法退热；或在医生指导下使用退热药和清热解毒的中药。在腮肿早期，可用冷毛巾局部冷敷，使局部血管收缩，从而减轻充血的程度，达到减轻疼痛的目的。

（3）调理饮食。患儿饮食应选择流质食物和软食，忌吃辣、酸和过烫食物。每餐后可以使用生理盐水漱口或清洁口腔，防止感染。应进食高蛋白、高热量、富含维生素以及高糖类饮食，以增强抵抗力。多喝温水，促进新陈代谢，补充身体所欠缺的水分和能量。

（五）流行性感冒

流行性感冒是由流感病毒引起的急性呼吸道传染病。流感病毒有较强的传染性，极易引起流行，甚至是大规模流行。其临床特点为起病急，全身中毒症状明显，如高热、头痛、全身酸痛、软弱无力等，而呼吸道症状较轻。轻症患者病程短，常呈自限性，重症患者需进行药物治疗，一般可治愈。

1. 病因

流行性感冒主要是患者被流感病毒感染而引发的一种传染病，以空气、呼吸道的飞沫传播为主，也可经口腔、鼻腔、眼睛等黏膜直接或间接接触传播，此外，接触被病毒污染的物品也可引起感染。人群普遍易感，好发于婴儿、老年人、有基础疾病者、免疫力低下者。

2. 预防与护理

（1）消毒隔离。患儿应首先进行隔离并卧床休息，保证充足的睡眠，减少外出接触他人。

（2）清洁卫生。成人保持环境清洁，加强室内通风，用具要与婴幼儿分开使用。患儿注意个人卫生，勤洗手，成人教会婴幼儿咳嗽、打喷嚏时，应使用纸巾、毛巾遮住口鼻，避免飞沫传播。

（3）合理饮食。患儿要保持营养均衡，多补充水分，可促进身体代谢，同时应清淡饮食，补充丰富的碳水化合物、充足的蛋白质和易消化、高维生素的食品，避免进食对身体有刺激的食物，以免病情加重。

（4）应对高烧，尽量采用物理降温法降温。对于发热 39 ℃以上的患儿，可采用头部冷敷、温水擦拭、酒精擦浴的方法退热；或在医生指导下使用退热药和清热解毒的中药。

（5）加强锻炼。患儿要劳逸结合，适当运动，增强体质。

（六）传染性肝炎

肝炎是指由多种致病因素，如病毒、细菌、寄生虫、化学毒物、药物、酒精、自身免疫因素等引起的肝炎症的统称。传染性肝炎是由肝炎病毒引起的传染病，使肝脏细胞受到破坏，肝脏的功能受到损害，引起身体一系列不适症状，以及肝功能指标的异常，是临床上一种常见的疾病。病毒性肝炎可分为甲、乙、丙、丁、戊五种类型，传播性强，传播途径复杂，传播范围广泛，其中以甲型和乙型肝炎感染率较高。

1. 病因

甲型和戊型肝炎主要经粪口途径传播，即存在于粪便中的病毒污染了食物和饮水，经口造成传染；乙、丙、丁型肝炎主要经血液、体液等肠道外途径传播；其他类型的肝炎无传染性。病毒存在于病人的血液、唾液、乳汁等体液中，可通过日常生活接触、输血、医疗器具、虫媒等途径传播。

2. 预防与护理

（1）做好日常性的消毒工作。尤其是婴幼儿的食具、水杯必须煮沸消毒。

（2）充分休息。婴幼儿应卧床休息，恢复期逐渐增加活动量，避免疲劳过度。

（3）饮食调理。婴幼儿宜吃富含优质蛋白以及微量元素的食物，如芝麻、鲫鱼等。忌吃油炸、油腻以及糖类制品食物，多吃蔬菜和水果。

（4）预防接种。婴幼儿要及时接种甲肝、乙肝疫苗，易感者应重点保护。

（5）注意卫生。婴幼儿生活用品、餐具应专人专用。

（七）细菌性痢疾

细菌性痢疾是由细菌引起的肠道传染病，其传播途径也是粪口传播。细菌性痢疾起病急，患儿发烧，腹痛、腹泻，甚至一日腹泻数十次，有明显的里急后重的症状（总排不尽大便的感觉),大便内有黏液及脓血。

1. 病因

细菌感染是引起细菌性痢疾的主要原因,这些感染性细菌包括志贺氏菌、弯曲杆菌、大肠杆菌和沙门氏菌等,其中以志贺氏菌最为常见。肠道感染以上类型细菌,会发生特异性免疫反应,继而引起腹疼、腹泻、发热等典型临床表现。细菌产生的毒素会破坏肠壁内毛细血管形成破坏作用,并对代谢系统、神经系统等其他系统造成继发性损伤。

2. 预防与护理

(1)消毒隔离。成人尽量做到婴幼儿餐具分离,使用过的座厕或其他物品要充分消毒。

(2)按医嘱治疗。婴幼儿坚持服药至彻底痊愈,避免转为慢性痢疾。

(3)饮食调理。婴幼儿饮食以流质或半流质为主,要遵循清淡烹煮形式,忌食粗纤维、刺激、油腻等类型食物。

(4)注意个人卫生。良好的个人生活以及饮食卫生习惯,是预防细菌性痢疾的最佳手段。婴幼儿每次排便后,用温水洗净臀部。用餐前、上厕所后需要及时清洁手部,降低致病菌进入体内的可能性。

(5)充分休息。婴幼儿直到身体炎症、疼痛和其他症状得到明显改善之前应避免进行剧烈性活动。

(八) 流行性乙型脑炎

流行性乙型脑炎简称乙脑,是由乙脑病毒感染导致的中枢神经系统急性传染病,法定为乙类传染病。主要病变表现为脑实质的炎症,临床以高热、意识障碍、惊厥、抽搐、呼吸衰竭和脑膜刺激征为特征。重症者病死率高,存活者可有神经后遗症。该病经蚊叮咬传播,流行于夏秋季节。

1. 病因

带有乙脑病毒的蚊叮咬人以后,病毒进入人体,先在单核吞噬细胞系统内繁殖,随后进入血液循环,形成病毒血症。被感染者机体免疫力强时,只形成短暂的病毒血症,病毒很快被清除,不侵入中枢神经系统,临床上表现为隐性感染或轻型病例,并可获得终身免疫。被感染者如果免疫力很弱,而感染的病毒数量大、毒性强,则病毒可侵入中枢系统,引起脑实质病变。

2. 预防与护理

(1)消毒隔离。婴幼儿需要住院隔离,医护人员做好室内防蚊防虫措施。

(2)婴幼儿按医嘱口服药物,避免自行减药或停药。

(3)成人做好防护和病情监测,保证婴幼儿呼吸道通畅,注意口腔和皮肤清洁。

（4）饮食调理。婴幼儿注意营养均衡、荤素搭配，可以多吃营养含量高的食物，可以多吃水果蔬菜，不要吃辛辣、刺激性的食物，尽量不要喝咖啡、浓茶、功能性饮料等饮品，避免对脑部的刺激。

（5）婴幼儿须在流行期间1～2个月接种疫苗。

（6）婴幼儿恢复期间注意休息，避免劳累。

知识实践

一、选择题

1. 湿疹是一种常见的、多发的、反复发作的皮肤炎症，好发于（　　）的婴幼儿。

    A. 1个月到1岁　　　　　　　　B. 出生后1个月

    C. 出生后1～2个月　　　　　　D. 出生后4～7个月

2. 从病原体侵入人体到发病以至恢复，一般经过4个阶段：① 潜伏期；② （　　）；③ 症状明显期；④ 恢复期。

    A. 病发期　　　　B. 爆发期　　　　C. 感染期　　　　D. 前驱期

3. 婴幼儿期被称为"最有惊无险的病"是（　　）。

    A. 婴幼儿急疹　　B. 中耳炎　　　　C. 肺炎　　　　D. 鹅口疮

4. 新生儿黄疸是由于（　　）代谢异常造成的。

    A. 白细胞　　　　B. 铁元素　　　　C. 胆红素　　　　D. 淋巴细胞

5. 佝偻病是3岁以下婴幼儿常见的营养缺乏症，是由于缺乏维生素（　　）。

    A. 维生素A　　　B. 维生素B　　　C. 维生素C　　　D. 维生素D

二、填空题

1. 婴幼儿的_____是判断病情轻重的重要指标。

2. 传染病的特点是有病原体、_____、_____、病程有一定规律。

3. 水痘是由水痘—带状疱疹病毒感染引起_____的传染病。

4. 婴幼儿流行性乙型脑炎是由乙脑病毒感染导致的_____系统急性传染病。

三、简答题

1. 简述传染病预防的主要工作。

2. 简述如何预防与护理病毒性肝炎。

3. 简述如何预防与护理细菌性痢疾。

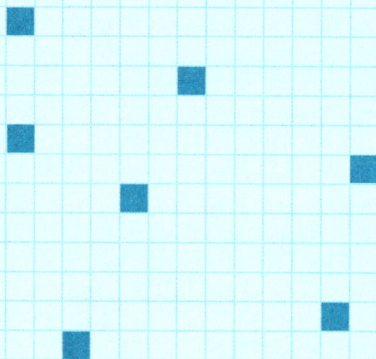

第七章

婴幼儿意外
伤害及其处理

PART 7

❶ 知道婴幼儿意外伤害的特点和常见原因。

❷ 了解婴幼儿意外伤害的急救原则和处理程序。

❸ 掌握婴幼儿常见的意外伤害急救知识及处理方法。

❶ 能够根据婴幼儿意外伤害的特点对其进行预防。

❷ 能够熟练运用和准确操作婴幼儿意外伤害急救技术。

❶ 认识到婴幼儿意外伤害问题的严重性。

❷ 树立正确的婴幼儿意外伤害急救意识。

❸ 加强对婴幼儿的安全教育。

案例：托班一名幼儿在户外活动时不小心擦伤了脸，老师急忙将孩子送至保健室。保健老师仔细询问和观察后，发现孩子除了脸上有较深的擦伤痕迹、周边皮肤稍红之外，并无其他异常，该名幼儿也在半小时后回到教室。当时保健老师及班级老师觉得孩子并无大碍，也不想影响家长工作，就未在第一时间告知家长。下午家长来接孩子时，看到孩子脸上有一条明显擦伤痕迹，大发雷霆，指责园方："为何不第一时间通知家长？家长应有知情权！"

思考：案例中反映了什么现象？请谈谈你的看法。

婴幼儿意外伤害的概念

婴幼儿意外伤害的特点

婴幼儿意外伤害概述

婴幼儿意外伤害的原因

婴幼儿意外伤害的防控原则

婴幼儿意外伤害及其处理

婴幼儿意外伤害的急救原则

婴幼儿意外伤害的急救程序

婴幼儿意外伤害急救

婴幼儿意外伤害的急救技术

婴幼儿常见意外伤害的处理

第一节　婴幼儿意外伤害概述

　　研究表明，有95％以上的婴幼儿伤害死亡发生在中、低收入的国家。虽然高收入国家的婴幼儿伤害死亡率远低于中低收入国家，但是伤害依然是高收入国家婴幼儿的主要死亡原因之一，约占婴幼儿死亡的40％。排列在前几位的伤害死亡原因有道路交通伤害、溺水、烧烫伤、跌落和中毒。

一　婴幼儿意外伤害的概念

　　《世界预防儿童伤害报告》从能量转移角度，将伤害定义为"当人体突然遭受超过其生理耐受阈值的力量总和所导致的身体损伤——或由于缺乏一种或多种重要的生命元素，例如缺氧而导致的后果"。参照上述定义，我国在《中国儿童伤害报告》中采取的伤害定义是"由于机械能、热能、电能、化学能以及电离辐射等物质以超过机体总耐受程度的量或速率急性作用于机体所致的急性损伤，也包括在某种情况下（如溺水和冻伤），由于氧气或热能等生命基本物质缺乏所导致的急性损伤"。由此，对伤害的定义可以概括为任何由于物理、化学、生物因素甚至社会心理因素对人体造成的损伤，可以引起非致命伤残和死亡。

　　有关伤害的分类方法很多，目前尚无统一标准。按照造成伤害的意图分类，可以分成意外伤害（也称为非故意伤害）和故意伤害。意外伤害专指无目的、无意造成的伤害；故意伤害是指有目的自残、自杀，或者加害于他人所造成的伤害，也称暴力。按照伤害发生的地点分类，可以分成道路交通伤害、校园伤害、公共场所伤害、家庭内伤害等。按照伤害的性质分类，国际疾病分类标准（ICD－10E编码）将伤害划分为交通事故、窒息、溺水、触电、自杀、中毒、暴力等14大类。

　　20世纪70年代末，在欧美等发达国家儿童总死亡排序中，意外死亡一直盘踞在第一的位置。2008年世界卫生组织（WHO）与联合国儿童基金（UNICEF）的报告显示，世界范围内每天有两千多名儿童死于意外伤害，还有数千万儿童受伤住院，许多儿童因此留下终身残疾。

　　除了直接导致死亡，很大一部分伤害事件可致婴幼儿伤残。据估计，全世界每年大约6个婴幼儿中就有1个因意外伤害导致身体损伤，需要到医院进行治疗，美国和日本等政府每年用于婴幼儿意外伤害的开支达数十亿美元。根据我国疾病监测和伤害流行病学调查的结果测算，全国每年大约4 000万中小学生遭受各种意外伤害，其中有1 360万人需要到门诊或急诊治疗，355万人需要住院；正常功能受损的有120

万人,致残达 40 万人;伤害造成的直接损失高达数十亿元人民币。

婴幼儿的意外死亡会给父母甚至整个家庭带来巨大的精神打击。而婴幼儿意外伤残给婴幼儿本人和家庭造成的心灵创伤更是无法用经济损失来衡量的,它不但毁掉了孩子一生的幸福,也毁掉了家庭的幸福和欢乐。

婴幼儿意外伤害的特点

(一) 种类多且存在年龄、性别差别

婴幼儿意外伤害的种类很多。伤害的发生多与家庭内的生活活动有关,以意外窒息、烫伤、急性药物中毒或食物中毒、坠床、摔伤、气管异物及触电后的电击伤为常见。此外,用煤取暖做饭的家庭,易发生一氧化碳中毒。养狗、养猫的家庭,易发生狗咬伤、猫抓伤。城市高楼大厦林立,婴幼儿坠楼伤害有所增加。家庭外,由于范围广、场所种类多,意外事故的发生也相应多,较常见、较严重的是溺水及交通事故。此外,野外活动易发生蛇咬伤,毒蝎、毒蜂蜇伤,意外跌落以及误食野果造成的中毒。

年龄小的婴幼儿意外伤害多是由看护不周造成的。随着年龄增长,婴幼儿活动范围扩大,个体因为好奇、顽皮引发的伤害事故增加。婴幼儿意外损伤较多的类型是骨折,占总体数量的 2/3 左右。活泼好动、充满好奇心是婴幼儿的特点,这样的性格特征更容易使他们在生活中和活动中忽视周围的环境因素,追逐奔跑时、嬉笑玩闹时,稍不留意,极易摔倒、碰伤,导致骨折。因此,保教人员要有安全意识,对潜在的意外损伤有预见,提高警惕,发现危险苗头,及时加以处理。

从婴幼儿意外伤害发生的性别构成看,男孩占大多数,女孩约占 1/10,它表明男孩明显较易发生意外伤害。原因在于男孩生性更顽皮好动,探究欲更强,且情感上更易冲动,发生意外伤害的概率明显高于女孩,因此要加强对男孩意外伤害事故的预防工作。

(二) 突然性

意外伤害都是突然发生的,婴幼儿往往几分钟以前还是活泼可爱的,突然间发生意外事故就会导致他们受到伤害。婴幼儿意外伤害的原因大多是由于家长疏忽大意,照顾不周,在未考虑到会发生意外的情况下发生的,也有部分是由于突然发生的自然灾害或外界伤害。

(三) 季节性和时间性

有调查表明,婴幼儿意外伤害较多发生在春季,发生率明显高于夏季和冬季。春季婴幼儿活动量相对增大,易冲动暴躁,汗液的刺激会导致其自控性、动作准确性降低。还有调查表明,婴幼儿意外伤害较多发生的时间段是 10:00～14:30,高于

7:30～10:00 和 14:30～17:30。家长或教师在组织婴幼儿进行亲子游戏和互动后，思想状态由紧张转为放松，对婴幼儿的安全监护有所松懈，婴幼儿也从兴奋期进入疲劳期，体力和自控能力明显下降，因此，10:00～14:30 这一时间段是婴幼儿意外伤害发生的高峰时间段，家长和托育机构应该加强防范意识和预防措施。

(四)场所多样性

意外伤害可以发生在任何场所。家庭、学校、托育机构、商场等各种室内场所；火车、汽车、拖拉机、轮船、木船、飞机等各种交通工具上；江、河、湖、海、沟渠、游泳池、运动场、公园、动物园、公路等各种户外娱乐景点等都可能发生意外伤害。家庭内和室外大型游乐场是婴幼儿意外伤害的高发场所。

三　婴幼儿意外伤害的原因

造成婴幼儿意外伤害事故发生的原因很多，既有客观方面的，也有主观方面的。通过大量调查和研究，一般可以归纳为以下 4 个方面。

(一)社会经济发展的负面效应

近年来，社会经济的发展为婴幼儿成长提供了很好的条件。但同时也应看到，人们生活方式的改变、家用电器的普及、城市建筑的高层化、汽车的大量增加、社会心理问题的加剧，又往往使婴幼儿发生意外事故的各种危险因素增多，威胁着婴幼儿的生命安全。

(二)监护人缺乏必要的安全防范意识和知识

婴幼儿意外伤害的发生大多是因为家长、教师和其他监护人缺乏婴幼儿意外伤害的防范意识和安全知识。许多家长和年轻教师往往在一些事故发生后说道："我根本没想到孩子会发生意外。"

(三)婴幼儿安全防范意识不强

婴幼儿自救能力差，安全防范意识不强。各种自然灾害(如地震)和灾难(如火灾、车祸)中，受伤害最多的往往是老人和孩子，这和他们的自我保护能力差是分不开的。还有些监护人意识到外界存在着的一些对婴幼儿发展不利的因素，但只是一味地对婴幼儿采取全方位的保护，认为"少活动、少出事"，许多本该婴幼儿做的事情他们全部代劳，严格限制婴幼儿的各种活动，剥夺了婴幼儿通过实践锻炼提高自我保护能力的机会，结果婴幼儿缺乏基本的对危险事物的防范能力，发生了本不该发生的事故。

（四）婴幼儿身心发育尚未成熟，容易受到伤害

为什么婴幼儿容易发生意外伤害，并且发生意外伤害的程度常常比成年人严重？根本原因在于婴幼儿生理和心理发育尚未成熟。

1. 婴幼儿运动系统发育不成熟，运动机能不完善

婴幼儿正处在身体生长发育和心理迅速发展的时期，各器官系统还未发育成熟，运动功能不完善，动作不协调，平衡能力较差，因此，发生意外事故时的逃生能力相对较差。1岁左右，婴幼儿学会独自行走时，意外伤害事故便相应增多，婴幼儿头部占身体的比例大，走路或跑步不稳，常会摔跤，头面部便成了受伤的对象，经常出现摔伤、磕伤、擦伤等伤害。随着婴幼儿动作能力的提高，受伤的部位扩展到了四肢。

2. 婴幼儿神经系统发育不完善，对危险因素缺乏认识

婴幼儿大脑发育不完善，认知水平较低，对外界事物缺乏准确的理解和判断，更不会对事物之间的因果关系进行合理推理。同时，由于年龄小，未经历过意外伤害的痛苦，不了解意外伤害的危险性和严重性，因此，什么都想试试，所以其行为过程中经常出现意外伤害事故。如婴幼儿在玩跷跷板的过程中突然跳下；挥舞木棍的过程中打伤其他小朋友；用手去摸插座导致触电，玩火引起烧伤，在河边玩耍发生溺水事故；站在高处往很硬的地面上跳等。由于缺乏对危险的认识而发生的意外伤害，在托育机构和家庭中比比皆是。

3. 婴幼儿好奇、好动、好模仿、活泼、易冲动

婴幼儿有强烈的好奇心，活泼好动，缺乏对事物的完整认识，有时还会出现情绪激动和冲动，缺乏理智和判断能力，从而造成意外事故的发生。如错把彩色药片当糖豆服用，引起药物中毒；手插入插座插孔造成触电；从高处跳下造成摔伤或骨折等。

4. 身体各部分组织和器官幼嫩

婴幼儿身体各部分组织和器官幼嫩，因而更容易受到伤害。婴幼儿的皮肤嫩，皮层薄，体表面积小，同样一杯开水引起的烫伤，婴幼儿会比成人受伤程度更重，受伤面积更大。婴幼儿的颅骨比成人薄，成人从床上摔下去一般问题不大，但婴幼儿尤其是婴儿从床上摔下来就可能引起颅骨骨折、颅脑损伤。

四 婴幼儿意外伤害的防控原则

很多时候，婴幼儿的伤害是突然发生的，以至于很长一段时间以来人们习惯称之为"意外伤害"。但是，目前国际、国内的主流学术观点普遍认为伤害是可防可控的，强调家庭、机构和社会对婴幼儿安全应当承担责任。为此，成人应该提高自身的安全

意识,并加强安全管理和监护,这是减少婴幼儿意外伤害发生的不二法则。预防和控制婴幼儿意外伤害发生的基本原则有以下几方面。

(一) 加强看护

婴幼儿的伤害大多是由成人看护不周造成的,因此细心的照料和看护是避免伤害事故发生的保证。比如婴幼儿睡眠时衣被不盖过头部,不使用松软的枕头,以消除睡眠环境中潜在的危险;婴幼儿应食用细碎食物,奔跑及讲话时不进食;成人要严格保管零碎杂物,避免婴幼儿因进食或误食造成气管内异物堵塞,发生窒息;成人应加强看护,将婴幼儿与周围环境中的危险水源隔离,减少婴幼儿溺水发生。

(二) 消除隐患

环境设施、用品安全隐患常常是婴幼儿伤害发生的直接原因,因此婴幼儿的一切用具都要符合安全规范。

(1) 正确贮藏家庭内有毒物,强化饮食卫生管理等可减少婴幼儿中毒的发生。

(2) 加强防火意识,消除火灾隐患,加强厨房用具及电热用品的管理,能使烧烫伤、切割伤减少。

(3) 在婴幼儿公共游戏场所应多铺设革质地面或橡胶地面。

(4) 建筑物应符合安全标准,家庭窗户安装窗栏,楼梯的高度和坡度应适合婴幼儿生长发育的特点,在洗手间铺设防滑瓷砖。

(5) 婴幼儿应在老师或家长的指导下进行体育运动,并佩带适当的防护用品。

(6) 教育婴幼儿不要独自站在桌椅等高处,对具有事故倾向的婴幼儿应给予特殊的医学和社会教育。

(7) 检查住房周围有无水沟、下水道等危险因素,采取有效防护措施。清除地上电线、绳子等障碍物。

(三) 制度管理

应制定相应的法律法规,规范婴幼儿食品、服装、用具等的安全生产和使用。在公共场所加强对婴幼儿安全的提醒,并制定相应规章,比如公交车和餐厅的婴幼儿座椅等的使用可以一定程度上避免危险的发生。托育机构应制定并严格执行安全制度,把安全教育放在各项活动中,把安全检查落在实处,做到预防为主,时刻防范,把意外伤害减到最少。

(四) 教育先行

在全社会进行婴幼儿安全教育宣传,提高大家的防范意识,提高婴幼儿的自护意识,引导成人掌握一定的安全急救措施,就能更好地减少婴幼儿伤害的发生。比如,可以在托育机构、幼儿园以及家长群体中进行以婴幼儿居家安全、户外安全、交通安全、用药安全,以及常见意外伤害的紧急措施等为主题的安全知识教育和社会宣传,增强安全防范意识,以预防和避免意外伤害事故的发生。事实证明,加强婴幼儿安全知识教育和社会宣传,在全社会建立一个自然保护体系,使全社会都来关注婴幼儿安全,是防止意外伤害的最有效方式。

第二节　婴幼儿意外伤害急救

意外伤害是我国0~14岁儿童的第一死因,它超过4种儿童常见疾病死因的总和,目前已被公认为重大的公共卫生问题。意外伤害对婴幼儿健康的威胁并不亚于疾病,甚至超过一般常见病。随着医疗保健事业的发展、预防接种的普及,疾病导致婴幼儿伤残越来越少,而意外伤害已成为婴幼儿后天伤残的主要原因。过去人们认为伤害是无法避免、不可预防的,但不少成功经验已经证明,伤害是可以预防的。

随着年龄增长,婴幼儿活动能力逐渐提高,活动范围也日益扩大,且他们活泼好动、好奇心强、精力旺盛,但是他们的各种感知觉尚未发展成熟,缺乏独立生活能力,缺乏危险意识和自我保护意识,因此,抚养者照顾婴幼儿要十分细心,对药品、有毒物品、家用电器、厨房用具、高层建筑门窗、外出交通安全等都要格外注意,以防发生意外伤害。除了有较高的安全意识外,抚养者还应掌握基础的意外伤害紧急处理技术,及时应对各种伤害。

一 婴幼儿意外伤害的急救原则

(一) 挽救生命

呼吸和心跳是最重要的生命活动。在常温下呼吸、心跳若完全停止4分钟以上,生命就有危险,超过10分钟则很难起死回生。如果患儿呼吸、心跳已很不规律,快要停止或刚刚停止时,还是迟迟不急救,往往会造成不可挽回的后果。所以一旦患儿的呼吸、心跳发生严重障碍时,当务之急是立即实施人工呼吸、心脏按压等急救措施,抓住最初的几分钟到十几分钟时间,帮助患儿恢复自主呼吸、心跳,以期恢复患儿的自主呼吸,维持其血液循环。

（二）防止残疾

发生意外后在实施急救措施挽救生命的同时，还要尽量防止患儿留下残疾。如婴幼儿发生严重摔伤时，可能造成腰椎骨折，施救时就不能用绳索、帆布等担架抬救患儿，也不能抱或背患儿，这样会损伤脊髓，造成其终身残疾，一定要用门板之类的木板担架转运患儿。

（三）减少痛苦

意外事故造成的损伤往往是很严重的，常常会给患儿的身心带来极大的痛苦，因此在搬动、处理时动作要轻柔，语气要温和。不要认为救命要紧，其他都可以不管不顾，这样会加重患儿的病情。

二　婴幼儿意外伤害的急救程序

（一）伤情判断

当婴幼儿伤害事故发生时，成人一定要保持镇定，并对伤者的受伤严重程度进行初步判断，切忌惊慌失措，这样不但影响伤情判断，也可导致伤者和其他婴幼儿的情绪波动。

一般可以根据事故发生的原因、受伤部位、受伤婴幼儿的神情表现判断受伤严重程度。特别要注意的是，如果婴幼儿从高处摔下，或者受到较大外力冲击，可能没有出现皮肤破损，但其内脏器官有可能已经受伤，通常会表现出脸色苍白、出冷汗、表情痛苦等症状，因此一定要多加观察和注意，必要的话及时送医。如果考虑到伤者可能有颈椎、脊椎骨折，不要随意搬动，需要慎重处理。

（二）现场急救

当伤者出现大量出血、呼吸道异物堵塞、呼吸或心跳停止等紧急状况时，必须进行现场急救，争取时间抢救生命。

（三）启动紧急预案

意外伤害发生后，为及时、有效进行处置，控制事态进一步恶化，有必要启动托育园所意外伤害紧急处理预案。伤情严重，应立即就地在现场、班级教室内对伤者进行急救，马上带离周围其他的婴幼儿，并请周围其他教师帮助拨打急救电话、通知院方相关人员等。不管伤情严重与否，都要立即通知家长，客观地告知伤情和处置情况。

三 婴幼儿意外伤害的急救技术

(一)口对口(鼻)人工呼吸法

在患者呼吸刚刚停止时进行人工呼吸,是帮助其脱离生命危险的重要急救措施。常用的简便且行之有效的人工呼吸法是口对口(鼻)吹气法,基本操作要领如下:

1. 通畅呼吸道

(1)清除口鼻中的痰涕和淤泥、杂草等杂物。

(2)将患者颈部垫高,使其头部后仰,舌根抬起,保持呼吸道通畅。

2. 进行吹气

(1)对小婴儿。用嘴衔住婴儿的口鼻,往里吹气,吹完一口气,轻压其胸部,帮助呼气,2~3秒间隔一次(一吹一压算一次)。小婴儿肺部娇嫩、胸壁较薄,吹气时不可太用力。见到其胸部隆起,就把嘴松开。这样有节奏地进行,直至病儿恢复自主呼吸。

(2)对较大的婴儿。成人深吸一口气,捏住患儿鼻孔,嘴紧贴患儿的嘴,向里吹气。吹完一口气,嘴离开,放开患儿鼻孔,轻压其胸部,帮助其呼气。3~4秒间隔一次,直至患儿自主呼吸恢复为止。若患儿牙关紧闭,也可对着鼻孔吹气,方法和口对口吹气法相同。

图7-1 口对口人工呼吸

若吹气后不见患儿胸部隆起,可能呼吸道仍不通畅,或吹气的动作不当,应及时予以纠正。

(二)胸外心脏挤压术

各种原因引起患儿心搏骤停,都可危及生命,须立即抢救,常用方法为胸外心脏挤压术,具体操作步骤如下:

1. 使患儿仰卧,背部有硬物支撑

可就地取材,让患儿面朝上躺在硬地板或平整的地面上,这样才能使心脏挤压有效。

2. 挤压心脏

(1)对新生儿。双手握住其胸,用拇指按压胸骨(两乳头连线的中央),使胸骨下陷1厘米左右,然后放开,每分钟120次左右。直至患儿心跳恢复。

(2)对小婴儿。用食指和中指并拢放在两乳头连线的中央,垂直向下按压,使胸

人工呼吸视频

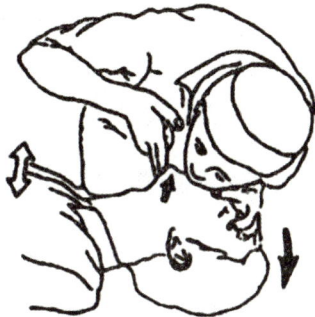

胸外心脏挤压术视频

骨下陷 2 厘米左右,然后放开。每分钟 100 到 120 次左右。直至患儿自主呼吸恢复。

（3）对婴幼儿。左手托其背,右手手掌根按压其胸骨偏下方,使胸骨下陷 2 厘米左右。如此不断进行,直至患儿自主呼吸恢复。

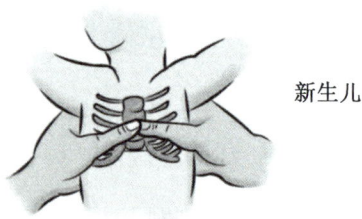

新生儿

小婴儿

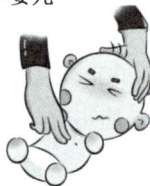

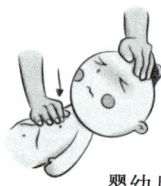

婴幼儿

图 7 - 2   胸外心脏挤压

进行胸外心脏挤压时,一定要使胸骨下陷。胸骨下陷则挤压心脏,相当于心脏收缩将血液注入动脉。救护者手放开时,相当于心脏舒张,静脉血回流入心脏。

进行胸外挤压时,要垂直向下用力,挤压面积不可过大,以免伤及肋骨,造成肋骨骨折,刺伤肺部,加重病情。

（三）心肺复苏术

有些意外事故会造成婴幼儿呼吸、心跳同时停止,此时需要人工呼吸和胸外心脏挤压同时进行,即心肺复苏。

进行心肺复苏时,若仅有一名救护人员,可先做 2 次人工呼吸,再做 8～10 次心脏挤压,注意不要打乱心脏按压的频率。当有两名救护者时,可以由一人做 1 次人工呼吸后,另一个人做 5 次胸外心脏按压。做人工呼吸的人要注意心脏按压者手的动作,在其停止按压的一瞬间立即吹气。为了避免吹气与按压相互干扰,在吹气时按压动作停止。一旦心跳开始,应尽快把婴幼儿送往医院就医。

（四）常用止血法

常用止血方法视频

意外事故常常导致婴幼儿出现不同程度的出血现象。养护者应先判断出血类型,并根据不同情况选择相应的止血方式。

1. 出血的类型

（1）外伤出血。外伤出血是指皮肤损伤,血液由伤口流出,包括动脉出血、静脉出血和毛细血管出血。

① 动脉出血。血色鲜红,血液呈喷射状涌出,或呈搏动状一股一股地冒出,这种情况危险性很大。

② 静脉出血。血色暗红,血液徐徐均匀地流出,较动脉出血危险性小。

③ 毛细血管出血。血液像水珠一样流出,一般都能自己凝固止血,危险性较小。

（2）内出血。内出血是指深部组织对或内脏损伤所引起的出血。虽然内出血者体表没有伤口，看不到血液外流，但对生命威胁极大。内出血者会出现皮肤苍白、出冷汗、手脚发凉、呼吸急促、烦躁不安、口渴等症状。对怀疑有内出血者，应立即送医院诊治。

（3）皮下出血。皮下出血多发生在跌倒、挤压、挫伤的情况下，皮肤没有破损，仅仅是皮下组织发生出血，形成血肿、瘀斑。一般外用活血化瘀、消肿止痛的药物稍加处理，不久即可痊愈。

2. 止血的方法

（1）一般止血法。一般止血法主要用于毛细血管出血或伤口较小的静脉出血。用生理盐水冲洗局部，涂红药水，盖上消毒纱布，用绷带包扎紧即可止血。

（2）指压止血法。指压止血法主要用于动脉出血或大的静脉出血，用拇指或拳头按压出血血管的上方（近心端），压闭血管，阻断血流，达到止血的目的。在指压止血的同时，应迅速送婴幼儿去医院做进一步的处理。在动脉的走向中，最易压住的部位为压迫点。

常用的动脉压迫点有以下几处（如图 7 - 3 所示）：

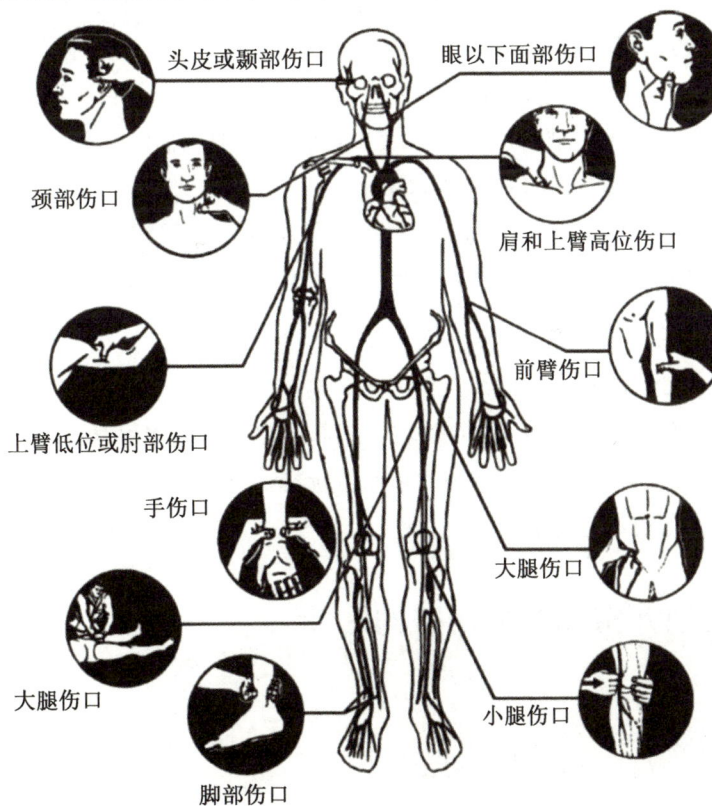

头皮或颞部伤口

眼以下面部伤口

颈部伤口

肩和上臂高位伤口

前臂伤口

上臂低位或肘部伤口

手伤口

大腿伤口

大腿伤口

小腿伤口

脚部伤口

图 7 - 3　常用的动脉压破点

① 头颈部出血:压迫颞动脉、颌外动脉和锁骨下动脉。

② 上肢出血:压迫肱动脉。

③ 下肢出血:压迫股动脉。

④ 面部出血:一侧面部出血,压迫同侧下颌骨;头顶或一侧颞部出血(太阳穴附近),用拇指压迫耳屏前的血管搏动处。

⑤ 手掌、手背出血:压迫腕部动脉。

⑥ 手指出血:将手指屈入掌内,呈握拳状。

⑦ 脚出血:压迫足背动脉。

(3)加压包扎止血法。加压包扎止血法一般用于小动脉或静脉出血,具体做法是将纱布、棉花、毛中等折叠成与伤口相应大小垫放在伤口上,再用绷带或三角巾紧紧包扎。

(4)止血带止血法。当四肢动脉大血管出血,用其他止血方法不能止血时,可用止血带止血法,即用橡皮管或胶管止血带将血管压瘪止血。止血带使用不当易造成肢体伤残,故使用时要特别小心。

使用止血带应注意如下问题:止血带应放在伤口的近心端。止血带下要用毛巾或其他棉絮垫上,不能直接扎在皮肤上。止血带捆扎要松紧适宜,最多缠绕两圈。如止血带需扎较长时间,应每隔40～50分钟放松一次,每次1～3分钟。在松解止血带的同时,应压住伤口,以免大量出血。再次扎止血带的部位应上下稍加移动,以减轻皮肤损伤。在放松止血带时应注意观察出血情况,如出血不多,可改用其他方法止血,以免压迫血管时间过长,造成肢体坏死。

如果伤势严重,身边又无止血器材,可用随手取得的任何物品,如清洁的手帕或撕下的衣物,压住伤口止血,以争取时间送医院处理。

3. 预防措施

(1)将小刀等锐器放在婴幼儿拿不到的地方。

(2)经常查婴幼儿口袋,如有危险的东西,要交老师妥善保管。

(3)教育婴幼儿不用带尖带刺的东西做玩具,不挖鼻孔。

(4)注意婴幼儿活动中的安全。

四 婴幼儿常见意外伤害的处理

(一)小外伤

1. 皮肤擦伤

婴幼儿奔跑、跳跃、追逐时,很容易跌倒,蹭破皮肤,造成皮肤擦伤。婴幼儿天性好动，但由于身体发育不成熟，常常走不稳，很容易摔倒后导致擦伤。

案例：小刚在草坪上与小伙伴追逐嬉戏时，不能及时停下，从而摔倒擦伤。

处理办法：蹭破皮肤后，应先观察婴幼儿伤口的深浅和污染程度。若伤口较浅，仅蹭破表皮，没有出血，只需将伤口处的泥沙清洗干净。若伤口较深，有出血，说明已伤及真皮层。此时应用生理盐水或凉开水清洁伤口，再用碘酒自伤口内向外消毒，然后使用酒精脱碘，处理后如不再出血，不用包扎；若出血较多，伤情较重，加压包扎后送往医院治疗。

2. 刺伤

带刺的花木、木屑、竹屑刺入皮肤，可造成刺伤，刺伤时疼痛剧烈，容易造成感染。托育机构环境中，难免因为木制器械损坏产生毛边，比如桌椅、木制玩教具、主题墙边框，婴幼儿在活动中常常会无意触摸而导致木刺刺入皮肤。同时，活动区植物角一些低矮的植物一旦被折断，也会造成皮肤刺伤。

案例：托班的小红自由活动时对主题墙上的图画充满好奇，伸手去摸时，被主题墙的木边框刺伤。

处理办法：若竹刺、木刺未完全扎入皮肤，尚有一部分暴露在外面，应立即取出。具体做法是：先用生理盐水或凉开水清洗伤口，然后用消过毒的镊子或针顺着刺的方向把刺全部拔、挑出来，不应有残留，挤出淤血，再用酒精消毒伤口。

若刺完全扎入皮肤或指甲，难以拔除，应送医院处理。

3. 切割伤

婴幼儿做剪纸或触摸摔破的玻璃器皿，都可能出现手或皮肤被划破的现象，造成切割伤，出现切割伤时，伤口较整齐，出血量较多。

案例：妈妈拿杯子时不小心将杯子打碎，幼儿趁妈妈去拿扫帚的时候，出于好奇去捡拾地上打碎的杯子碎片，造成了手指划破出血。

处理方式：先用无菌纱布按压伤口止血，然后沿着伤口用75%的酒精由内向外消毒，最后敷上无菌纱布，用绷带包扎。若为玻璃器皿扎伤，应先用生理盐水清洗伤口，用镊子清除碎玻璃片，消毒后加压包扎。

切割伤

1. 用清水清洁伤口
2. 用医用纱布、绷带紧压出血部位
3. 如有渗液可涂抗生素药膏，如莫匹罗星软膏
4. 用绷带固定纱布保护伤口，轻微伤口无需覆盖
5. 适当让伤口透气

何时就医

1. 20分钟仍不能止血，需尽快就医
2. 伤口有感染迹象（发红、疼痛加剧、渗液、发热或肿胀），及时就医

错误做法

短小、干净的切割伤，一般干净自来水或生理盐水清洗即可，无需用过氧化氢、酒精、碘伏等消毒

图 7-4　切割伤急救处理办法

4. 钝挫伤

婴幼儿玩沙包时,沙包击中皮肤,或身体撞击在坚硬光滑的物体上,皮肤未破,伤处发青发肿,出现内部出血,造成钝挫伤。

案例:小班的小刚在草坪上观看哥哥姐姐玩飞盘,不小心被远处飞来的飞盘砸中了大腿,第二天受伤部位明显呈淤紫色。

处理办法:

第一,不宜揉搓伤处,宜局部冷敷止血,一天后改为热敷,改善伤处血液循环,促进局部淤血吸收,减轻表面肿胀。

第二,用七厘散或活血止痛散调敷伤处。

第三,受伤部位限制活动。

第四,头、胸、腹部钝挫伤,可根据伤者神志、面色、表情判断病情轻重。疑有颅脑和内脏损伤,立即送医院治疗。

5. 挤压伤

婴幼儿的手指经常被门或抽屉挤伤,重者甚至会造成指甲脱落,疼痛异常,应及时处理。

案例:托班的小明和小刚双手扒住班级门框边缘探头玩捉迷藏,这时小红进门时推了门一下,小明和小刚来不及闪躲,手指被门夹伤。

处理办法:若无破损,可用冷敷,起到止血和减轻痛苦的作用,不需消毒;疼痛难忍时,可将受伤手指高举过心胜,缓解痛苦。若有出血,应消毒、包扎、冷敷;若指甲掀开或脱落,立即去医院治疗。

6. 扭伤

扭伤多发生在婴幼儿运动、游戏等活动中,多为关节处软组织受伤,伤处肿痛,运动不灵活,颜色发青,例如婴幼儿从高处跳下,常扭伤踝部。

案例:某婴幼儿穿上了妈妈给她买的新皮靴,鞋跟和鞋帮都较高,该婴幼儿在奔跑中不小心把脚扭了,孩子感到剧烈疼痛,脚的活动不方便,老师发现婴幼儿的脚又肿又青。

处理办法:首先应判断有无骨折或脱臼。若无骨折或脱臼,宜先冷敷,限制伤肢活动,一天后改用热敷或按摩,舒筋活血:若有骨折或脱臼,宜平稳、迅速地送往医院诊治。

7. 小外伤的预防

(1)教育婴幼儿不要玩耍尖锐的物品,锥、针、铁丝要严加保管。加强对玩具质量的管理,玩具枪、仿真枪的冲击力不要太强太猛。

(2)不要让婴幼儿接触酒精、石灰、水泥等化学物品。不要让婴幼儿观看电焊火花或在阳光较强的雪地上玩耍,要远离爆竹。

（3）户外活动应注意安全，以防跌伤出血。

（4）定期做好大型玩具的修缮工作。

（二）异物入体

1. 鼻腔异物

婴幼儿常常对细小物体充满好奇，常常会无意中将小物件塞入鼻孔，如豆粒、果核、橡皮等。异物进入鼻腔造成鼻塞，影响呼吸，还会引起鼻腔炎症，甚至异物会下行至咽喉、气管。

案例：小君午睡时发现床上有一颗豆子，好奇把玩一会儿后就用鼻子贴近豆子开始吸气，豆子被一下吸入鼻孔，结果取不出来。

处理办法：嘱咐婴幼儿深吸一口气，保教人员用手堵住无异物的一侧鼻孔，用力擤鼻，异物即可排出。若异物未取出，切不可擅自用镊子夹取，否则会将异物捅向深处，甚至落入气管，危及生命。出现此种情况应马上去医院处理。

2. 咽部异物

咽部异物以鱼刺、骨头渣、枣核等较为多见。异物大多扎在扁桃体或其周围，引起疼痛，吞咽时疼痛加剧。

案例：小玲因为年龄过小不能自己吃饭，妈妈准备了新鲜的鱼肉补充营养，喂食之后，小玲不断咳嗽，捏住嗓子哭喊，妈妈见状马上进行查看，带她到医院就诊。

处理办法：最好用镊子取出，切不可采用食醋或大口吞饭的办法，否则会使异物越扎越深，出现危险。若无法取出，应立即送医院处理。

3. 喉、气管异物

婴幼儿进食时或口含小物体嬉戏、哭闹时，可能将食物或小物体吸入喉部或气管内，五岁以下幼儿多见。异物以花生米、西瓜子、豆粒为多。异物进入喉部、气管，立即引起呛咳、声嘶、面色青紫、呼吸困难。

案例：3 岁的小红一边"咯咯"笑，一边抓桌上未吃完的小鸡腿吃，突然小红用劲咳嗽，双手捏住喉咙，不久脸色青紫，不能说话，妈妈马上用海姆立克急救法帮助小红将鸡腿骨头排出。

处理办法：一种方法是俯卧拍背法；迅速将婴幼儿抱起，头低脚高，拍背（如图7－5所示）。经上述处理，有时可使夹在喉部的异物咳出，试用上法无效，速送医院急救。另一个办法是腹部推压法，也称海姆立克急救法：救护者从后方搂住幼儿腰部，用大拇指的背部顶住幼儿上腹部，间断地向上、向后，冲击性推压，促使横膈肌挤压肺部，产生气流，将进入气管的异物冲出（如图7－6所示）。试用上法无效，速送医院急救。

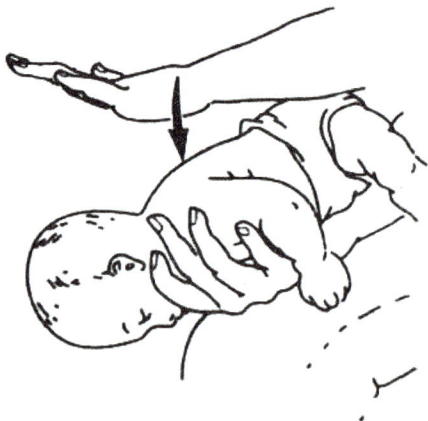

图 7-5   俯卧位拍背法

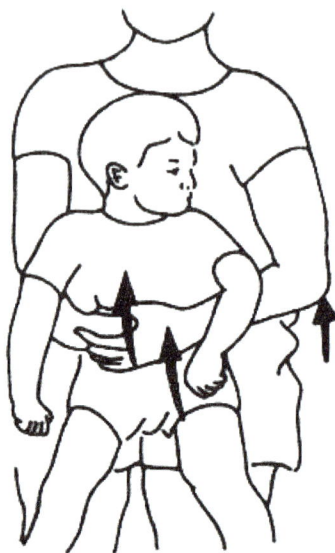

图 7-6   腹部推压法

4. 眼内异物

大风天气,常有沙子或小飞虫入眼,造成眼内异物。婴幼儿在户外活动中遇天气突变,起风造成沙土飞扬时极易迷眼造成眼内异物。

案例:春天百花盛开,一家人出去春游,可是柳絮漫天飞舞,不慎飘入了小红眼中,小红使劲眨眼,并用手揉搓,不一会儿眼睛通红睁不开,妈妈见状马上制止小红,掀开眼皮查看情况,然后用干净的手绢将柳絮擦去。

处理办法:让婴幼儿轻轻闭上眼睛,切不可揉搓眼睛,以免损伤角膜。成人清洁双手。若异物粘在睑结膜表面,可用干净柔软的手绢或棉签轻轻拭去;若嵌入睑结膜囊内,须翻开眼皮方能拭去。若运用上述方法不能取出,婴幼儿仍感极度不适,有可能是角膜异物,应立即去医院治疗。

5. 外耳道异物

外耳道异物一般分为两种:一种是生物异物,如小飞虫;另一种是非生物异物,如婴幼儿玩耍时塞入的扣子、豆类、石块等。外耳道异物可引起耳鸣、耳痛、外耳道炎症及听力障碍,应及时取出。

案例:小红睡觉时,感觉耳朵产生异响,痒痒的,于是开始用手指伸进耳朵掏挖,身体左右翻动,难以入睡,老师见状用手电筒查看耳内详情。

处理办法:若外耳道异物为小昆虫,可用手电筒照射幼儿外耳道,或吹入香烟烟雾将小虫引出来,若不见效,速送医院。若外耳道异物为非生物异物,可用倾斜头、单脚跳跃的方式,将异物排出,若无效,应去医院处理,切不可用小棍捅、用镊子夹,以免造成外耳道和鼓膜损伤。

6. 消化道异物

若婴幼儿将异物吞下以后未发生呛咳、呼吸困难、口唇青紫等窒息缺氧表现,家长就不必过分紧张。在一般情况下,异物进入消化道后,除少数带钩、太大或太重的异物外,都能随着胃肠道蠕动与粪便一起排出体外。

案例:小红抓住任何东西都喜欢往嘴里塞,对物体缺乏辨别能力,有一天拿着五颜六色的扣子就往嘴里塞,扣子不小心就滑落至食道,妈妈扒开小红的嘴没找到,就开始观察小红每日的排便情况。

处理办法:为防异物滞留于消化道,可多给婴幼儿吃些富含维生素的食物,如韭菜、芹菜等,以促进肠道的生理性蠕动,加速异物排出。多数异物在胃肠道里停留的时间不超过两三天。婴幼儿每次排便时,家长应仔细检查,直至确认异物已排出为止。在此期间,婴幼儿一旦出现呕血、腹痛、发热或排黑色稀便的情况,说明有严重的消化道损伤发生,必须去医院急诊治疗。如果婴幼儿吞入钉子、回形针、碎玻璃等尖锐的、带尖、带钩的异物,必须立即去医院检查处置,因为这些异物随时可能钩住或穿透消化道,造成损伤。

7. 异物入体的预防

(1) 婴幼儿进餐时不惊吓、逗乐婴幼儿。

(2) 婴幼儿能吸入或吞入的物品不应作为玩具使用。

(3) 婴幼儿臼齿未长出时,应避免食用花生米、瓜子及带核、带骨、带刺的食物。

(4) 培养婴幼儿良好的就餐习惯,进餐时不嬉戏、打闹。

(5) 教育婴幼儿不要把别针、豆子、玻璃珠等小物件塞进嘴、鼻孔、耳朵里。

(三) 动物咬伤

1. 宠物咬伤

现在许多家庭都养有狗、猫等宠物。婴幼儿天生喜欢小动物,爱与小动物一起玩耍,但即使最温顺的宠物也有恼怒的时候,难免会出现一些意外。幼儿一旦被狗、猫等动物咬伤,家长、教师要紧急处理伤口,不仅要止血、止痛,最重要的是避免幼儿感染狂犬病毒。

处理办法:凡是被狗、猫咬伤,不管是疯狗、病猫还是正常的狗、猫(据文献报告,有相当多的正常狗、猫的唾液中带有狂犬病毒),千万不要急着到医院找医生诊治,而是应该立即、就地、彻底清洗伤口。

冲洗伤口第一要快,分秒必争。因为时间一长,病毒就进入人体组织,侵犯中枢神经。第二要彻底,要用力挤压伤口周围的软组织,而且冲洗的水量要大、水流要急,最好是对着自来水龙头急水冲洗。第三伤口不可包扎,除个别伤口大,有伤需要止血外,一般不上任何药物,也不需要包扎,因为狂犬病毒是厌氧的,在缺乏氧气的情况下,狂犬病毒会大量生长。

正确处理伤口后,应尽快把婴幼儿送医院。及时注射狂犬疫苗,能有效预防发病。应本着"早注射比迟注射好,迟注射比不注射好"的原则尽快注射狂犬疫苗。

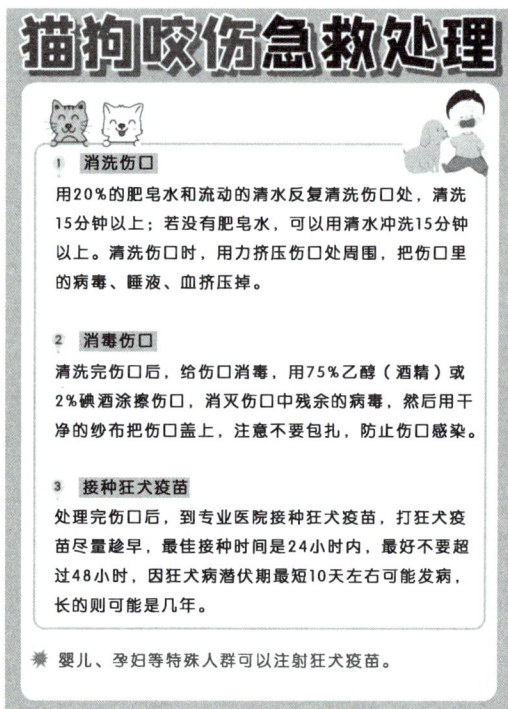

图 7-7　宠物咬伤的急救方法

预防措施:不要让婴幼儿单独与宠物相处,用牵引绳拴住宠物,随时控制它们;教导婴幼儿不要去碰不是自己宠物的那些动物,远离流浪狗;让婴幼儿懂得动物不是玩具,在宠物吃饭、睡觉时不要打扰它;家养宠物要定期注射疫苗。

2. 蚊虫叮伤

夏季蚊虫滋生,蚊虫叮咬较为多见。婴幼儿新陈代谢快,出汗多,更易吸引蚊子叮咬。叮咬后局部皮肤会出现剧烈瘙痒的感觉,甚至出现黄豆大小的疱疹,若抓挠则会引起皮肤溃烂等情况。

案例:小明夜晚睡觉时,不断抓挠自己的胳膊和腿部,左右翻动,辗转难眠,妈妈开灯发现身上全是蚊虫叮咬的红色痘疹,马上拿花露水给小明叮咬处喷了喷。

处理办法:首先要阻止幼儿抓挠,并用蚊不叮、防蚊花露水、绿药膏、清凉油、酒精、氨水等涂于患处。

预防措施:

(1)消除生活环境中蚊虫滋生的场所,卧室安上纱门纱窗,定期使用喷雾式的杀虫剂进行杀虫。

（2）注意婴幼儿卫生，保持皮肤清洁，衣着干净，身上可涂擦花露水防止虫蚊。

3. 蜂蜇伤

春季发生较多。蜇伤后会出现局部皮肤疼痛、红肿，严重时会出现头痛、恶心、呕吐、发热、烦躁等症状。

案例：春天繁花盛开，往往吸引大量的蜜蜂采蜜，父母带小红出去踏青，突然小红感到胳膊有刺痛感，妈妈观察后用肥皂稀释涂于伤口处。

处理办法：

（1）黄蜂（马蜂）蜇伤。先用橡皮膏将皮肤中的刺粘出来，再将食醋涂于患处（因黄蜂毒液为碱性）。

（2）蜜蜂蜇伤。同样先用橡皮膏粘出皮肤中的刺，再将肥皂水、淡碱水涂于患处（因蜜蜂毒液为酸性）。

预防措施：户外活动时注意安全，教育婴幼儿不要独自到草丛多的地方玩耍，不要捅马蜂窝。

（四）头部摔伤

婴幼儿玩耍或从高处跳下时易摔伤头部。由于婴幼儿性别角色行为存在差异，男孩儿相对于女孩儿更加好动。因此男孩儿头部摔伤较为常见。

案例：一婴儿在床上睡觉时，突然头朝下栽到了地上，妈妈立刻将他送往医院检查。

处理办法：

（1）若有出血，用清洁纱布轻轻按压伤口，迅速送往医院。

（2）若摔伤后未见出血，但患儿有意识丧失，且摔伤后有恶心、呕吐现象，头部疼痛剧烈，或者有抽风、麻痹、言语障碍，均应立即送往医院急救。

预防措施：尽量不要单独把婴幼儿放在床上或家具上；可以在床上或沙发周围加一些防护措施，减少摔倒后带来的头部撞击；收拾好婴幼儿身边的一些玩具，以免绊倒摔伤头部。

（五）眼外伤

1. 穿通伤

针刺或铁丝、小刀、毛衣针划伤眼睛，可使眼球部分破损或完全破裂。若完全破裂，则会造成眼穿通伤。逢年过节放鞭炮，爆炸的冲击力也往往造成眼球的严重震荡和穿通伤。眼穿通伤发生时，伤眼眼内组织脱出，有水样物流出。

处理方法：可用无菌纱布或干净的毛巾覆盖眼睛，但不必取出已脱出的眼内物，也不应用力压迫眼球，否则会致眼内物流出，导致伤眼失明。宜迅速冷冻伤眼，并送医院急救。

2. 眼钝挫伤

被弹弓弹丸打在眼上，被足球、土块、木块击中眼球，可致眼钝挫伤。眼球受到撞击，会出现视网膜震荡、出血。

处理方法：可用湿毛巾冷敷，减少眼内出血，后速送医院。

3. 酸碱、石灰烧伤

若酸碱、生石灰不小心溅入眼内可烧伤眼睛。一旦发生，要争分夺秒处理。

处理方法：若为生石灰烧伤，应将没有溶解的生石灰粒轻轻抠出，不要损伤角膜。然后就地用大量清水冲洗眼睛。冲洗时，需扒开上下眼皮，保证眼内各个部位都冲洗到，不留死角。但需注意不要让冲洗出来的水流入健眼，以免造成新的损伤。

4. 眼外伤的预防

（1）让婴幼儿远离烟花爆竹，切忌婴幼儿自行燃放烟花爆竹。

（2）一些有棱角的物品，尖锐生活用品，如牙签、铅笔、筷子等，都应该小心收放，以免婴幼儿摔倒刺伤眼球。

（3）化学洗涤物品应收好，以防婴幼儿误拿。在使用洗涤品时千万不要溅进宝宝的眼睛里。

（六）晕厥

天气过于炎热，未进早餐引起低血糖，或站立过久、疼痛、精神紧张，均可使大脑短时间出现供血不足，引起晕厥。晕厥发生前，病儿多有短时间的头晕、恶心、心慌、眼前发黑、四肢发凉、出冷汗症状，随即倒在地。

案例：3岁的欢欢周一早上匆匆忙忙去幼儿园，没吃早餐，升旗时站在太阳底下没一会儿就晕倒了，脸色苍白。老师见状马上过来抱起幼儿去医务室，将幼儿放平，解开衣领。

处理办法：让病儿平卧，松开衣领、腰带，头部略放低，脚略抬高，改善脑部供血，不长时间即可恢复。病儿清醒后，可适当补充热的糖盐水或热饮。

预防措施：活动中避免婴幼儿长时间站立，同时避免从坐位突然变成站立位；避免给婴幼儿突然的精神刺激；避免婴幼儿在特别闷热的环境下长时间待着。

（七）惊厥（抽风）

惊厥在婴幼儿中常有发生，尤其是高热惊厥，婴幼儿因为年龄小，神经系统发育不成熟，对高热的耐受力差，受热刺激容易神经兴奋性增加，往往引起高热惊厥。通常表现为突然性意识丧失、头向后仰、眼球凝视、口唇青紫、呼吸微弱、四肢及面部抽搐，持续时间不等，短至1分钟，长达几十分钟。发生惊厥后，成人不可惊慌、大声呼叫或拍打婴幼儿。

案例:1岁的小明第一次发烧,初为人母的妈妈没有丝毫察觉,等意识到孩子发烧时,孩子已经脸色发紫,眼睛上翻,口吐白沫。

处理办法:

(1)让病儿侧卧,便于及时排出分泌物,防止异物进入气管。

(2)松开衣领、裤带,保持血液循环通畅。

(3)轻按婴幼儿抽动的上下肢,避免其摔倒,但不可紧搂婴幼儿。

(4)将毛巾或手绢拧成麻花状放于上下牙中间,以免咬伤舌头。若病儿牙关紧闭,不可硬撬。

(5)随时擦去痰涕。

(6)针刺或指压人中穴止抽。

(7)若有高热或上述处理后抽风不止,速送医院救治。

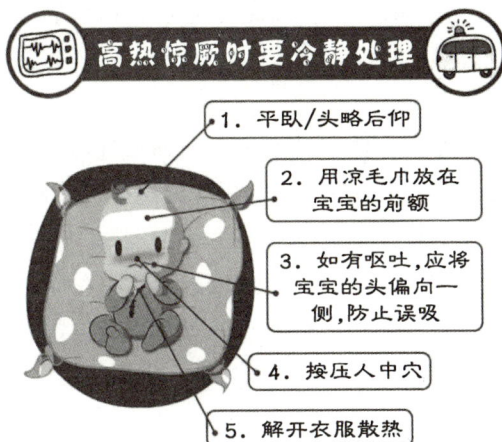

图7-8 高温惊厥处理方法

预防措施:

(1)室内要经常开窗通风,多让婴幼儿参加户外活动,加强体格锻炼,使机体能适应环境,减少感染性疾病的发生。

(2)注意营养,给婴幼儿提供合理膳食,饮食要定时定量,不要让婴幼儿饥饿,以免发生低血钙和低血糖惊厥。

(3)婴幼儿感冒时要补充淡盐冷开水,及时进行物理降温或口服退烧药,以防体温突然升高引发惊厥。

(八) 中暑、冻伤

1. 日射病

夏季天气过于炎热,日光长时间照射婴幼儿头部,可致婴幼儿中暑,出现头晕、耳鸣、眼花、口渴甚至昏迷。

案例：在夏季亲子户外运动会活动中，小刚因为过于投入，家长也疏忽了孩子长时间处于日光照射下，以至于小刚浑身无力，全身酸软没有力气，脸色苍白。

处理办法：

（1）将患儿移至阴凉、通风处，解开其衣扣，让其躺下休息。

（2）凉毛巾冷敷头部，用电扇或扇子扇风，助其散热。

（3）给患儿口服人丹、十滴水。

（4）给患儿喝一些清凉解暑的饮料。

预防措施：炎热的夏季婴幼儿户外活动时间应避开 10:30～14:30。炎热季节婴幼儿可减少户外活动的时间，游戏尽可能在树荫或屋檐下进行，避开阳光的直射。同时教师应提醒婴幼儿多喝水。

2. 冻伤

婴幼儿相较于成人血管系统发达，因此皮肤对外界环境的温度变化比较敏感，加之婴幼儿皮肤组织含水量较成人高，血液循环相对较差，因此更容易冻伤。冻伤发生的场景也较为多见。

案例：小敏在冬季户外活动时，没有做任何抗寒措施，耳朵、手和脸部全都裸露在外，室外冰天雪地，严酷寒冷，小敏的耳朵和手均出现了红肿和瘙痒的现象。

处理办法：婴幼儿冻伤多为轻度，常见于手、足、耳朵、面颊部位，局部红肿，遇热发痒。可将冻伤药膏涂于冻伤局部，并注意保暖，经常对易冻伤部位进行揉搓、按摩，改善局部血液循环，促进冻伤愈合。重度冻伤，局部皮肤呈紫黑色，肿胀，有水疱。处理时应注意保暖，不要弄破水疱，但不能用热水烫，也不能用火烤，应送医院处理。

3. 中暑、冻伤的预防

（1）高温天气，不论运动量大小，都要注意增加液体摄入，不要等到婴幼儿觉得口渴时再饮水。注意补充盐分和矿物质，不要饮用过凉的冰冻饮料，以免造成胃部痉挛。

（2）夏季婴幼儿宜穿着质地轻薄、宽松和浅色的衣物。冬季婴幼儿要注意保暖，宜穿深色衣服，能使身体多获得一些热量。

（3）高温时应减少户外锻炼，户外活动应避开正午前后时段，应尽量选择在阴凉处进行。冬天阳光好的天气，多带婴幼儿进行户外活动，既能促进身体产热，提高婴幼儿的抗寒本领，又有利于皮肤的血液循环，使身体暖和。

（4）夏季少食高油高脂食物，减少热量摄入。冬季在婴幼儿膳食中适当添加富含蛋白质、脂肪、糖类、维生素及微量元素的食物。

（九）烫（烧）伤

婴幼儿好奇心强，动作协调能力差，所以是烫烧伤的多发群体。婴幼儿接触热油、热粥、热饭、热开水、热蒸汽、生石灰、化学药品如硫酸等,均可造成烫伤。

根据烫伤的深浅,可将烫伤分为三度。一度:仅伤及皮肤表皮层,创面极小,局部红肿、灼痛,但无水疱。二度:伤及表皮和真皮两层,受伤面积较大,局部红肿,有水疱,疼痛剧烈。三度:受伤面积大,涉及面广,常伤及表皮、真皮、皮下组织、肌肉四层,甚至会伤及内脏器官。

案例:两岁半的彤彤和奶奶在家里,奶奶为彤彤炸好吃的鸡腿,彤彤迫不及待地要吃,拉着奶奶的胳膊,正在炸鸡腿的奶奶不小心将热油溅到彤彤的胳膊上。

处理办法:

第一,迅速去除被烫伤物浸透的衣物。如身上还粘有热粥、热菜和生石灰等,要轻轻拭去。

第二,一度烫伤,可在局部涂烫伤药膏,如獾油、京万红、清凉油等,3~5天可痊愈,不留瘢痕,有轻度色素沉着,可吸收。

第三,二度烫伤,用干净的纱布、毛巾覆盖创面,切勿弄破和挤压水疱,也不可在创面涂草木灰等不洁之物,将病人平稳送入医院治疗。

第四,三度烫伤时,除干净的毛巾纱布覆盖创面,不能弄破和挤压水疱外,若烫伤面积大,病人烦躁口渴,可少量多次饮用淡盐水,速送医院处理。

预防措施:成人端着热水或开水壶时要注意避开婴幼儿;开水、烫饭菜、化学药品、电器等应放在婴幼儿手够不着的地方;刚烧好的饭菜应放置一段时间,待不烫时再让婴幼儿进食;给婴幼儿洗头、洗澡时应先开冷水后开热水;教育婴幼儿不玩火、不触摸电器等物品。

(十) 电击伤

婴幼儿玩弄带电电器,或雷电天气在树木或高大建筑物下避雨,均可造成电击伤。触电轻者,全身发麻;重者可出现烧伤;更重者电流通过心脏,引起心跳、呼吸骤停,危及生命。

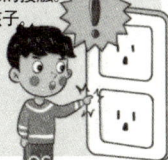

图 7-9 触电急救图

案例:由于室内电器插座安装位置过低,红红出于好奇,用钥匙掏挖插座孔,发生了触电。

处理办法:

第一,切断电源。救护者应冷静分析现场情况,选择安全合理的办法,比如戴上棉布手套、穿上皮鞋、踩在塑料或干木板上,拉下电闸或用竹竿、长木棍将伤者身上的电线挑开。

第二,对呼吸、心搏骤停者进行现场急救。

第三,有烧伤者,保护创面,待伤者呼吸、心搏恢复后送医院治疗。

预防措施:

(1)经常检查电器、电线是否符合安全标准,电器、电线是否漏电,特别是雷雨天气应更加注意。

(2)电插座、电器等应置于婴幼儿手摸不到的地方。

(3)教育婴幼儿不要用湿手插接电源,不玩弄电器,不要在供电线和高压线附近玩耍。

(4)教育婴幼儿雷雨天气不要在大树、电线杆、高大建筑物下避雨,要蹲伏在地势较低的地方。

(5)雷雨天气不看电视。

(十一)煤气中毒

煤气中毒大多是由于冬季用火、洗浴、用煤炉取暖,如果居室无通风设备、风倒灌、烟筒漏气,常发生煤气中毒。过量的一氧化碳进入人体与血红蛋白的亲和力远大于氧气,血红蛋白失去携带氧的能力和作用,使人体缺氧而窒息。

婴幼儿中毒轻者,头晕、耳鸣、恶心、眼花、胸闷、全身无力;中毒重者,呼吸困难,甚至出现呼吸、心跳骤停,危及生命。

案例:由于家长工作繁忙,小芊由爷爷奶奶照看,爷爷奶奶做完饭忘记关煤气,中午午睡时觉察气味不对,迅速打开窗户进行通风。

处理办法:

第一,迅速打开门窗,将患儿移至通风口或户外,使患儿呼吸到新鲜空气。

第二,注意保暖,防止受凉。

第三,呼吸心搏骤停者,施行人工呼吸和胸外心脏按压,待呼吸、心跳恢复后速送医院。

第四,不可给患儿灌醋或让其受冻。

预防措施:

(1)冬季不得在室内使用没有通风设施的煤炉取暖,洗浴时一定要有安全设施。

(2)冬季千万不能将婴幼儿单独放在甚至锁闭在用煤炉或煤气取暖的房间里。

（3）养成使用完煤气即关闭阀门的习惯。

（4）托育机构定期检查煤气管道有无泄漏之处，如有，应当立即修理。

（十二）误服毒物

有些因婴幼儿好奇、好动，常将一些彩色药片误作糖豆服用，导致中毒。在农村，有些家庭药品管理混乱，出现将农药当成止咳糖浆给孩子灌服的现象。

案例：某个 3 岁的幼儿在与小朋友一起玩耍时，发现了喇叭花种子，该幼儿很好奇，把喇叭花种子吃了下去，引起中毒。

处理办法：

第一，催吐、洗胃，尽量减少有毒物质吸收。如果是 2 岁以下的婴幼儿，可一手抱着，另一手按压婴幼儿舌根刺激其咽部，使其将毒物呕吐出。若是 2 岁以上的婴幼儿，先饮下清水，张大嘴，再用筷子或手指等物给予婴幼儿咽部机械刺激使其呕吐，可反复让婴幼儿喝水、催吐，直到吐出的水全为清水。

第二，保护胃黏膜。当遇到一些腐蚀性较强的毒物，为保护食道、胃的黏膜，可使用面糊、蛋清、豆浆、牛奶等洗胃，以达到保护胃黏膜的目的。若误将碘酒当止咳药服用，可用米汤洗胃，催吐后吐出像蓝墨水一样的液体，反复喝米汤再催吐，直至呕吐物颜色消失为止。

第三，毒物不清楚的情况下，急救的同时，要注意收集患儿吃剩的东西和呕吐物，供医生了解毒物性质，为进一步治疗、解毒提供帮助。

第四，若误服毒物时间较长，毒物已吸收，应速送医院，对症解毒。

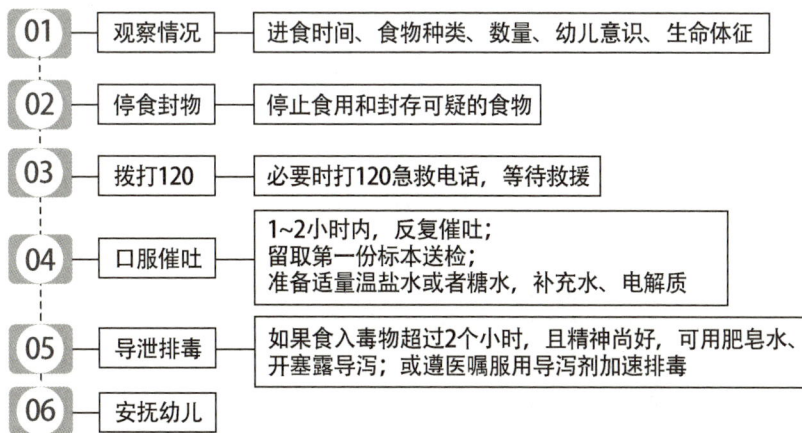

01	观察情况	进食时间、食物种类、数量、幼儿意识、生命体征
02	停食封物	停止食用和封存可疑的食物
03	拨打120	必要时打120急救电话，等待救援
04	口服催吐	1~2小时内，反复催吐；留取第一份标本送检；准备适量温盐水或者糖水，补充水、电解质
05	导泄排毒	如果食入毒物超过2个小时，且精神尚好，可用肥皂水、开塞露导泻；或遵医嘱服用导泻剂加速排毒
06	安抚幼儿	

图 7-10　误服毒物急救图

预防措施：家庭和幼儿园对常备药品应加强管理，标签鲜明，放在婴幼儿不易拿到地方，不能与食物放在一起；给婴幼儿服药要看清楚标签上的姓名、药品名称等；教育婴幼儿不随便吃东西。

（十三）溺水

婴幼儿游泳或玩水不慎,可致溺水。溺水者因吸入大量的水,阻塞呼吸道,引起窒息,一旦发现溺水者要迅速施救。

案例:炎热的夏季,海边、池塘边、游泳馆是避暑的好去处,2岁半的多多和爸爸妈妈一起去海边游玩,趁爸爸妈妈没注意,多多去追一个气球,一不小心被海浪打倒。

处理办法:

第一,利用现场一切条件,抓紧水上救护。

第二,溺水者上岸后,观察状况。若溺水者意识清楚,语言表达流畅,仅为体内进水,倒水就可以了。倒水时,救护者取半跪姿势,让溺水者匍匐在救护者的膝盖上,使其头部下垂,按压其腹、背部,帮助溺水者将进入体内的水排出。也可就地取材,借助木凳、牛、马等物件的帮助,促其排水。

第三,若患儿意识不清,口内有淤泥杂草,则应:① 迅速清除溺水者口鼻内的淤泥杂草;② 松解溺水者内衣、裤带、领口、袖口;③ 若溺水者呼吸心跳已停,迅速施行人工呼吸和胸外心脏挤压术(如图7-11所示)。

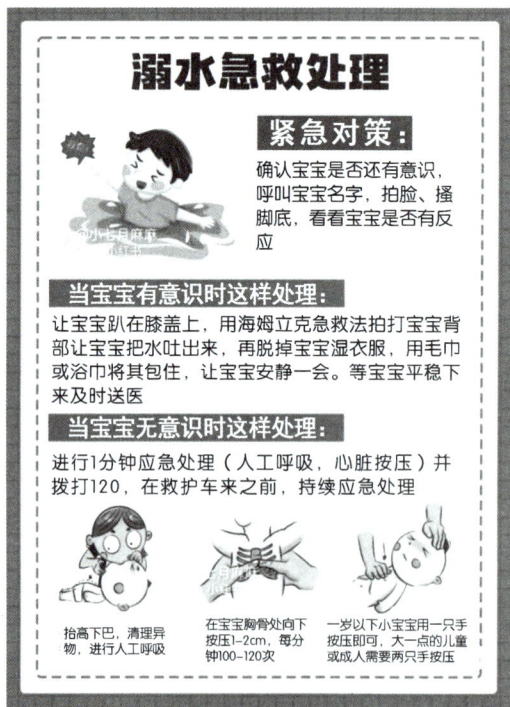

图7-11　溺水的急救技术

预防措施:托育机构不能建在河边和粪池、池塘附近,以免婴幼儿失足溺水;教育婴幼儿不能自己去河边、池塘边玩水;婴幼儿游泳,要有成人看护,教育婴幼儿不在不明水情的地方游泳。

（十四）骨折

骨折可分为闭合性骨折和开放性骨折两种。闭合性骨折，骨折处皮肤不破裂，与外界不相通；开放性骨折，骨折处皮肤破裂，与外界相通。婴幼儿骨头中有机物含量相对较多，弹性大，硬度小，不易骨折，但易弯曲变形，还可能出现"青枝骨折"（如图7-12所示）。骨折有一些典型的临床表现，如剧烈疼痛，患肢运动受限，患区压痛极为明显，患部出现肿胀、皮肤变色等。在关节脱位和严重骨折时，还容易发生肢体变形。

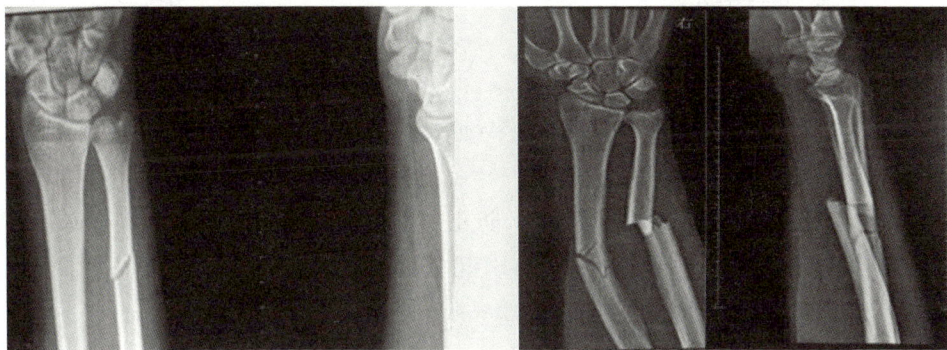

图7-12　青枝骨折

案例：婴幼儿手被弹簧门挤压，可能导致骨折；伸手玩弄电扇，可能因扭转而发生骨折；车挤压、跌倒等，也都可能造成骨折。

处理办法：骨折的急救原则是先临时固定伤肢，尽可能限制伤肢的活动，以免断骨再刺伤周围组织，如有出血，应止血后再固定。若怀疑伴有脑震荡，一定要尽量减少患儿头部移动，取头高15°～30°卧位，昏迷者头部应偏于一侧，以防止呕吐物堵塞呼吸道造成窒息。

在进行骨折的现场处理时，最好使患儿平躺，使用冰块冷敷，缓解骨折处的疼痛和肿胀，千万不要盲目搬动患儿，更不能对受伤部位进行拉拽、按摩。在没有固定物品时，要及时就地取材，可选用树枝、木棍等固定受伤部位，防止伤情加重。例如，对受伤的上肢可以用手帕、布条、领带等将其悬吊并固定在胸前（如图7-13所示）；下肢可以与未受伤的另一肢捆绑固定在一起（如图7-14所示）。不要试图把变形或弯曲的肢体弄直，也不要将突出伤口外的断骨塞回伤口内，以免引起感染。在使用绷带固定时，不宜绑得过紧，时间不宜过长，要注意观察血液循环情况，如出现指（趾）苍白、发凉、青紫等现象，应放松重绑。

骨折急救术视频

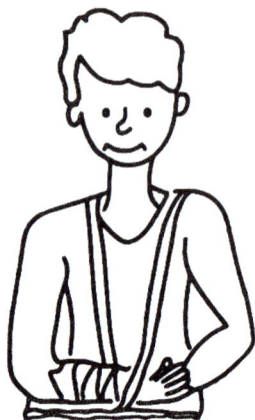

图7-13　上臂骨折固定法　　　　图7-14　腿部骨折固定法

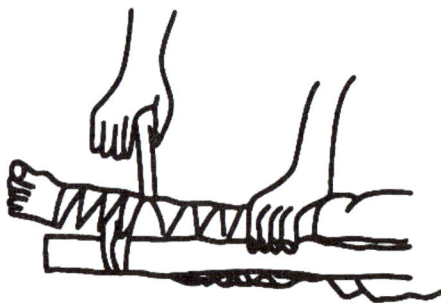

在送往医院途中,需用硬木板做担架,把受伤婴幼儿固定在担架上,在运送过程中要尽量平稳。

预防措施:看护人员要加强责任心,防止发生伤害事故引起婴幼儿骨折;婴幼儿进出的门不安装弹簧,以免夹伤幼儿,引起指、趾骨的骨折;教育婴幼儿不做危险动作。

(十五) 脱臼

婴幼儿关节尚未发育成熟,在较强外力牵拉的作用下很容易引起关节脱臼,多次脱臼后,关节不稳定,容易再次脱臼。较常见的脱臼有桡骨小头半脱位(如图7-15所示)和肩关节、肘关节及下颌关节脱位。

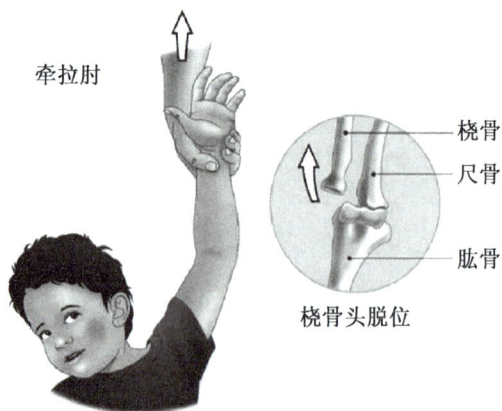

图7-15　桡骨头脱位图

案例:小芸摔倒被拉起时,肘关节被拉扯造成脱臼;午睡时身体压住手臂导致手臂脱臼;穿衣服时过于用力造成脱臼。

处理办法：关节脱臼后，不要贸然实施复位，应立即送往医院处理。关节受过拉伤后，容易重复发生脱臼，故经医生复位后，仍需注意保护关节，勿用力牵拉。

预防措施：

（1）婴幼儿摔倒要去拉他起身时，尽量拉其上臂。

（2）发现婴幼儿睡觉压到手臂，可以轻轻帮他挪开。

（3）给婴幼儿穿衣服尤其是长袖衣服时，动作要轻柔，不要一把抽出手臂。

（4）对于习惯性脱臼的婴幼儿需要更加保护，避免牵拉。

知识实践

一、选择题

1. 违背防控婴幼儿意外伤害发生基本原则的是(　　)。

A. 细心照料和看护婴幼儿　　　　B. 避免婴幼儿进行一切危险活动

C. 规范婴幼儿用品的安全生产　　D. 对婴幼儿进行超前教育

2. 关于婴幼儿急救原则，排序正确的是(　　)。

A. 防止残疾—挽救生命—减少痛苦

B. 挽救生命—减少痛苦—防止残疾

C. 减少痛苦—防止残疾—挽救生命

D. 挽救生命—防止残疾—减少痛苦

3. 小明在玩耍时不小心被一只黄蜂蜇伤，皮肤立刻红肿、疼痛，这时，保教人员应该尽快将(　　)涂于伤处。

A. 弱碱性溶液　　B. 清水　　　　C. 弱酸性溶液　　D. 强碱性溶液

4. 如发现儿童误服有毒物品，应首先(　　)。

A. 催吐　　　　　　　　　　　　B. 多喝水，将有毒物品排出

C. 立即送医院　　　　　　　　　D. 洗肠

5. 幼儿突然出现剧烈、呛咳，伴有呼吸困难，面色青紫，这种情况可能是(　　)。

A. 急性肠胃炎　　　　　　　　　B. 异物入气管

C. 急性喉炎　　　　　　　　　　D. 支气管炎

二、填空题

1. 手掌、手背出血应该压迫_____。

2. 托班一幼儿因贪玩不小心割伤了自己的手腕，导致小动脉损伤，此时最宜采取的止血方法是_____。

3. 对新生儿胸外心脏挤压术每分钟_____次左右。

4. 意外伤害都是突然发生的，婴幼儿往往几分钟以前还是十分活泼可爱的，突

然间发生意外事故导致他们受到伤害,这体现了婴幼儿意外伤害_____的特点。

5. _____主要用于动脉出血或大的静脉出血,用拇指或拳头按压出血血管的上方(近心端),压闭血管,阻断血流,达到止血的目的。

三、简答题

1. 简述婴幼儿意外伤害发生的严重程度大于成年人的原因。

2. 简述婴幼儿意外伤害的急救处理程序。

3. 简述婴幼儿意外伤害的防控原则。

四、论述题

1. 论述至少2种异物入体的表现及处理办法。

2. 论述常用的几种止血方法。

五、案例分析题

3岁的凡凡在公园和小朋友一起玩耍时,发现了喇叭花种子,凡凡十分好奇,伸手把喇叭花种子摘下放进了嘴里,不一会儿凡凡的肚子开始疼起来,凡凡哭闹不止。

问题:

(1)材料中凡凡哭闹不止的原因。

(2)结合材料提出解决措施。

第八章

托育机构的环境
卫生与保健工作

PART

8

知识目标

① 熟悉托育机构各区域的环境设置与要求。

② 掌握托育机构的环境清洁消毒要求。

③ 了解托育机构的设备及器具卫生。

技能目标

① 能运用相关知识对托育机构场所、器具设备等进行专业的清洁消毒。

② 能从婴幼儿卫生保健的意义和任务出发，规范开展保健工作。

③ 根据婴幼儿不同年龄特点，有针对性地开展保健工作。

素养目标

① 养成良好的生活卫生习惯。

② 将爱国、敬业、诚信、友善融入学习全过程。

③ 恪守职业道德，遵守操作规程，提高执行力，具有责任意识和安全意识。

情景与问题

案例：某市一托班在进行完活动后，几个孩子到口杯柜前取杯子喝水，因发生拥挤口杯柜上的开水瓶翻倒下来，滚烫的开水泼洒在站在柜前的孩子的脖子、胸前和手上，老师慌忙之中将孩子衣服脱下散热，结果孩子的身体多处连皮剥落。经医院积极治疗，孩子康复出院，但在身上留下了非常明显的疤痕。家长当时没有向园方提出任何要求，等孩子大班毕业，马上要求幼儿园高额赔偿，并拿出了烫伤时的照片、病理资料和其他证据。

思考：我们应该怎样为婴幼儿营造一个受尊重、受爱护，安全、健康的环境呢？

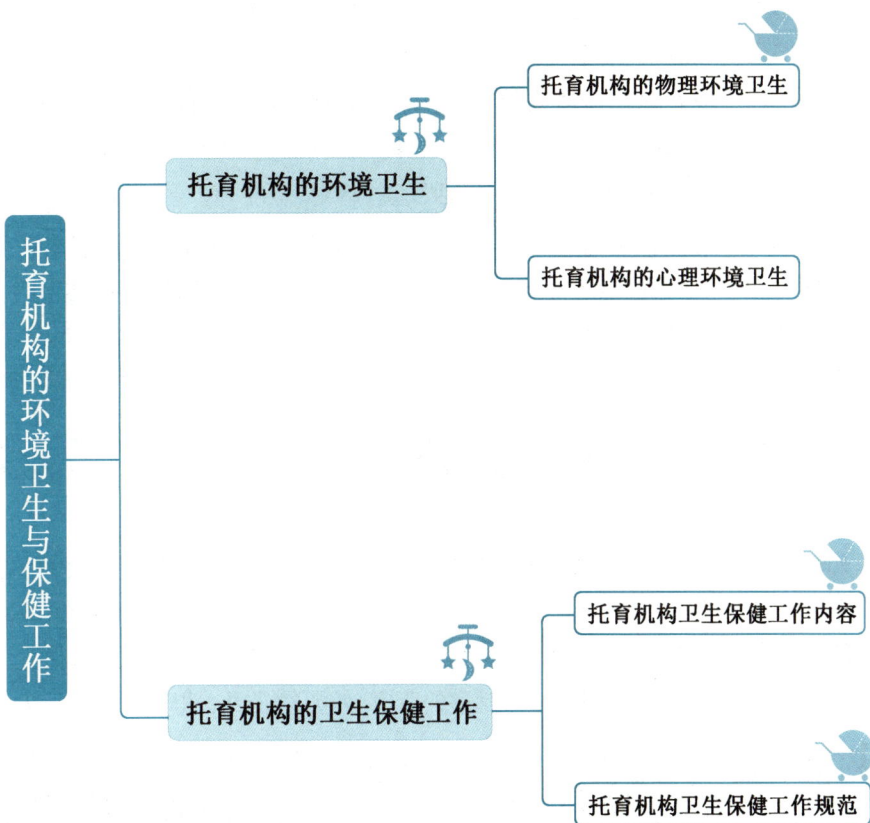

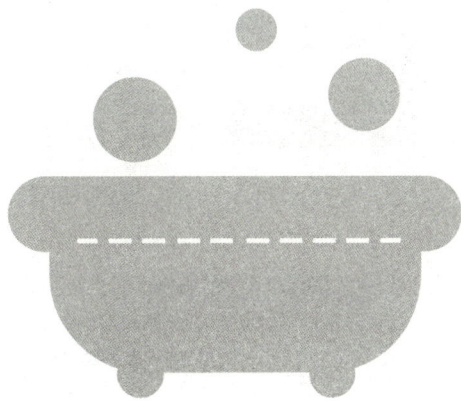

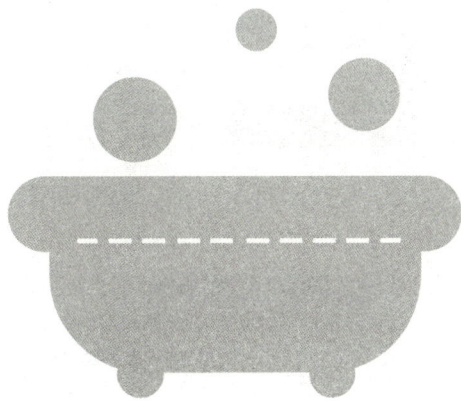

托育机构的环境卫生与保健工作

托育机构的环境卫生

托育机构的物理环境卫生

托育机构的心理环境卫生

托育机构的卫生保健工作

托育机构卫生保健工作内容

托育机构卫生保健工作规范

第一节   托育机构的环境卫生

　　环境是人类生存与发展的条件和根基,婴幼儿处于生长发育的重要阶段,环境对其健康的影响尤为重要。从家庭到托育机构,婴幼儿的生活环境发生了较大的转变,他们需要经历从家庭环境到托育机构环境的适应过程。

　　托育机构环境包括物理环境和心理环境两大类。托育机构的物理环境是指托育机构内影响婴幼儿身心发展的一切物质条件。心理环境是指托育机构里保教工作人员与婴幼儿所共创出来的机构文化,包括气氛、感觉、态度等。

　　托育机构环境不仅要关注安全、美观、舒适的物理环境,还应重视建设让婴幼儿感到安全与安心、形成较好人际关系的心理环境,使婴幼儿有机会将环境中的信息与个人经验连接。唯有这些环境都能得到妥当规划,我们所照顾的婴幼儿才会在情绪、认知以及身体上都能够有所发展。

● 托育机构的物理环境卫生

　　托育机构的房屋建筑、卫生设施及环境布置都属于物理环境,应本着有利于促进婴幼儿生长发育、卫生安全及勤俭节约的原则。凡给婴幼儿使用的各项设施及室内外的布置都应符合其生理特点,要合理、实用、安全、卫生、美观,并便于工作人员施教和护理,保证婴幼儿生活制度和卫生保健制度的落实,使婴幼儿身心得到健康全面发展。

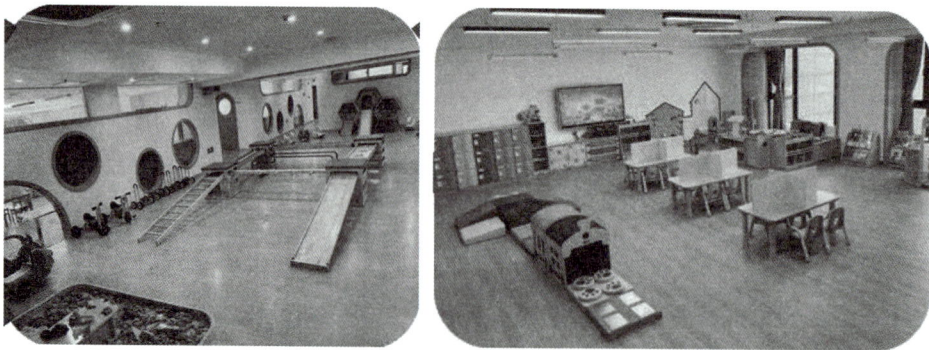

图 8-1   托育机构部分室内环境

(一)园址的选择要求

　　托育机构应设置在安全区域内,房屋建筑选址应地势平坦,地基干燥,阳光充足,

供暖排水良好,应有与园所规模相适应的户外活动场地及绿化地带,托育机构园址的选择应坚持以下原则:

1. 安全合理

安全是一切活动的保障,是婴幼儿生命安全的基础。婴幼儿因为年龄的特点,动作发育尚不完善,手眼的协调能力较差,但对周围事物有强烈的好奇心,没有危险意识,容易发生意外。因此,严禁在污染严重的工厂、加油站、煤气站、马路边、停车场、毒品仓库、河塘边、农贸市场附近设置托育机构园。在不可避免的情况下,与上述场所间隔距离应在 500 米以外,不要迎着人流、车流多的马路开设大门。

建筑材料要选择安全、无毒、不开裂、不掉色、耐火强、无放射源、无气味、防滑的材料。动工前,建筑商要将设计图纸交教育及保健部门审核,使布局安全合理。建筑楼层一般为 2~3 层,房屋净高必须在 3.2 米以上。每班生活用房(活动室、卧室、盥洗室、厕所、贮藏室)必须在一套设施里,需配有单独的卧室、盥洗室。因不可抗拒的建筑设计因素,生活设施不在一套里或需穿越露天时,必须有遮雨长廊。

2. 安静明亮

托育机构选址应在安静、低噪音的区域,远离集贸市场、旅游区域、铁路线、机器轰鸣的工厂、闹市区等。婴幼儿的神经系统发育尚不完善,容易兴奋和疲劳,对外界的干扰较敏感,注意力容易分散,为保证婴幼儿良好的睡眠和学习活动状态,一般噪音应该低于 40 分贝。

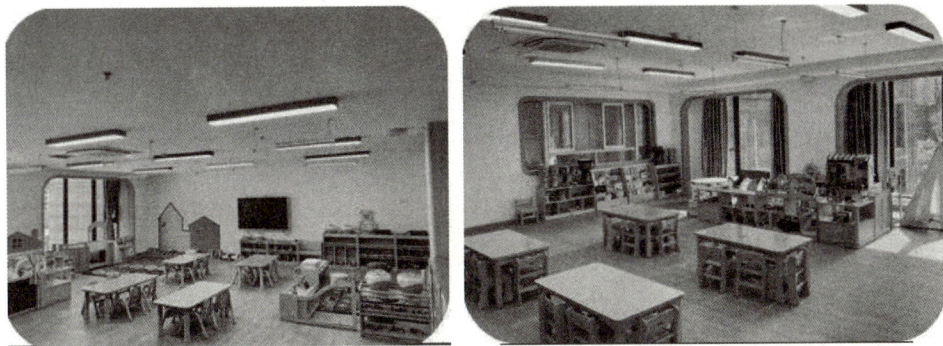

图 8-2 托育机构室内照明设备

托育机构的房屋对光线要求较高,主要利用自然光源,房舍应坐北朝南,活动室、卧室一般朝南,卫生间及辅助用房朝北。室内的采光取决于玻璃窗的面积,一般婴幼儿生活用房的窗、地面积之比为 1∶4.5~5(1 倍的窗面积∶4~5 倍的地面积)。充足的日光是保证房屋采光的首要条件,要求室内日光每日满窗照射时间不少于 3 小时,照射面积不少于房屋面积的 1/3~1/4,通风良好。

灯具照明设备对保证婴幼儿的用眼卫生极其重要,如受房屋建筑的限制,在自然光线不足的情况下,一律使用灯具照明。按照国家教委的有关规定,婴幼儿活动用房的平均照度值为 150 米以上,工作面为距地 0.5 米处;卧室、保健室、厨房为 100 米以上,工作面距地 0.8 米处;卫生间照度值为 30 米,灯具一般采用 40~80 瓦的荧光灯,大约每 10 平方米面积使用 20 瓦荧光灯。

3. 排水供暖良好

良好的排水供暖设施是托育机构保障婴幼儿安全的重要措施。托育机构园内要有畅通的暗道排水系统,在大雨天气或多雨季节,能使积水迅速排掉。在楼上的房舍要保证供水,每班均应有给水系统,盥洗室应有洗手池,厕所应有抽水装置,小便池应配备散点式面壁喷水管,供排水系统的小管不宜太细,以免影响水流量。有条件的话,每班在盥洗室内安装电热水器,一般为 30~50 立升(寄宿制幼儿园应安装 80~100 立升),水温应在 20~30 度,以保证冬天婴幼儿洗手使用。保健室须安装水池,厨房的室内要有宽敞的防鼠排水地沟,生菜加工、烹调间、消毒间均须配备自来水。

供暖降温设备在托育机构是不可缺少的。因婴幼儿年龄小,对寒冷或炎热的天气不适应,保暖降温的措施主要有以下:

(1)对采光条件好的房屋,要尽量利用阳光保证室内环境温暖。冬天当阳光洒向室内时,可关闭门窗,使室温维持在适宜的温度。

(2)托育机构一般每 40 平方米的空间配备一台 2.5~3 匹的冷暖空调,80 平方米的空间配备两台 2 匹的空调。一般冬天在室外温度零上 5 ℃时可开启,夏天在室外温度 30℃时可开启,并注意每隔 2 小时开窗通风 15 分钟。

4. 交通便利

交通情况是家长为婴幼儿选择托育机构时优先考虑的因素,便利的交通既方便家长们接送,又能降低婴幼儿在上下学过程中的风险。停车是否便利等也是家长考虑的要点,因此,托育机构附近应尽可能有停车场等能够提供临时停车的地方。

(二)生活用房的卫生要求

1. 生活用房的基本卫生要求

从卫生保健来看,托育机构园要保证足够的婴幼儿的生活用房,如活动室、寝室、盥洗室、保健室、厨房等,房屋面积根据收园婴幼儿数量确定。

从托育机构的设备条件来看,托育机构必须有助于促进婴幼儿情绪愉快,完成各种集体生活,避免婴幼儿情绪低落、疲劳或发生意外。

从符合婴幼儿生理、心理发展的特点要求来看,无论是桌椅还是大型玩教具,都应使婴幼儿保持适宜的姿势,避免影响婴幼儿正常呼吸、血液循环和骨骼发育。

从摆放设备的位置要求来看,设备除有足够的数量外,一些常用物品如茶杯、碗筷等要比实际人数多 2~5 套,以备婴幼儿弄脏或损坏后更换。摆放物品要有固定的地方,有明显的标记,便于婴幼儿拿取,培养他们的动手能力,并且选用最捷径的途径,避免婴幼儿往返过多。

从便于保教人员操作的角度要求来看,保教人员操作设备要避免经常处于紧张、容易引起疲劳的弯腰姿势,妨碍注意力的集中。处理事务性工作要避免往返次数过多,从而使保教人员有更多的时间和精力照顾婴幼儿。

从设备的安全性要求来看,设备的构造应坚固、耐用,无钉、刺及尖锐棱角,不掉色掉漆,便于清洗消毒等。

2. 生活用房的具体卫生要求

(1) 活动室的卫生要求

① 日托活动室面积不小于 80 平方米(含午睡室),单独活动室不小于 40 平方米;寄宿制托育机构活动室和卧室要分开专用,每个婴幼儿占地面积为 2 平方米左右。

② 活动室的窗户要宽大明亮,便于婴幼儿眺望,最低窗台距地面 50～60 厘米,下面一层的眺望玻璃可安装成固定的。若对外开窗,窗沿距地面 1.2 米以上,以窗户把手不碰着婴幼儿为宜(如图 8-3 所示)。

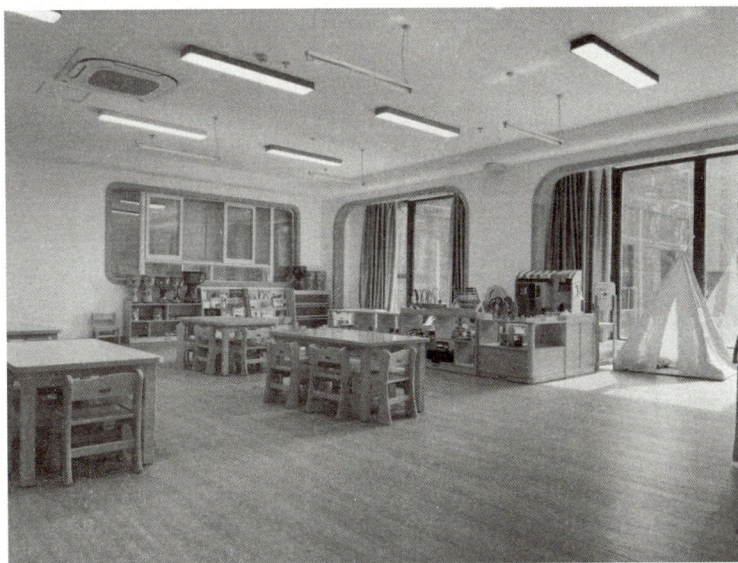

图 8-3　托育机构室内窗户

③ 活动室的门以对开式为宜,宽度为 120～150 厘米,门上的把手要高过 1.2 米以上,以防碰撞婴幼儿。门窗材料一般选择木制的,不宜选择安全性较低的落地玻璃或铝合金门窗;也不宜选择推拉式门窗,一是通风效果不好,二是容易夹住婴幼儿的手。白天婴幼儿入园时,门开启后要固定牢固。

④ 活动室和寝室要安装防蚊蝇门窗,夏季有遮阳设备。按要求,活动室应与寝

室相连,室内面积大的,可放置一些植物、花草、金鱼等以增加室内生气,丰富婴幼儿认知。

⑤ 活动室里要备有便于婴幼儿随时拿取玩具的玩具柜(如图8-4所示),以敞开式为宜,无门,无锁扣,高度不超过1.3米,颜色可选用浅绿色、浅粉色、浅黄色或浅蓝色等。

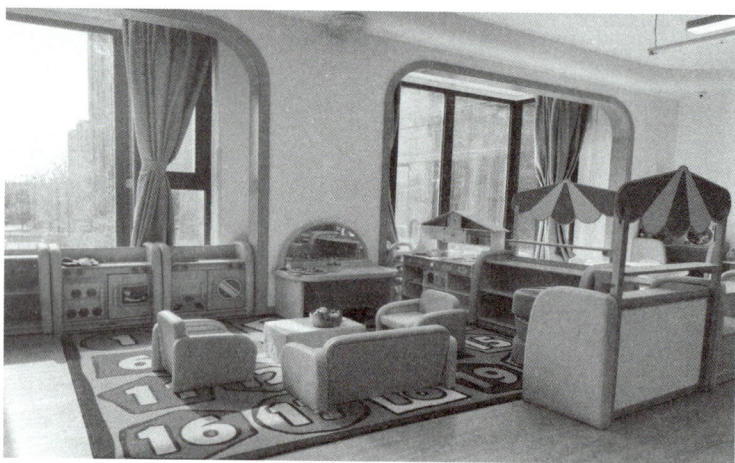

图8-4　活动室内玩具柜

⑥ 活动室的地面最好是地板,不适宜用地砖或水泥地,墙面可用涂料或油漆,一面主墙面要用于教学,可以贴一些供婴幼儿涂画的瓷砖。

⑦ 饮水用具一般放在盥洗室,不要放在厕所里,没有饮水间的可放在活动室内靠近盥洗室的门口。需配专用的饮水柜,在柜上面放一只保温桶和茶杯箱。保温桶距地面50厘米高度,便于婴幼儿取水。茶杯箱为敞开式,不安装门,上罩一块盖布。茶杯一般用不锈钢材料或搪瓷的,直径约7厘米,带有把手方便拿取。

⑧ 班级中没有贮存室的,要有存放婴幼儿衣物的衣柜,内有挂钩,将婴幼儿早上入园的外衣、帽、书包等挂在里面。活动室房屋小的可放在寝室里,衣柜里放有防霉用品。

⑨ 活动室中不允许随便摆放杂物,如教师的水杯、碗筷、梳子、镜子、化妆用品、伞、鞋包等,教师用品可以放在贮存室内的物品存放柜。

(2)寝室的卫生要求

① 每个婴幼儿应有专用的睡床,以一人一床为宜。被褥、床单、被套、枕头、枕套等物要专用。因特殊原因睡通铺的园所,褥子可以合用,但要一人一盖被,一人一枕头。通铺的大小、长度根据房屋面积决定,要保证婴幼儿不掉出床铺外,长度超过婴幼儿的身高。

② 寝室要有窗帘,不管是午睡还是晚上睡眠,均要将窗帘拉起,窗帘颜色以淡色为宜。冬季有保暖设备,夏季有降温设备。

③ 寝室中最好是木制地板,如果是水泥地或地砖地,在床沿面前要有地垫,便于婴幼儿穿脱鞋袜。地垫可以是睛伦化纤地垫,也可以是泡沫地块。

④ 被褥规格、颜色最好以班级为单位统一,轻柔保暖,大小适宜。

⑤ 寝室要紧靠卫生间,如离卫生间远,需在寝室中配备便盆,寝室内必备痰盂和尿布。

⑥ 床的大小高度根据婴幼儿年龄确定。不宜用软床、帆布床或钢丝床,以免影响婴幼儿脊柱发育。

⑦ 寝室的窗户应安装防护栏,特别是睡高低铺的园所,可以防止婴幼儿跌落。高低铺的高度不超过1.3米,保证婴幼儿活动安全,以婴幼儿站在上铺不碰头为宜。吊扇下面不能放高低床。卧室中要在远离群体睡眠的地方放一张特需床,以供有呼吸道感染的婴幼儿睡眠,便于老师照看。

⑧ 贮存间要防止被褥霉变、潮湿、虫咬等,要定期检查翻晒。

⑨ 卧室面积不大的,不适宜辟出一块地方给婴幼儿游戏。托育机构应尽量使用固定床铺,活动床铺加大了保教人员的工作量,同时床铺也容易损坏。被褥白天叠放在一起不卫生,容易传染皮肤病。

(3)盥洗室的卫生要求

① 盥洗室中要配备婴幼儿洗手池,扶蹲式厕所和男小便池,洗拖把池、贮物柜、毛巾架等。

② 洗手池需根据婴幼儿特点,设5~6个水龙头,不得少于4个水龙头,水龙头间距为35厘米左右。肥皂长为洗衣皂的1/4,摆放或挂放在水龙头旁(如图8-5所示)。

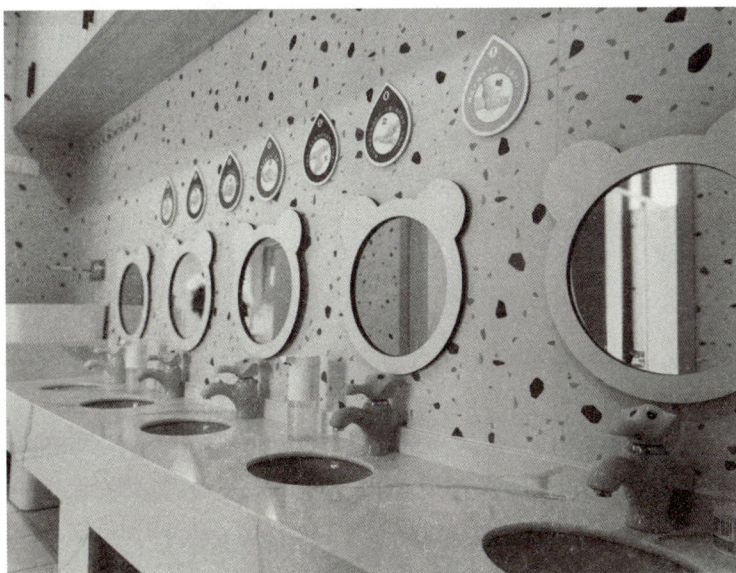

图8-5 盥洗室洗手池

③ 厕所的便坑应是专为婴幼儿设计的,每班应有两个以上便坑,每个便坑都有50～60厘米高的隔板,上面安装婴幼儿扶手,便于婴幼儿蹲下来抓握。男小便池的宽度要能容纳三个男孩同时小便的位置。

④ 盥洗室的面积要求按人均0.5平方米计算,最低不少于10平方米。盥洗室一般朝北,光线明亮,通风,通往活动室之间最好有一玄关,一般为敞开式,可以不装门。如有门,在婴幼儿入园时全日敞开。

⑤ 盥洗室面积不大的,要配有吊橱,便于保育老师堆放杂物,如放水瓶、盆、抹布、消毒用品等,使盥洗室外观整洁不零乱。盥洗室要摆放消毒柜和婴幼儿喝水设施,但要和厕所分开。

⑥ 盥洗室的地面要防滑,有排水地沟,冲水设施完好,不简陋。

⑦ 公用走廊、楼梯为托育机构的安全通道,要宽大通畅,不要堆放物品或设过多的活动角,每班都要有1～2个通向走廊的门。走廊净宽度为1.5～1.8米,楼梯除成人扶手外,还需有婴幼儿扶手,扶手高度距地面60厘米(如图8-6所示)。

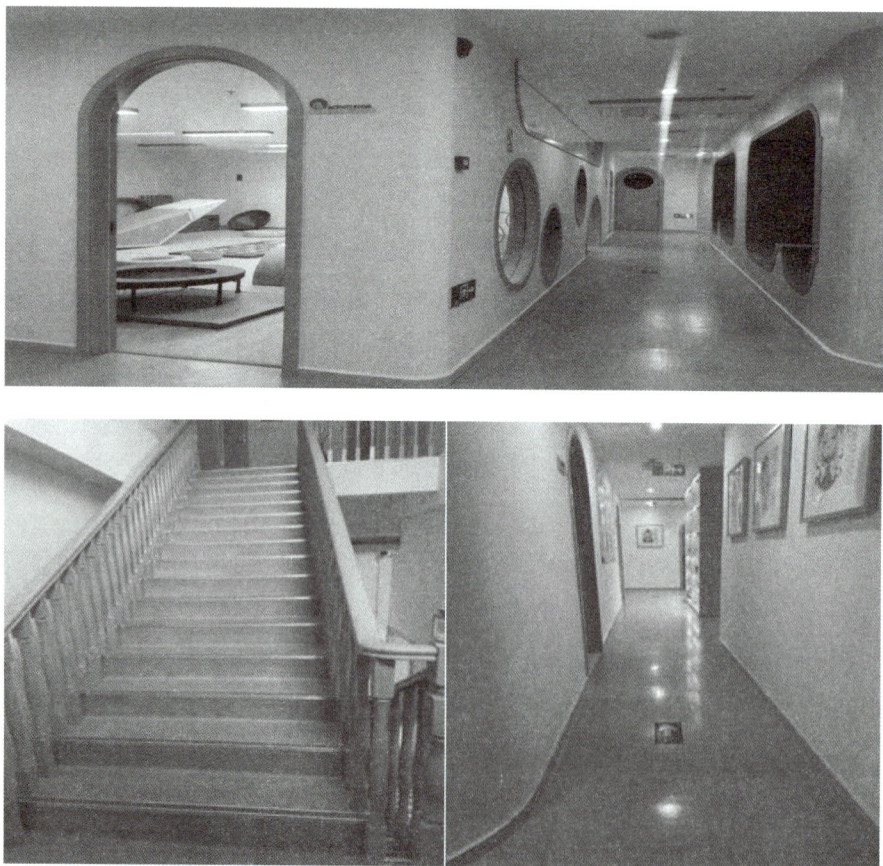

图8-6　托育机构公用走廊及楼梯

（三）辅助用房的卫生要求

1. 保健室的卫生要求

① 晨间接待室一般用于早上的晨间检查，应设在大门口，条件允许可设专用房，面积为 2～3 平方米。如无条件的可和传达室在一起，利用门厅亦可。晨检室需有晨检用的桌椅和手推车等。

② 保健室应与婴幼儿班级隔开，一般面积 15 平方米左右，最小不得小于 10 平方米，有阳光照射，通风有窗，不潮湿，有纱门纱窗。保健室一般放在来往班级较方便的地方。

③ 设专用隔离室，紧靠保健室，有门窗，不潮湿，面积一般为 10 平方米左右。如保健室面积大于 15 平方米，也可在保健室内隔 4～5 平方米做隔离室，但隔板要从地面隔到屋顶，隔墙 1.3 米以上且部分为玻璃隔墙，便于观察婴幼儿。隔离室内有隔离床，一般为 150 人配一张隔离床。隔离室内有流动水可洗手，有小桌子、玩具、纱门纱窗等。

④ 保健室要配置自来水、药品柜、写字台、诊察桌或诊察床等，有条件的配置小消毒柜。有预防接种或注射治疗资质的单位可配置一个冰箱。

⑤ 有医师（医士）资格的，可配备常用药物，如退热药、止咳药、止痛药、止泻药、止喘药、抗过敏药、止吐药等；常用外用药有眼药水、眼药膏、红汞、75%酒精、1%碘伏、烫伤药、创可贴等。

2. 厨房的卫生要求

厨房的配置应严格按照食品卫生要求，做到"生进熟出一条龙"，有效利用房屋来进行分隔。厨房应远离婴幼儿生活教育区，有条件的托育机构应为厨房设立专用大门，如后门或边门，便于运输燃料和食品。在房屋分隔上必须考虑如下用房。

（1）加工间

加工间主要用于食品的粗加工，如理菜、洗菜、切菜等，一般要 15 平方米以上，内有 2～3 个洗菜池（如图 8 - 7 所示），洗蔬菜池与洗荤菜池要分开，"一洗二过"（除渣、洗涤、过清水），操作台便于刀案工作，同时有一些筐架，可存放菜筐、大盆等。

（2）烹调间

烹调间主要用于食物的烹调。主要设施是灶台，有条件的配备不锈钢式三眼灶台，便于清洗油污。烹调间面积要在 20 平方米以上，并配有大操作台，便于摆放待炒的食物。

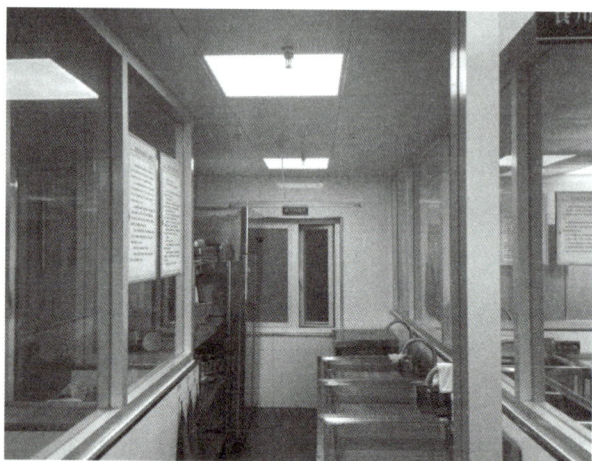

图 8-7　厨房荤素加工池

（3）配餐间

配餐间主要用于摆放烧好的饭菜和消毒好的碗筷，一般在 5 平方米以上，内设白瓷砖或不锈钢或大理石餐台，通常两层状，上层放饭菜，下层放汤桶，下层距地面30~40厘米的高度。配餐间里不装自来水，以免有污染渠道，但要有玻璃隔墙，还有纱门纱窗，并有对外分发饭菜的窗口。

（4）消毒间

有条件的园所可设消毒间，如用房紧张，消毒间里的设备可分散放置在加工间或烹调间。消毒间必须设置 2~3 个洗碗池，以及消毒柜、货架或操作台等。碗洗好后放入消毒柜，消毒好后送入配餐间。

（5）食堂仓库

食堂仓库要干燥通风，食品和用品有专用货架，并能分开存放；有防蝇、防鼠设备。食品有标签，安全存放，在有效期内使用；有专人保管，有出入库登记；米面有专用储米柜，一般为不锈钢材料，可防鼠咬。

（6）更衣室

在房源宽裕的情况下为炊事人员休息更衣所配备，有分隔衣柜便于炊事人员更衣。

（7）开水间

开水间应设在厨房附近，但不能进入厨房区域。有专门人员负责管理全园的用水，同时维护安全，防止婴幼儿进入发生意外（如图 8-8 所示）。

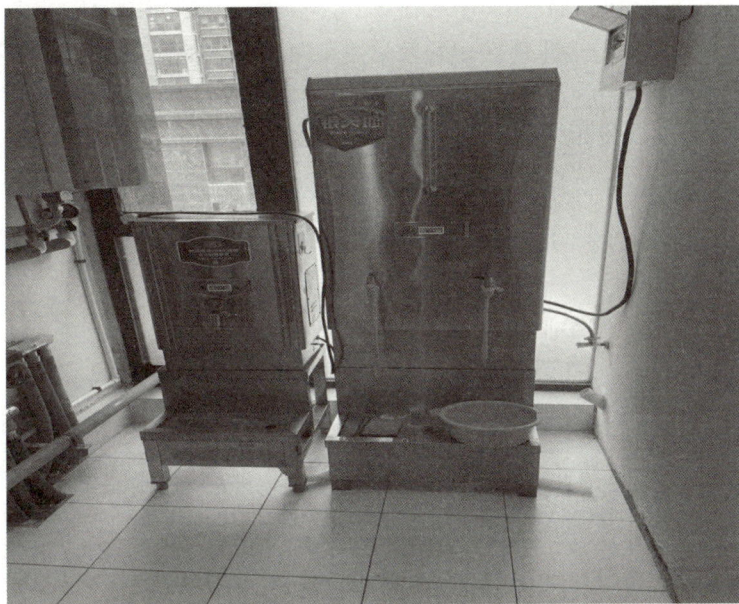

图 8-8　开水房内开水器

（四）园内布局的卫生要求

1. 房屋使用面积要求

房屋面积应根据婴幼儿数量及班组而定。一般托育机构设 6～8 个班,严格控制班额。托育机构通常有乳儿班(6～12 个月,每班 10 人以下)、托小班(12～24 个月,每班 15 人以下)、托大班(24～36 个月,每班 20 人以下)三种班型。18 个月以上的婴幼儿可混合编班,每个班不超过 18 人。托育机构生均占地面积不少于 15 平方米;生均户外活动面积不少于 6 平方米,有阴雨天婴幼儿集体活动场所;生均建筑面积不少于 9 平方米。

2. 主体建筑要求

主体建筑物最好南北朝向。每班应有一套基本用房,以活动室为主,相互连接,并有自己的出入口,这样既有利于管理,又便于在传染病流行时隔离患者,控制传染源以及意外情况下的及时疏散。

婴幼儿使用的楼梯宽度不少于 1.2 米,台阶高度 12～14 厘米,深度 26～30 厘米。楼梯、阳台及室外走廊应有栏杆及婴幼儿扶手。栏杆高度不低于 1.2 米,栏杆之间距离不超过 11 厘米,中间不设横栏杆,以免婴幼儿攀越。

房间门窗应有防蚊、蝇设备,门应向外开,不设落地玻璃门。

婴幼儿使用的一切房间设备构造均应坚固耐用,表面平坦,没有尖锐的棱角,椅角、桌角、墙角等以圆角为宜。

电器固定设备(包括插座)高度应在1.6米以上,电线应用暗线,不要暴露在外。托育机构的电器主要分为生活使用和教学使用两类。生活使用类主要有依据实际情况配备的调节温度的电器设备,如电扇(吊扇、壁扇等)、空调、集中供暖设备、消毒柜、消毒灯,以及良好的照明、通风、消防等相关设备。教学使用类主要有音乐播放器(CD机、音响等)、电视机(或一体机),有条件的机构还可提供投影等设备。需注意的是,各类电器设备都要符合国家家电标准和能效标准,使用时要认真阅读产品说明书,注意电压和功率。

室内暖气罩外应有木制罩,以免烫伤(如图8-9所示)。

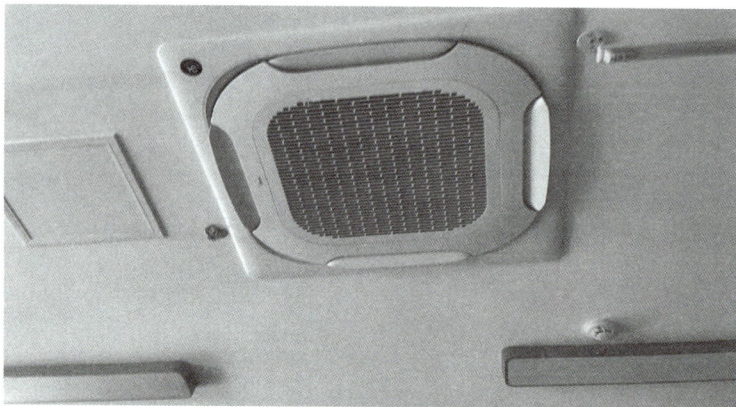

图8-9　室内暖气罩

3. 运动场地要求

托育机构每班都应有独立的、靠近活动室的户外活动场地,场地上可设沙坑及各种游戏设备。各班的户外活动场地之间应用绿篱隔开,以便在传染病流行期间实行隔离。园内最好设有公用的活动场地,以便全园组织活动时使用。场地应为弹性地面。生均绿化面积不低于2平方米。

(五)桌椅橱柜配备的卫生要求

为了使托育机构的桌椅等能够便于婴幼儿的使用,并且有利于婴幼儿养成良好的坐姿、睡姿等,对于桌椅等的长宽高也都做了相应的标准要求(见表8-1)。

表8-1　儿童桌、椅、床规格要求(厘米)

班级名称	小托班	大托班	小班	中班	大班
	1～2岁	2～3岁	3～4岁	4～5岁	5～6岁
座椅高度	23	24	27	28	30
座椅深度	22	25	29	30	32

（续表）

名称＼班级	小托班	大托班	小班	中班	大班
座椅宽度	26	28	29	30	31
椅背宽度	22	25	26	28	31
桌子高度	45	45	49	51	53
桌子宽度	60	60	65	65	65
桌子长度	90	90	95	95	95
睡床高度	30	35	35	35	40
睡床宽度	60	60	60	65	65
睡床长度	120	125	130	135	140
上下铺高	不设	不设	110	120	130

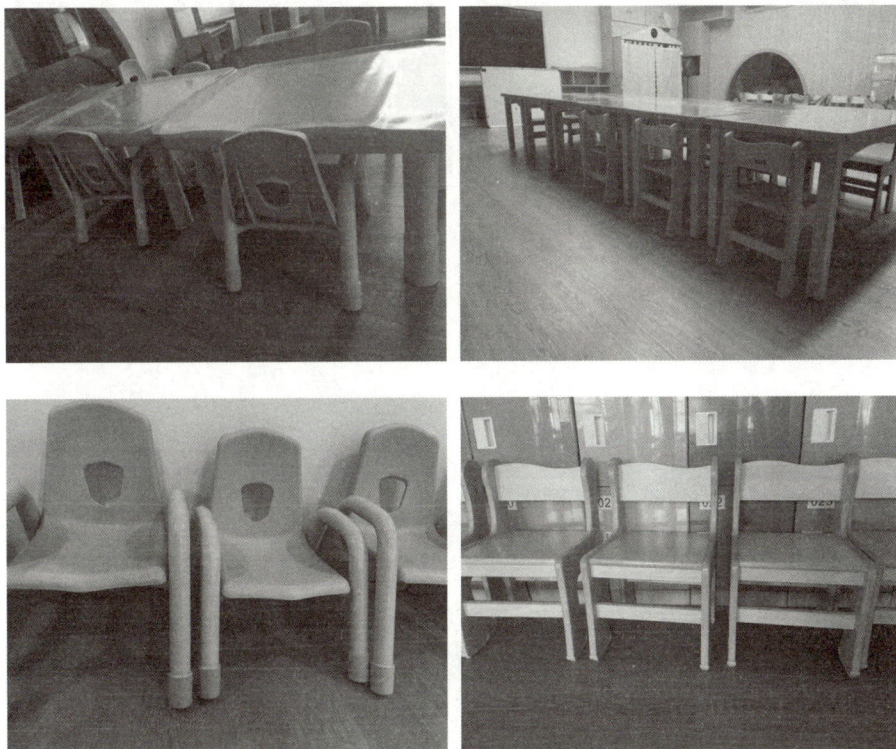

图 8-10　托育机构桌椅

① 椅高：与小腿高相适应。

② 椅深：大腿的后 2/3～3/4 置于椅面上。

③ 椅宽：比婴幼儿的骨盆宽 5～6 厘米。

④ 椅靠：背靠背向后倾斜 3°～4°，上缘高于肩胛骨下角之下。

⑤ 椅背：要有 3～5 厘米的自由距离。

⑥ 桌椅高差：婴幼儿坐高的 1/3。

⑦ 桌下：净空，一般不设抽屉或横木。

⑧ 桌面：宽度不小于书写时两肘之间的距离，前后尺寸约等于前臂加手长。

⑨ 桌椅距离：桌椅之间最好有 4 厘米的负距离。

活动室和卧室内可适当设置些橱柜（如图 8 - 11 所示），但不宜设置过多的家具，以免影响婴幼儿活动的空间与安全。各种橱柜的高度要与婴幼儿身高相适应，深度约相当于婴幼儿的手臂长，橱柜不应有尖锐的棱角。

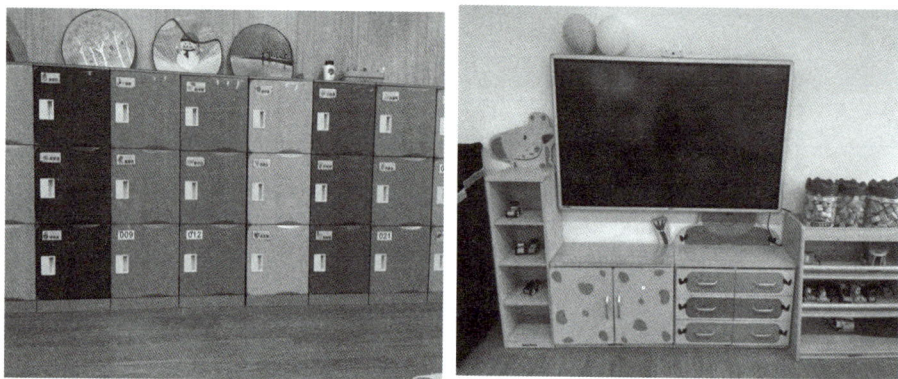

图 8 - 11　室内橱柜

拓展阅读

表 8 - 2　儿童常用家具设施的规格要求

设施名称	托儿所	幼儿园
饮水柜 （上置保温箱和茶杯箱）	130×40×40 立方厘米 （长×宽×高）	130×40×50 立方厘米 （长×宽×高）
活动折叠毛巾架	长 80 厘米，高 100 厘米 间距 10 厘米 两层间隔高 25 厘米	长 90 厘米，高 120 厘米 间隔 10 厘米 两层间隔高 30 厘米
厕所蹲厕	60×18×18 立方厘米 （长×宽×深）	60×20×20 立方厘米 （长×宽×深）
厕所扶手高度	30 厘米	35 厘米
阳台护栏	高 90～100 厘米 间距 10 厘米	高 100～200 厘米 间距 10 厘米
门锁扣、插销高度	120 厘米	130 厘米
窗沿高度	120 厘米以上	130 厘米左右

(续表)

设施名称	托儿所	幼儿园
戏水池	深度 30 厘米	深度 30 厘米
洗手池	高 45 厘米,宽 35 厘米 槽深 15 厘米	高 50 厘米,宽 40 厘米 槽深 15 厘米
水龙头	水龙头距墙 10 厘米 距池底 25 厘米	水龙头距墙 10 厘米 距池底 26 厘米
楼梯扶栏	高度不低于 100 厘米 间距 10 厘米 宽不少于 120 厘米	高度不低于 120 厘米 间距 10 厘米 宽不少于 120 厘米
楼梯台阶 楼梯儿童扶手	高 10~12 厘米 深度 10~25 厘米 50 厘米(高)	高 12~14 厘米 深度 25~30 厘米 60 厘米(高)

表 8-3　儿童常用品的规格要求

种类	托儿所	幼儿园
被子宽度	100 厘米	120 厘米
被子长度	140 厘米	160 厘米
被子重量	1 000 克	1 500 克
褥子宽度	根据床大小	根据床大小
褥子长度	根据床大小	根据床大小
褥子厚度	5~6 厘米	5~6 厘米
幼儿枕头	长 30×宽 20 平方厘米 厚 5~6 厘米	长 32×宽 20 平方厘米 厚 5~6 厘米
擦手毛巾	20×20 平方厘米	25×25 平方厘米
擦嘴毛巾	长 18×宽 8 平方厘米或 18×18 平方厘米	长 18×宽 8 平方厘米或 20×20 平方厘米
幼儿洗手肥皂	洗衣皂 1/4 或香皂 1/2	洗衣皂 1/4 或香皂 1/2
幼儿便纸	18×18 平方厘米	18×18 平方厘米
幼儿茶杯	直径 6~7 厘米	直径 7~8 厘米
幼儿茶碗	直径 12×12 厘米重 75 克	直径 10~12 厘米重 75 克
幼儿筷子长度	幼儿园中班下学期使用	20 厘米左右

(六) 玩教具及其他设备的卫生要求

1. 教具、玩具的卫生要求

(1) 婴幼儿用书的卫生要求

托育机构要重视婴幼儿阅读习惯的培养,依据不同年龄段婴幼儿的特点和需求,配备适宜的、不同材质和类型的图书,如布书、折页书、卡片书、立体书等,并配备数量足够的开放式书架及桌椅。适合婴幼儿阅读的图书不少于 10 个种类,人均 3 册以上;教师专业用书不少于 40 种,报纸杂志不少于 5 种。

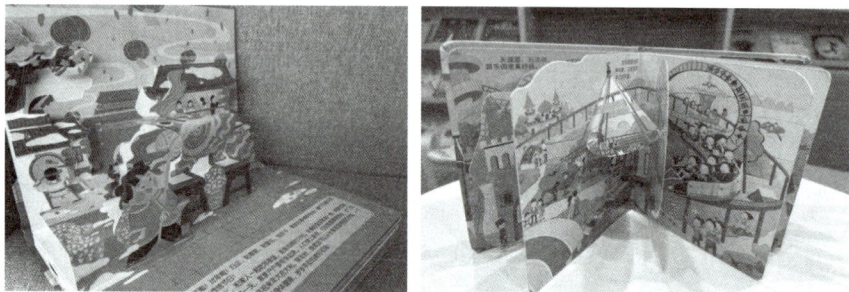

图 8 – 12   托育机构立体图书

全日制托育机构要确保每个班(或专用阅读室)的图书数量充足、品种丰富,用于组织阅读活动的图书应做到人手一册,或为人数的一半。其他类型的机构,如半日制托管型托育机构、计时制托育机构中,用于组织活动的单一图书数量与婴幼儿人数相符,确保人手一册,公用图书应按同一时间在园人数酌情配备。图书插图应单幅单画,内容可围绕生活习惯养成、情绪情感培养、蔬菜水果认知、动物认知等。一些临时保育点或社区亲子活动中心,可依据实际情况灵活配置一定数量的图书。

在选择图书时,需要注意以下方面:

① 图书的纸张厚度要适合婴幼儿,不易撕坏。

② 纸张不应出现反光的现象。

③ 图书插画符合婴幼儿认知特点,单幅单画,且画面色彩和谐,具有美感。

④ 画面内容应适合婴幼儿阅读。

(2)玩具的卫生要求

婴幼儿是通过他们的感觉和身体活动来了解由人和物体所构成的世界,所以一个支持探索、游戏和学习的环境非常重要。配合托管室提供一个温暖的、像家一样的环境来满足婴幼儿的情感需要和社会性需要是十分必要的。托育机构的玩教具一般以木质、塑料以及布质为主,托育机构可灵活选择不同材质的安全玩具。玩具必须结实耐用,不含有毒物质,容易清洗和消毒,安全可靠。通常以塑料玩具为宜,其表面光滑,不易污染,又容易消毒。布玩具、毛皮制的玩具易被污染,又不易消毒,托育机构不宜购置。其次注意玩具上的涂料不能含有铅、砷、汞等有毒物质。此外,玩具的表面必须无锐利的尖角,以免刺伤婴幼儿。口琴类的玩具不卫生,极易传播疾病,不宜在托育机构里使用。玩具的大小、重量要适合婴幼儿的体力,玩具应经常清洁和定期消毒。

根据托班教室日常教学活动以及早教课程的开展,划分独立的托班教室外的学习和游戏空间,设置对应的教学活动区角,以供教学活动的自由和集体活动,包含玩具区角、阅读区角、积木区角、美工区角、音乐区角、小肌肉和大肌肉活动区角等。

玩具(想象装扮)区角的基本材料包括家庭用品,如厨房用品、洗涤用品、仿真食品、蔬菜、简易家具,以及各种形象的娃娃、可清洗的毛绒小玩具、小桌子、小椅子等,增加一些额外的东西可能引发婴幼儿更多种类的想象(如图8-13所示)。

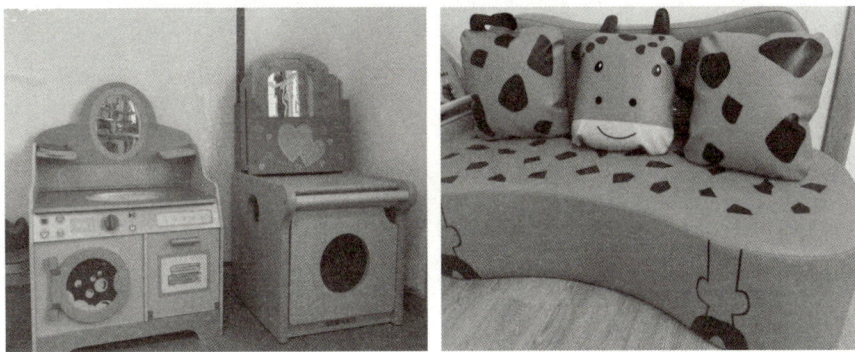

图8-13 玩具区角家具

阅读区角必须是一个相对受保护、安静的地方,可用舒适、柔软的地毯布置并配备软坐垫、卡通枕头、家庭式沙发,可以投放布头书、塑料书、木头书、立体书、声音书、纸板图书等各种不同类型的图书,还可以配备无线听筒、录音机、拼图小玩具等(如图8-14所示)。

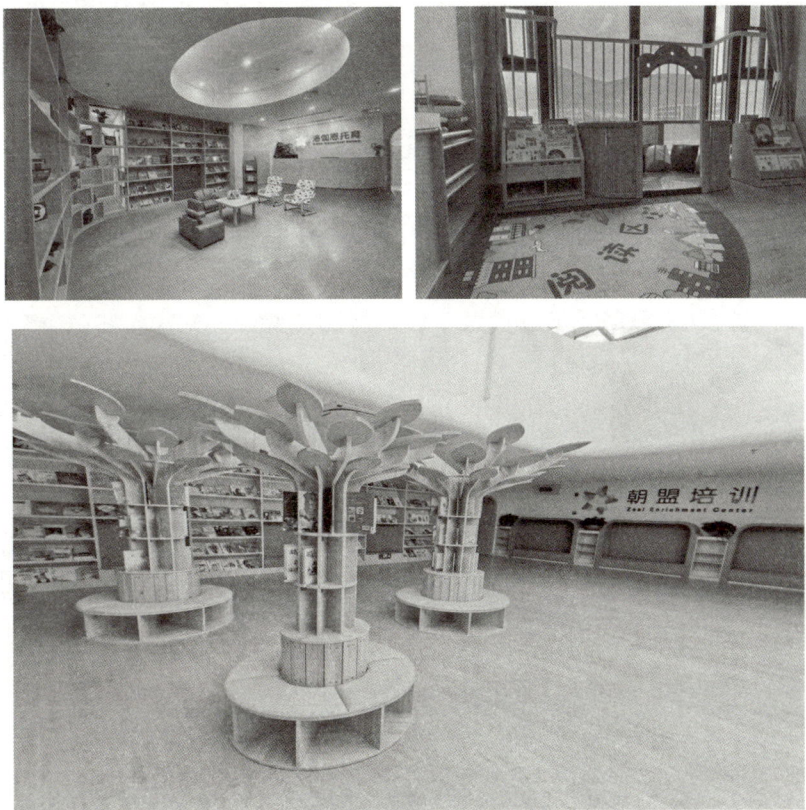

图8-14 阅读区

积木区角应配不同种类的积木和能与积木搭配玩耍的玩具等(如图 8 - 15 所示)。

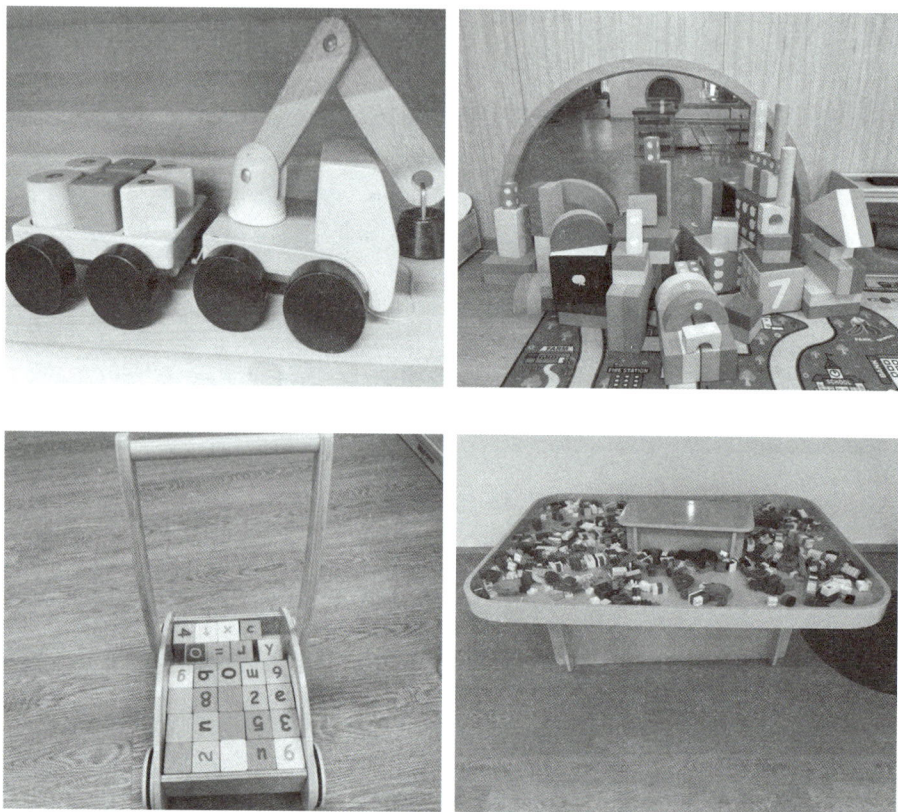

图 8 - 15　各种积木玩具

美工区角可提供画册、涂鸦工具、粘贴材料、纸、蜡笔、水彩笔、颜料和橡皮泥,以及小桌子和小椅子、图画书、工作服等(如图 8 - 16 所示)。

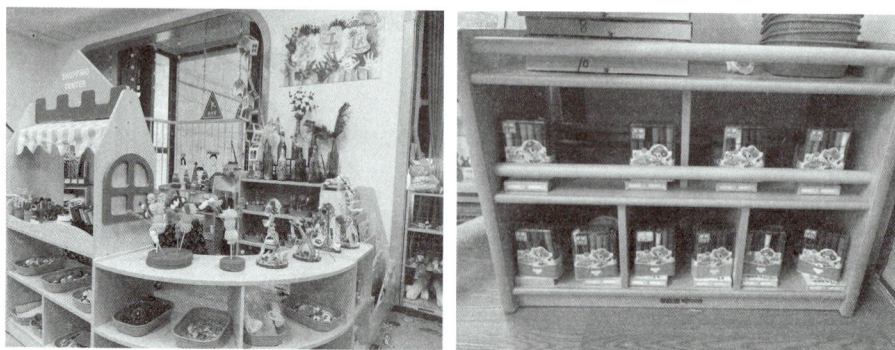

图 8 - 16　美工区

音乐区角提供小的立体背景、头饰、铃铛、鼓、木琴、手铃脚铃以及创造性活动中所用到的其他乐器(如图 8-17 所示)。

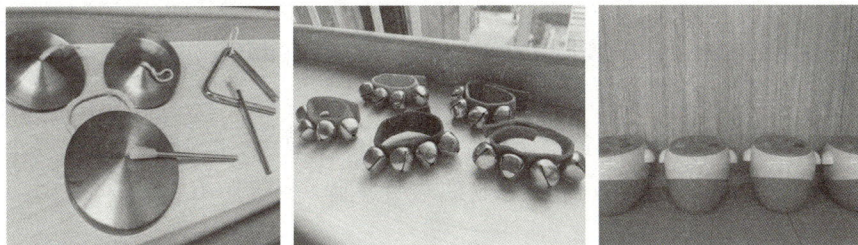

图 8-17　各种乐器

小肌肉和大肌肉操作运动区角材料包括用来爬、跳、钻、拉、滑,绕障碍走的相关设备与材料,以及简单的拼图、组装玩具、大的串珠、多功能盒、踏步机、摇摆船、小滑梯、能攀爬的柳条箱、立方体以及带轮子的玩具、用来分类摆放的容器、贴有标示具体物体的桶、可以开关的抽屉等(如图 8-18 所示)。

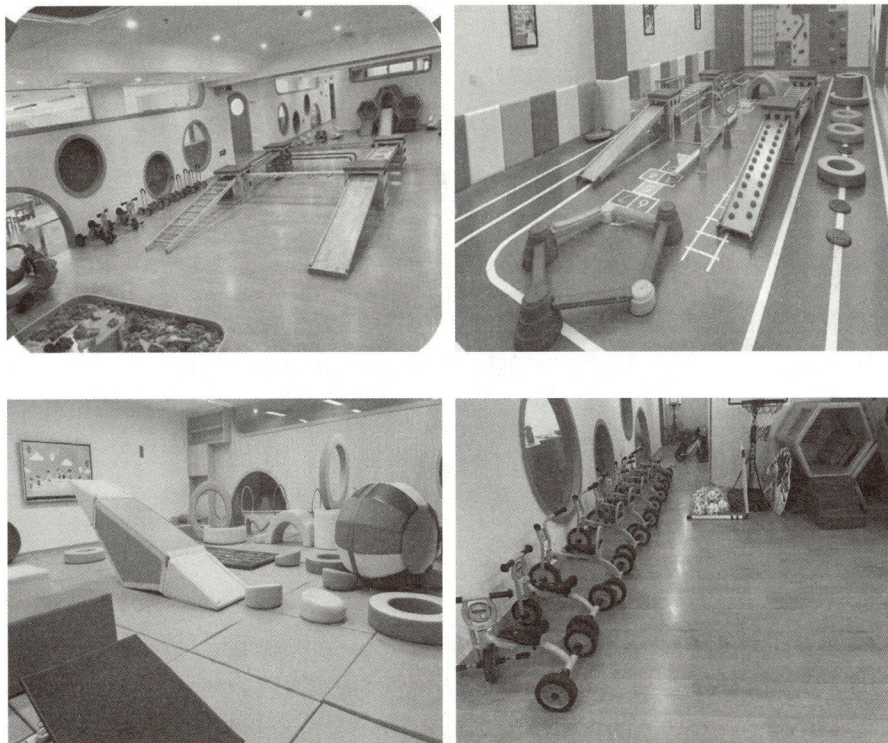

图 8-18　运动设施

2. 黑板的卫生要求

黑板应平坦,不反光。写在黑板上的字要使婴幼儿都能看得清楚。最好选用无尘粉笔,少用彩色粉笔。

3. 文具的卫生要求

婴幼儿读物的文字、插图及符号要大而清晰,文字与纸张之间在色调上要有明显的对比。纸张要耐用,不易破损,纸面要平坦、字迹要光滑,而又不反光。书籍及重量适于婴幼儿使用。过脏过破的图书不宜继续使用。

婴幼儿应选用不含有毒色素或有毒物质的铅笔、蜡笔、绘画颜料、墨水等。铅笔杆上所涂颜色上应有不脱落、不溶于水的透明漆膜。铅笔芯不宜太硬,否则字迹太浅,易造成婴幼儿视力疲劳。

4. 背包的卫生要求

双肩背包最为适宜,书包的重量一般不超过婴幼儿体重的 1/10。

5. 体育设备卫生

托育机构根据活动室和公共游乐区等区域开展活动的差异会有各种大小不同的器械设备,用以支持婴幼儿的发展需求和游乐需求。托育机构主要的器械设备为体能运动器械,即通过婴幼儿的跑、跳、钻、走、爬、转、翻、滚、滑等发展身体动作的相关器械。

（1）体育用具

体育用具应适合婴幼儿身心发展特点;坚固、耐用、安全,便于修理和保养;大型体育器械一般安置在草坪上,并有专门的防护措施。户外设施的配置要综合考虑以下几个因素:

① 设施适宜 0～3 岁婴幼儿活动。

② 设施安全,又具有一定的挑战性。

③ 设施类型多样,多方面促进婴幼儿身体动作、感知觉的发展。

（2）体育活动场地

体育活动场地以草地或泥地为宜,不得留有玻璃、石块、碎砖、木桩等会给婴幼儿带来损伤的异物。

户外硬件配备可设置具有攀爬功能的斜坡、滑梯、轮胎,玩水的浅水池、玩沙的沙坑,训练平衡能力的小吊床或秋千、平衡木等,还可设置具有空间探索功能的小隧道等。总之,要因地制宜地充分利用户外场地做好整体的规划设计,既满足低年龄段婴幼儿的户外活动需要,又满足高年龄段婴幼儿的探索需求,让户外环境在丰富设施的支持下成为区域功能丰富的无顶教室,全面支持不同年龄阶段婴幼儿的探索体验。

（七）托育机构的物品消毒要求

婴幼儿抵抗疾病的能力弱,适应外界环境能力较差,容易感染各种疾病,因此,保持婴幼儿的卧具、餐具、玩具、家具的清洁,做好消毒工作,预防疾病,是保护易感婴幼儿的有效措施。我们应熟悉清洁、消毒、灭菌等概念,掌握清洁消毒婴幼儿物品的常用方法,掌握环境卫生消毒、物体表面清洁卫生消毒、物品清洁卫生消毒和个人卫生的基础知识,能够熟练应对托育机构发生传染病后的环境卫生消毒。

托育机构的环境主要包括婴儿室、哺乳室、婴幼儿活动室、午睡室、多功能室、保健室、食堂等,室内应每日开窗通风,阳光照射不少于每日 2~3 小时,空气流通,光线明亮。冬季或夏季每日要定时开窗通风 2~3 次,每次 10~15 分钟,不冷不热的季节开窗睡眠。室内每日清扫,湿扫湿抹。传染病流行期间,物体、家具表面每日使用"清、消、清"消毒,即先用清水擦拭一遍,然后用消毒液擦抹一遍,最后再用清水擦拭一遍,开窗通风。室外不留死角,垃圾箱加盖,垃圾袋扎口,消灭蚊蝇、老鼠、蟑螂、臭虫、跳蚤。有些亲子中心办在商场里或商务楼里,甚至没有对户外的窗,更需要做好清洁消毒,每日用消毒灯消毒,或配备空气置换装置。

1. 物体表面卫生消毒

(1) 常用物体表面消毒为地面、桌面、墙面、窗台、家具表面、楼梯扶手、玩教具、毛巾架、茶杯箱、保温桶,每日清水擦拭 2 遍。传染病流行季节用清水擦 1 遍,消毒液擦 1 遍。

(2) 发生传染病时,可采用喷雾、擦洗、熏蒸等方法,有效氯消毒液 500 毫克/升,消毒时间为 20~30 分钟。

(3) 餐桌在就餐前使用"清、消、清"消毒,最后用生活饮用水冲洗去除残留。对很脏的桌子,可用肥皂水擦拭 1 遍,清水擦拭 2 遍。

2. 物品卫生消毒

(1) 餐具、茶杯、炊具卫生消毒

① 餐具、茶杯、炊具每次使用前要煮沸或蒸汽消毒 15~20 分钟。消毒后要保持清洁,防止二次污染。茶杯每日消毒 1 次,如上午喝牛奶或豆浆,则之后要增加清洗消毒 1 次。

② 使用浓度为 250 毫克/升的有效氯浸泡消毒餐具或茶杯 5 分钟,然后用生活饮用水冲洗干净,去除残留氯。使用消毒柜消毒,必须选择符合国家标准规定的产品。保洁柜无消毒作用,不得代替消毒柜。餐饮具消毒时要沥干水分,餐具之间留有缝隙以免影响消毒效果。

③ 餐具、炊具使用后,必须先去残渣,用洗涤剂去除油腻,然后用清水冲洗干净再高温消毒。

(2) 毛纺织品卫生消毒

① 托育机构常用毛纺织品为擦手毛巾、擦嘴餐巾、洗脚巾、被褥、床单、枕套、窗帘等。

② 擦手毛巾、餐巾、脚巾需每日清洗消毒,肥皂搓洗后用清水过干净,放在阳光下照射 4~6 小时,不相互叠放。用煮沸或蒸汽消毒,时间为 10~15 分钟。用有效氯

消毒液浸泡消毒,使用浓度为有效氯250~400毫克/升,浸泡时间为20分钟,消毒后用清水将残留氯冲干净。用消毒柜消毒毛巾、餐巾等时,要将毛巾松散开,不能叠放,每次消毒30分钟。

③ 被褥每两周曝晒1次,每次晒4~6小时,被褥不相互叠放。被套、床单、枕套每月清洗1次。窗帘每季度清洗1次。

（3）毛巾架、茶杯箱、保温桶卫生消毒

① 毛巾架、茶杯箱、保温桶表面每日用清水擦拭1遍。保温桶内胆每周用肥皂水清洗,用清水冲干净,再用生活饮用水冲洗干净,保温桶壶嘴每日用清水擦拭。茶杯放入茶杯箱内,杯口向上放。

② 如使用有效氯消毒液擦拭,消毒液浓度为100~250毫克/升,消毒时间为10~30分钟,然后用清水将残留擦拭干净。

（4）厕所、便具、水池卫生消毒

① 每日水池、厕所用后随时冲洗干净,早晚用含氯消毒液刷洗,有效氯浓度400~700毫克/升,刷洗10分钟或浸泡30分钟。

② 地面保持清洁干燥,每日用清水拖2遍。传染病流行季节再用消毒液拖1遍。

③ 水龙头每日用肥皂水、清水早晚擦拭1遍。

（5）玩教具、图书卫生消毒

① 玩教具、图书每周至少通风晾晒1次,定期更新。对于可以湿式擦拭的玩具,可用清水擦拭或清洗。每周用含氯消毒液擦拭一次,有效氯浓度为100~250毫克/升;表面擦拭或浸泡消毒时间为10~30分钟。

② 对于不可以湿式擦拭的玩具、图书,可放在日光下曝晒,玩具和图书不相互叠放,曝晒时间不低于6小时。

（6）牙具、脸盆、脚盆卫生消毒

① 寄宿制托育机构园牙刷每3个月更换1把,牙刷专人专用。

② 脸盆、脚盆每日用有效氯浸泡,有效氯浓度为400~700毫克/升,浸泡时间为30分钟。

（7）抹布、拖把卫生消毒

① 抹布、拖把每次使用后用肥皂水、清水冲洗干净,每日用消毒液浸泡冲洗,有效氯浓度400毫克/升,浸泡消毒时间为20分钟。

② 抹布、拖把消毒后可直接控干或晾干存放。

③ 抹布也可用煮沸或蒸汽消毒10~15分钟。

拓展阅读

清洁消毒的相关知识

一、清洁

清洁是指消除物品表面或手上的一切污物,在日常生活中大量应用,如擦洗家具、洗手等。

二、消毒

消毒是指清除或杀灭外界环境中除细菌性芽孢外的各种病原微生物的处理过程。根据有无传染源,消毒可分为预防性消毒和疫源性消毒。日常生活中也有较多应用,如给玩具消毒、注射前的皮肤消毒等。

三、灭菌

灭菌是指清除或杀灭外界环境中的一切微生物包括细菌的处理过程,主要在特殊情况下使用。消毒多用于卫生防疫方面,灭菌则主要用于医疗护理。

四、清洁消毒的方法选择

1. 婴幼儿物品清洁消毒的常用方法

煮沸消毒法:适用范围为餐具、服装、被单等物品。

日光暴晒法:适用范围为被褥、床垫、毛毯、书籍等物品。

擦拭消毒法:适用范围为家具表面。

喷雾消毒法:适用范围为室内空气、居室表面和家具表面。

2. 常用化学消毒剂的种类和配制

常用化学消毒剂按照消毒功能分为低效、中效和高效,分别有不同的产品。

低效化学消毒剂:能杀灭细菌繁殖体和部分真菌,不能杀灭细菌芽孢、结核菌病毒。主要产品有新洁尔灭。

中效化学消毒剂:能杀灭细菌繁殖体、真菌和结核菌病毒,但不能杀灭细菌芽孢,主要产品有碘伏、乙醇。碘伏应用广泛,能杀灭大肠杆菌、葡萄球菌、白色念珠菌,无毒性,对皮肤无刺激,兼有洗涤去污作用,尤其适合皮肤、黏膜、外阴及手的消毒,但容易挥发,需要放在阴凉避光处,可用深色塑料瓶盛放。乙醇是最常用的消毒剂,特点为速效、无毒,对金属无腐蚀,但性质不稳定,易挥发,储藏时需要加盖。另外由于产品易燃,应注意防火。医用和工业用乙醇含量不同,绝对不可混用。

高效化学消毒剂:能杀灭细菌繁殖体、真菌、结核杆菌和细菌芽孢。主要产品有过氧乙酸、爱尔施泡腾片等。过氧乙酸是广谱的消毒剂,效果好,可用于肝炎消毒,但易挥发、易爆炸。爱尔施泡腾片是含氯制品,用途广泛,使用方便,可用于浸泡容器、体温计等。有效氯是衡量含氯消毒剂氧化能力的指标，其含量用溶解度或百分比浓度表示。

　　所有的消毒剂在使用前需要了解其性质和特点，配制时注意按照要求配比，还要注意消毒剂本身的有效期、卫生许可证、生产日期等相关信息，保证产品安全有效。

二 托育机构的心理环境卫生

　　为培养出具有健康心理的、能适应未来社会的新一代，托育教师应不断加强自身专业素养，热爱和尊重婴幼儿，为婴幼儿的成长创设良好的心理环境，促进园所内积极的幼幼关系、师幼关系的形成，使心理环境这一隐性教育因素在婴幼儿身心发展中发挥积极的作用。

（一）托育机构心理环境的重要性

　　良好的心理环境，温馨、关系的托育机构氛围，能使婴幼儿保持积极愉快的情绪，婴幼儿的整个机体处于平衡状态，能够进行正常的消化、吸收和代谢，增强对疾病的抵抗力；思维也会活跃，对信息的感知能力更强；有助于婴幼儿活泼、开朗、信任的性格的形成。反之，婴幼儿生活在紧张而恐惧的气氛中，长期处于消极情绪，会导致生理功能的障碍和紊乱，影响身体健康；更严重的是会使婴幼儿形成孤僻、抑郁、胆怯、不信任等性格特征，极大地扼杀婴幼儿的童真和天性，扼杀婴幼儿丰富的想象力和创造力，甚至影响终身。因此，婴幼儿教师要为创设良好的心理环境做出努力。

（二）良好的托育机构心理环境创设要点

1. 建立良好的师幼关系，创设安全、温暖、互相信任的环境

　　婴幼儿入园后往往会根据教师对自己的态度来判断在该托育机构是否安全，教师是否可以信赖。只有当他们感到被关心时才有信心进行学习和探索；只有在得到鼓励时，他们活动的积极性、主动性、创造性才能得到充分地发挥。因此，可以说有效的教育取决于教师与婴幼儿之间所建立的安全、温暖、互相信任的师幼关系以及教师为婴幼儿所营造的轻松、愉悦的心理环境。

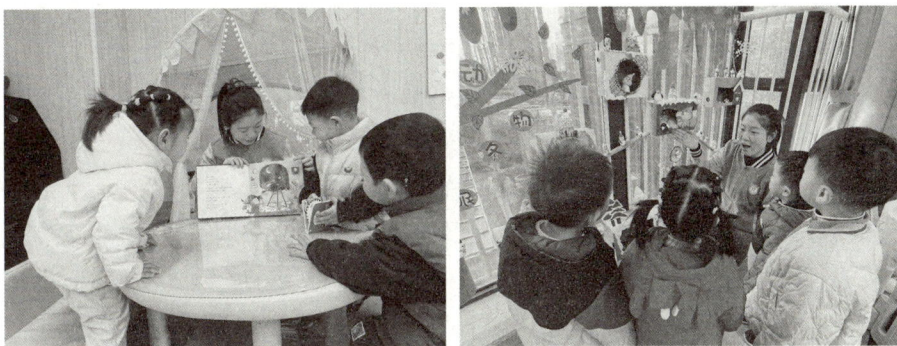

图 8-19　托育机构中的师幼互动

2. 引导婴幼儿建立良好的同伴关系，形成融洽和谐的环境

良好的同伴关系是婴幼儿健康发展的重要条件，它主要表现为婴幼儿在与同伴交往中受欢迎、受接纳、受帮助。这时婴幼儿会获得喜悦与成功的感觉，有利于他们形成自尊、自信、活泼开朗等良好的个性品质。

3. 重视心理环境中人的因素

婴幼儿、教职工、家长是托育机构环境创设的重要参考者，他们都具有主观能动性，托育机构领导要充分调动人的积极性，发挥人的聪明才智和创造能力，创设良好的心理环境。

（1）室内布置

室内布置必须有助于婴幼儿情绪愉快，避免引起疲劳。室内设备的构造、式样、数量、布局和使用方法是形成良好环境的总和，是婴幼儿发展不可缺少的条件。

窗帘宜用淡色，质料宜薄，能遮蔽直射的阳光为宜。

墙上装饰用的图片内容，应符合艺术要求并具有教育意义。图片的形象要符合婴幼儿年龄特点，要大、简单、清晰、色彩鲜艳，张数不宜太多，可经常更换内容。悬挂高度可略高于婴幼儿视线。

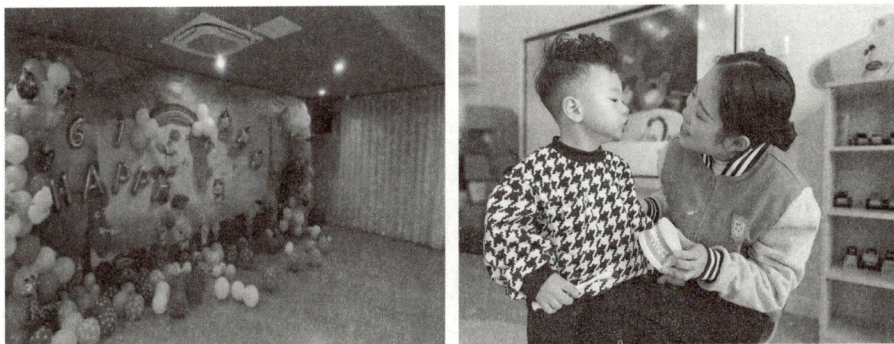

图 8-20　良好的心理环境

（2）室外布置

各班应有单独的活动场地，为婴幼儿创造户外活动条件。

室外应设大型玩具及体育用具，如滑梯、攀登架、沙箱等，有条件的还可设小型游泳池或戏水池，供婴幼儿锻炼身体。

要有一定范围的草地和种植树木花草的园地，布置小亭、花架、鱼池、动物角等。

选择适宜墙壁，画些适合婴幼儿年龄特点的壁画，如小动物、娃娃、花草等，激发婴幼儿的兴趣，陶冶婴幼儿情操。

总之，环境是婴幼儿教育过程中不可缺少的因素，它潜移默化地影响着婴幼儿的发展。由于受传统教育观念的影响，不少教师仍把创设教育环境停留在自然环境的美化和物质材料的提供上，忽视心理环境的建设，造成环境结构的不协调，有碍婴幼儿身心健康发展。因此，教师在创设教育环境时，不仅要考虑提供适合婴幼儿发展的良好物质条件，更应该为他们创设一种轻松愉快的、富有安全感的、充满爱的心理环境。

（三）健康的托育机构文化环境特点

（1）文化内容积极向上，对婴幼儿个体和婴幼儿集体有正向调节作用，能保障和增进婴幼儿、保教人员、家长的身心健康。

（2）文化内容与体现形式符合婴幼儿的身心及社会适应能力发展的需要，有婴幼儿特色，能为婴幼儿所接受。

（3）托育机构园文化环境应与社会文化环境融为整体，并突出民族文化特色。

（四）健康的托育机构文化环境创设措施

（1）提高教育者自身的文化素质，以形成对托育机构文化环境的正确认识，并以科学的思想、谨慎的态度、严密的作风选择托育机构文化内容。

（2）加强与外界交流，不断接受新的、健康的文化信息，与现代社会文化潮流融合在一起，丰富托育机构文化环境。

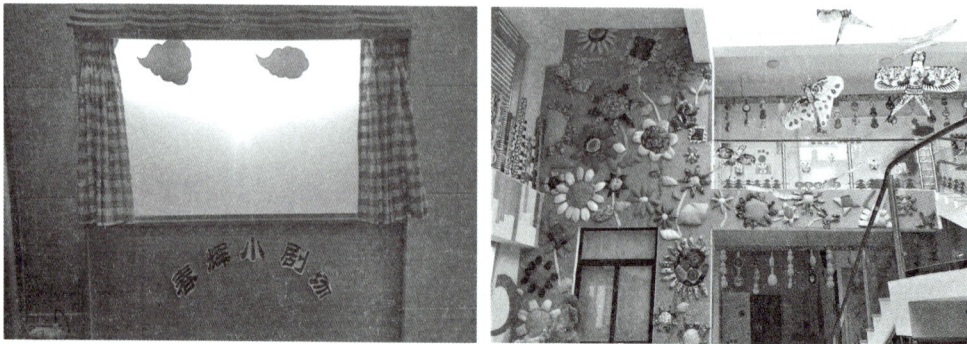

图8-21　托育机构中的民间文化活动

（3）积极开展各种具有浓厚文化气息的活动。如成立广播站，每日播放音乐、诗朗诵、故事、小童话剧，及时表扬好人好事，传递园内信息等。定期组织全园运动会、集体绘画交流、外出游园等文化活动。在班级内，可创设信息角、家乡特产角等。可开办半个月一次的展览，如珍稀动物展、珍稀植物展、陶瓷文化展、国内外名胜古迹图片照片展、自然风光图片展、神秘的太空图照展、帽子展、手绢展等，教师可发动婴幼儿围绕展览主题收集材料，这样的活动既能引发婴幼儿的兴趣，又具有浓厚的文化气息。托育机构还可开展下棋、插花、翻绳、玩木偶、耍皮影等民间文化娱乐活动。

（4）充分利用各种途径和方式，展示、宣传健康的文化，营造热爱文化、弘扬文化的浓郁气氛。

第二节　托育机构的卫生保健工作

托育机构卫生保健工作的主要任务是贯彻"预防为主，保教结合"的工作方针，为集体婴幼儿创造良好的生活环境，预防控制传染病，降低常见病的发病率，培养婴幼儿健康的生活习惯，保障婴幼儿的身心健康。

① 促进婴幼儿的正常生长发育。婴幼儿正处于不断生长和发育时期，在各年龄段又有其不同的特点。年龄越小，其生活能力越弱，生长发育越快，保健工作越重要。

② 做好疾病防治、计划免疫，加强传染病的管理，以降低婴幼儿的患病率与死亡率。

③ 加强婴幼儿体格锻炼，以增进其体质，使其获得适应自然环境的能力。

④ 加强婴幼儿饮食营养管理，培养良好的饮食卫生习惯。同时还必须注意食品卫生，培养良好的饮食习惯，如进食应定时、定量，饭前便后洗手，不挑食、不偏食、不边吃边玩、不喝生水等。

⑤ 培养婴幼儿良好的卫生习惯，增进健康。除饮食卫生习惯外，还应注意婴幼儿的睡眠习惯，充足的睡眠可以促进身体健康，保持精力充沛、食欲良好，有利于学习。

一　托育机构卫生保健工作内容

《托儿所幼儿园卫生保健管理办法》已于2010年3月1日经卫生部部务会议审议通过，并经教育部同意，自2010年11月1日起施行。其中第十五条托育机构应当严格按照《托儿所幼儿园卫生保健工作规范》开展卫生保健工作。

托育机构卫生保健工作包括以下内容：

（1）根据婴幼儿不同年龄特点，建立科学、合理的一日生活制度，培养婴幼儿良好的卫生习惯。

（2）为婴幼儿提供合理的营养膳食，科学制订食谱，保证膳食平衡。

（3）制订与婴幼儿生理特点相适应的体格锻炼计划，根据婴幼儿年龄特点开展游戏及体育活动，并保证婴幼儿户外活动时间，增进其身心健康。

（4）建立健康检查制度，开展婴幼儿定期健康检查工作，建立健康档案。坚持晨检及全日健康观察，做好常见病的预防，发现问题及时处理。

（5）严格执行卫生消毒制度，做好室内外环境及个人卫生。加强饮食卫生管理，保证食品安全。

（6）协助落实国家免疫规划，在婴幼儿入托时应当查验其预防接种证，未按规定接种的婴幼儿要告知其监护人，督促监护人带婴幼儿到当地规定的接种单位补种。

（7）加强日常保育护理工作，对体弱儿进行专案管理。配合妇幼保健机构定期开展婴幼儿眼、耳、口腔保健，开展婴幼儿心理卫生保健。

（8）建立卫生安全管理制度，落实各项卫生安全防护工作，预防伤害事故的发生。

（9）制订健康教育计划，对婴幼儿及其家长开展多种形式的健康教育活动。

（10）做好各项卫生保健工作信息的收集、汇总和报告工作。

■ 托育机构卫生保健工作规范

（一）一日生活安排

（1）托育机构应当根据各年龄段婴幼儿的生理、心理特点，结合本地区的季节变化和本托育机构的实际情况，制订合理的生活制度。

（2）合理安排婴幼儿作息时间和睡眠、进餐、大小便、活动、游戏等各个生活环节的时间、顺序和次数，注意动静结合、集体活动与自由活动结合、室内活动与室外活动结合，不同形式的活动交替进行。

（3）保证婴幼儿每日充足的户外活动时间。全日制婴幼儿每日不少于2小时，寄宿制婴幼儿不少于3小时，寒冷、炎热季节可酌情调整。

（4）根据婴幼儿年龄特点和托育机构服务形式合理安排每日进餐和睡眠时间。制订餐、点数，婴幼儿正餐间隔时间3.5~4小时，进餐时间20~30分钟/餐，餐后安静活动或散步时间10~15分钟。3~6岁婴幼儿午睡时间根据季节以2~2.5小时/日为宜，3岁以下婴幼儿日间睡眠时间可适当延长。

（5）严格执行一日生活制度，卫生保健人员应当每日巡视，观察班级执行情况，发现问题及时予以纠正,以保证婴幼儿在托育机构内生活的规律性和稳定性。

(二) 婴幼儿膳食

1. 膳食管理

(1) 托育机构食堂应当按照《食品安全法》《食品安全法实施条例》以及《餐饮服务许可管理办法》《餐饮服务食品安全监督管理办法》《学校食堂与学生集体用餐卫生管理规定》等有关法律法规的要求,取得《餐饮服务许可证》,建立健全各项食品安全管理制度。

(2) 托育机构应当为婴幼儿提供符合国家《生活饮用水卫生标准》的生活饮用水。保证婴幼儿按需饮水。每日上、下午各 1~2 次集中饮水,1~3 岁婴幼儿饮水量为50~100 毫升/次,3~6 岁婴幼儿饮水量为 100~150 毫升/次,并根据季节变化酌情调整饮水量。

(3) 婴幼儿膳食应当专人负责,建立有家长代表参加的膳食委员会并定期召开会议,进行民主管理。工作人员与婴幼儿膳食要严格分开,婴幼儿膳食费专款专用,账目每月公布,每学期膳食收支盈亏不超过 2%。

(4) 婴幼儿食品应当在具有《食品生产许可证》或《食品流通许可证》的单位采购。食品进货前必须采购查验及索票索证,托育机构应建立食品采购和验收记录。

(5) 婴幼儿食堂应当每日清扫、消毒,保持内外环境整洁。食品加工用具必须生熟标识明确、分开使用、定位存放。餐饮具、熟食盛器应在食堂或清洗消毒间集中清洗消毒,消毒后保洁存放。库存食品应当分类、注有标识、注明保质日期、定位储藏。

(6) 禁止加工变质、有毒、不洁、超过保质期的食物,不得制作和提供冷荤凉菜。留样食品应当按品种分别盛放于清洗消毒后的密闭专用容器内,在冷藏条件下存放48 小时以上;每样品种不少于 100 克以满足检验需要,并做好记录。

(7) 进餐环境应当卫生、整洁、舒适。餐前做好充分准备,按时进餐,保证婴幼儿情绪愉快,培养婴幼儿良好的饮食行为和卫生习惯。

2. 膳食营养

(1) 托育机构应当根据婴幼儿生理需求,以《中国居民膳食指南》为指导,参考"中国居民膳食营养素参考摄入量(DRIs)"和各类食物每日参考摄入量(见表 8-2),制订婴幼儿膳食计划。

(2) 根据膳食计划制订带量食谱,1~2 周更换 1 次。食物品种要多样化且合理搭配。

(3) 在主副食的选料、洗涤、切配、烹调的过程中,方法应当科学合理,减少营养素的损失,符合婴幼儿清淡口味,达到营养膳食的要求。烹调食物注意色、香、味、形,提高婴幼儿的进食兴趣。

（4）托育机构至少每季度进行 1 次膳食调查和营养评估。婴幼儿热量和蛋白质平均摄入量全日制托育机构应当达到"DRIs"的 80％以上,寄宿制托育机构应当达到"DRIs"的 90％以上。维生素 A、B1、B2、C 及矿物质钙、铁、锌等应当达到"DRIs"的 80％以上。三大营养素热量占总热量的百分比是蛋白质 12～15％,脂肪 30～35％,碳水化合物 50％～60％。每日早餐、午餐、晚餐热量分配比例为 30％、40％和 30％,优质蛋白质占蛋白质总量的 50％以上。

（5）有条件的托育机构可为贫血、营养不良、食物过敏等婴幼儿提供特殊膳食。不提供正餐的托育机构,每日至少提供 1 次点心。

（三）体格锻炼

（1）托育机构应当根据婴幼儿的年龄及生理特点,每日有组织地开展各种形式的体格锻炼,掌握适宜的运动强度,保证运动量,提高婴幼儿身体素质。

（2）保证婴幼儿室内外运动场地和运动器械的清洁、卫生、安全,做好场地布置和运动器械的准备。定期进行室内外安全隐患排查。

（3）利用日光、空气、水和器械,有计划地进行婴幼儿体格锻炼。做好运动前的准备工作。运动中注意观察婴幼儿面色、精神状态、呼吸、出汗量和婴幼儿对锻炼的反应,若有不良反应要及时采取措施或停止锻炼;加强运动中的保护,避免运动伤害。运动后注意观察婴幼儿的精神、食欲、睡眠等状况。

（4）全面了解婴幼儿健康状况,患病婴幼儿停止锻炼;病愈恢复期的婴幼儿运动量要根据身体状况予以调整;体弱婴幼儿的体格锻炼进程应当较健康婴幼儿缓慢,时间缩短,并要对婴幼儿运动反应进行仔细的观察。

（四）健康检查

1. 婴幼儿健康检查

（1）入园(所)健康检查

① 婴幼儿入托育机构前应当经医疗卫生机构进行健康检查,合格后方可入园(所)。

② 承担婴幼儿入园(所)体检的医疗卫生机构及人员应当取得相应的资格,并接受相关专业技术培训。应当按照《管理办法》规定的项目开展健康检查,规范填写"儿童入园(所)健康检查表"不得违反规定擅自改变健康检查项目。

③ 婴幼儿入园(所)体检中发现疑似传染病者应当"暂缓入园(所)",及时确诊治疗。

④ 婴幼儿入园(所)时,托育机构应当查验"儿童入园(所)健康检查表""0～6 岁儿童保健手册""预防接种证"。

⑤ 发现没有预防接种证或未依照国家免疫规划受种的婴幼儿,应当在 30 日内

向托育机构所在地的接种单位或县级疾病预防控制机构报告,督促监护人带婴幼儿到当地规定的接种单位补证或补种。托育机构应当在婴幼儿补证或补种后复验预防接种证。

(2) 定期健康检查

① 承担婴幼儿定期健康检查的医疗卫生机构及人员应当取得相应的资格。婴幼儿定期健康检查项目包括:测量身长(身高)、体重,检查口腔、皮肤、心肺、肝脾、脊柱、四肢等,测查力、听力,检测血红蛋白或血常规。

② 1～3 岁婴幼儿每年健康检查 2 次,每次间隔 6 个月;3 岁以上婴幼儿每年健康检查 1 次。所有婴幼儿每年进行 1 次血红蛋白或血常规检测。1～3 岁婴幼儿每年进行 1 次听力筛查;4 岁以上婴幼儿每年检查 1 次视力。体检后应当及时向家长反馈健康检查结果。

③ 婴幼儿离开园(所)3 个月以上需重新按照入园(所)检查项目进行健康检查。

④ 转园(所)婴幼儿持原托育机构提供的"婴幼儿转园(所)健康证明""0～6 岁婴幼儿保健手册"可直接转园(所)。"婴幼儿转园(所)健康证明"有效期 3 个月。

(3) 晨午检及全日健康观察

① 做好每日晨间或午间入园(所)检查。检查内容包括询问婴幼儿在家有无异常情况,观察精神状况、有无发热和皮肤异常,检查有无携带不安全物品等,发现问题及时处理。

② 应当对婴幼儿进行全日健康观察,内容包括饮食、睡眠、大小便、精神状况、情绪、行为等,并做好观察及处理记录。

③ 卫生保健人员每日深入班级巡视 2 次,发现患病、疑似传染病婴幼儿应当尽快隔离并与家长联系,及时到医院诊治,并追访诊治结果。

④ 患病婴幼儿应当离园(所)休息治疗。如果接受家长委托喂药时,应当做好药品交接和登记,并请家长签字确认。

2. 工作人员健康检查

(1) 上岗前健康检查

① 托育机构工作人员上岗前必须按照《管理办法》的规定,经县级以上人民政府卫生行政部门指定的医疗卫生机构进行健康检查,取得《托育机构工作人员健康合格证》后方可上岗。

② 精神病患者或者有精神病史者不得在托育机构工作。

(2) 定期健康检查

① 托育机构在岗工作人员必须按照《管理办法》规定的项目每年进行 1 次健康检查。

② 在岗工作人员患有精神病者,应当立即调离托育机构。

③ 凡患有下列症状或疾病者须离岗,治愈后须持县级以上人民政府卫生行政部

门指定的医疗卫生机构出具的诊断证明,并取得"托育机构工作人员健康合格证"后,方可回园(所)工作。

Ⅰ 发热、腹泻等症状;

Ⅱ 流感、活动性肺结核等呼吸道传染性疾病;

Ⅲ 痢疾、伤寒、甲型病毒性肝炎、戊型病毒性肝炎等消化道传染性疾病;

Ⅳ 淋病、梅毒、滴虫性阴道炎、化脓性或者渗出性皮肤病等。

④ 体检过程中发现异常者,由体检的医疗卫生机构通知托育机构的患病工作人员到相关专科进行复查和确诊,并追访诊治结果。

(五)卫生与消毒

1. 环境卫生

(1)托育机构应当建立室内外环境卫生清扫和检查制度,每周全面检查1次并记录,为婴幼儿提供整洁、安全、舒适的环境。

(2)室内应当有防蚊、蝇、鼠、虫及防暑和防寒设备,并放置在婴幼儿接触不到的地方,集中消毒应在婴幼儿离园(所)后进行。

(3)保持室内空气清新、阳光充足。采取湿式清扫方式清洁地面,厕所做到清洁通风、无异味,每日定时打扫,保持地面干燥。便器每次用后及时清洗干净。

(4)卫生洁具各班专用专放并有标记。抹布用后及时清洗干净,晾晒、干燥后存放;拖布清洗后应当晾晒或控干后存放。

(5)枕席、凉席每日用温水擦拭,被褥每月曝晒1～2次,床上用品每月清洗1～2次。

(6)保持玩具、图书表面的清洁卫生,每周至少进行1次玩具清洗,每2周图书翻晒1次。

2. 个人卫生

(1)婴幼儿日常生活用品专人专用,保持清洁。要求每人每日1巾1杯专用,每人1床位1被。

(2)培养婴幼儿良好卫生习惯。饭前便后应当用肥皂、流动水洗手,早晚洗脸、刷牙,饭后漱口,做到勤洗头洗澡换衣、勤剪指(趾)甲,保持服装整洁。

(3)工作人员应当保持仪表整洁,注意个人卫生。饭前便后和护理婴幼儿前应用肥皂、流动水洗手;上班时不戴戒指,不留长指甲;不在园(所)内吸烟。

3. 预防性消毒

(1)婴幼儿活动室、卧室应当经常开窗通风,保持室内空气清新。在不适宜开窗通风时,每日应当采取其他方法对室内空气消毒2次。

(2)餐桌每餐使用前消毒。水杯每日清洗消毒,用水杯喝豆浆、牛奶等易附着于杯壁的饮品后,应当及时清洗消毒。反复使用的餐巾每次使用后消毒。擦手毛巾每日消毒1次。

（3）门把手、水龙头、床围栏等婴幼儿易触摸的物体表面每日消毒1次。坐便器每次使用后及时冲洗,接触皮肤部位及时消毒。

（4）使用符合国家标准或规定的消毒器械和消毒剂。环境和物品的预防性消毒方法应当符合要求。

（六）传染病预防与控制

（1）督促家长按免疫程序和要求完成婴幼儿预防接种。配合疾病预防控制机构做好托育机构婴幼儿常规接种、群体性接种或应急接种工作。

（2）托育机构应当建立传染病管理制度。托育机构内发现传染病疫情或疑似病例后。应当立即向属地疾病预防控制机构(农村乡镇卫生院防保组)报告。

（3）班级老师每日登记本班婴幼儿的出勤情况。对因病缺勤的婴幼儿,应当了解婴幼儿的患病情况和可能的原因,对疑似患传染病的,要及时报告给园(所)疫情报告人。园(所)疫情报告人接到报告后应当及时追查婴幼儿的患病情况和可能的病因,以做到对传染病人的早发现。

（4）托育机构内发现疑似传染病例时,应当及时设立临时隔离室,对患儿采取有效的隔离控制措施。临时隔离室内环境、物品应当便于实施随时性消毒与终末消毒,控制传染病在园(所)内暴发和续发。

（5）托育机构应当配合当地疾病预防控制机构对被传染病病原体污染(或可疑污染)的物品和环境实施随时性消毒与终末消毒。

（6）发生传染病期间,托育机构应当加强晨午检和全日健康观察,并采取必要的预防措施,保护易感婴幼儿。对发生传染病的班级按要求进行医学观察,医学观察期间该班与其他班相对隔离,不办理入托和转园(所)手续。

（7）卫生保健人员应当定期对婴幼儿及其家长开展预防接种和传染病防治知识的健康教育,提高其防护能力和意识。传染病流行期间,加强对家长的宣传工作。

（8）患传染病的婴幼儿隔离期满后,凭医疗卫生机构出具的痊愈证明方可返回园(所)。根据需要,来自疫区或有传染病接触史的婴幼儿,检疫期过后方可入园(所)。

（七）常见病预防与管理

（1）托育机构应当通过健康教育普及卫生知识,培养婴幼儿良好的卫生习惯;提供合理平衡膳食;加强体格锻炼,增强婴幼儿体质,提高对疾病的抵抗能力。

（2）定期开展婴幼儿眼、耳、口腔保健,发现视力低常、听力异常、龋齿等问题进行登记管理,督促家长及时带患病婴幼儿到医疗卫生机构进行诊断及矫治。

（3）对贫血、营养不良、肥胖等营养性疾病婴幼儿进行登记管理,对中重度贫血和营养不良婴幼儿进行专案管理,督促家长及时带患病婴幼儿进行治疗和复诊。

（4）对先心病、哮喘、癫痫等疾病婴幼儿,及对有药物过敏史或食物过敏史的婴幼儿进行登记,加强日常健康观察和保育护理工作。

（5）重视婴幼儿心理行为保健,开展婴幼儿心理卫生知识的宣传教育,发现心理行为问题的婴幼儿及时告知家长到医疗保健机构进行诊疗。

（八）伤害预防

（1）托育机构的各项活动应当以婴幼儿安全为前提,建立定期全园(所)安全排查制度,落实预防婴幼儿伤害的各项措施。

（2）托育机构的房屋、场地、家具、玩教具、生活设施等应当符合国家相关安全标准和规定。

（3）托育机构应当建立重大自然灾害、食物中毒、踩踏、火灾、暴力等突发事件的应急预案,如果发生重大伤害时应当立即采取有效措施,并及时向上级有关部门报告。

（4）托育机构应当加强对工作人员、婴幼儿及监护人的安全教育和突发事件应急处理能力的培训,定期进行安全演练,普及安全知识,提高自我保护和自救的能力。

（5）保教人员应当定期接受预防婴幼儿伤害相关知识和急救技能的培训,做好婴幼儿安全工作,消除安全隐患,预防跌落、溺水、交通事故、烧(烫)伤、中毒、动物致伤等伤害的发生。

（九）健康教育

（1）托育机构应当根据不同季节、疾病流行等情况制订全年健康教育工作计划,并组织实施。

（2）健康教育的内容包括膳食营养、心理卫生、疾病预防、婴幼儿安全以及良好行为习惯的培养等。健康教育的形式包括举办健康教育课堂、发放健康教育资料、宣传专栏、咨询指导、家长开放日等。

（3）采取多种途径开展健康教育宣传。每季度对保教人员开展1次健康讲座,每学期至少举办1次家长讲座。每班有健康教育图书,并组织婴幼儿开展健康教育活动。

（4）做好健康教育记录,定期评估相关知识知晓率、良好生活卫生习惯养成、婴幼儿健康状况等健康教育效果。

（十）信息收集

（1）托育机构应当建立健康档案,包括:托育机构工作人员健康合格证、婴幼儿入园(所)健康检查表、婴幼儿健康检查表或手册、婴幼儿转园(所)健康证明。

（2）托育机构应当对卫生保健工作进行记录，内容包括：出勤、晨午检及全日健康观察、膳食管理、卫生消毒、营养性疾病、常见病、传染病、伤害和健康教育等记录。

（3）工作记录和健康档案应当真实、完整、字迹清晰。工作记录应当及时归档，至少保存 3 年。

（4）定期对婴幼儿出勤、健康检查、膳食营养、常见病和传染病等进行统计分析，掌握婴幼儿健康及营养状况。

（5）有条件的托育机构可应用计算机软件对婴幼儿体格发育评价、膳食营养评估等卫生保健工作进行管理。

知识实践

一、填空题

1. 托育机构环境空气用物理消毒方法消毒每日开窗通风至少_____次，每次至少_____分钟。

2. 托育机构园园址的选择主要有以下四个标准：_____；_____；_____；_____。

3. 对婴幼儿进行全日健康观察，内容包括_____、_____、_____、_____、_____、_____等，并做好观察及处理记录。

二、选择题

1. 利用蒸汽的高温作用将物品中的致病微生物杀灭的一种消毒方法是（　　）。
   A. 紫外线消毒法　　B. 化学消毒法　　C. 蒸汽消毒法　　D. 煮沸消毒法

2. 以下婴幼儿学习活动的卫生保健描述不正确的是（　　）。
   A. 创设安全、舒适的学习环境
   B. 提供真实多样的材料，培养婴幼儿的感知能力
   C. 注意婴幼儿学习活动室的环境卫生
   D. 以集体教学形式为主，注意婴幼儿学习能力培养

3. 关于婴幼儿坠床，以下不正确的描述是（　　）。
   A. 婴幼儿独自在床上时要用上围栏
   B. 没有围栏，教师不能离开
   C. 床与墙壁之间留出 50 cm 以上距离
   D. 检查围栏和床脚轮子是否锁住

4. 营造睡觉氛围中，下列做法不妥的是（　　）。
   A. 调暗室内光线
   B. 播放催眠曲

C. 用手势代替语言,轻拍婴幼儿背部

D. 来回走动,摇晃婴幼儿

三、简答题

1. 托育机构的消毒方式有哪些?

2. 托育机构哪些场所、物品需要消毒?

3. 托育机构卫生保健工作包括哪些内容?

4. 托育机构卫生保健工作规范中信息收集包括哪些内容?

5. 从卫生保健的角度出发,托育机构选择的玩具应有哪些特点?